난임 불임 의 벽을 허무는

엄마의 시간

IT STARTS WITH THE EGG by Rebecca Fett

First edition © 2014 by Rebecca Fett
Second edition © 2019 by Rebecca Fett
All Rights Reserved.

This Korean edition was published by Happiness Forum in 2022 by arrangement
with Rebecca Fett through Hobak Agency, South Korea.
이 책은 호박에이전시를 통한 저작권자와의 독점계약으로 행복포럼에서 출간되었습니다.
저작권법에 의해 한국 내에서 보호를 받는 저작물이므로 무단전재와 복제를 금합니다.

난임 불임 의 벽을 허무는

엄마의 시간

난자 품질
업그레이드의
과학

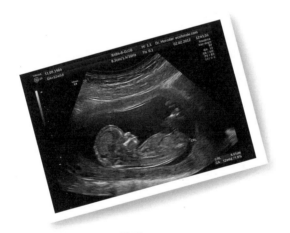

레베카 페트 지음
김선희 옮김

행복
포럼

제2판에 부쳐

2014년 3월 이 책을 출간한 후 나는 수천 명의 독자로부터 연락을 받았다. 그 중 많은 사람들은 이 책이 길고 고통스러운 길에 희망의 빛이 되었다고 말했다. 여러 번 유산하거나 체외수정 실패를 경험한 그들은 마침내 성공률을 높이기 위해 할 수 있는 일이 있음을 느낀다고 했다.

실제로 많은 성공 사례들도 들려주었다. 수년간의 노력 끝에 마침내 임신 테스트를 받은 여성들, 체외수정에서 양질의 난자와 배아의 수가 급격히 증가한 여성들, 그리고 여러 번 초기 유산 후에 마침내 임신을 한 여성들 등.

물론 임신을 하고 임신을 유지하는 데 보장이란 없다. 어떤 사람들은 너무 늦었거나 장애물을 극복할 수 없다. 그런 경우에도 이 책은 많은 여성들이 다른 방법으로 아이를 추구할 수 있게 해 주었다. 확신을 갖고 자신들의 난자로 임신하기 위한 최선을 다하게 하였다.

더 넓은 의미에서 이 책은 내가 상상할 수 있었던 것 이상으로 큰 영향을 끼쳤다. 매년 3만 명 이상의 여성이 이 책을 읽고 내 조언을 실천에 옮기고 있다. 최고의 체외수정 클리닉들이 내가 언급한 보충제들(코엔자임 Q10, DHEA 등)을 권장한다. 동시에 여성들이 입증되지 않았고 잠재적으로 해로운 다양한 허브 보충제를 복용하는 경향은 줄어들었다. 체외수정을 준비하는 여성들이 비스페놀 A, 프탈레이트 같은 호르몬 방해 독소에 대한 노출을 줄이는 것도 표준 관행이 되었다. 이는 과거의 표준 불임 치료 조언에서 무시되었던 내용이다.

그러나 나는 이 책이 일부 여성들에게 지나친 스트레스를 준 점을 인정한다. 그들은 호르몬 방해 독소의 모든 원천을 피하려고 지나치게 노력하였다. 개정판은 무엇에 초점을 맞출 것인가를 명확히 하고, 완전한 회피가 목표가 아님을 다시 강조함으로써 이 문제를 해결하고자 하는 나의 희망에서 비롯되었다. 목표는 출산에 가장 큰 충격을 주는 특정 독소에 비정상적으로 노출되는 일이 없도록, 최악의 범죄자들을 피하기 위해 간단한 몇 가지를 바꾸는 것이다.

비스페놀 A와 프탈레이트에 관한 최신 연구는 우리가 염려해야 할 것은 단지 평균 수준보다 높을 때라는 개념을 뒷받침한다. 개정판은 이 점을 논의하였다. 새로운 연구들은 우리의 노력을 어디에 집중해야 하는지에 관한 더 큰 지침을 제공한다. 따라서 우리는 거의 차이를 만들지 않는 잠재적인 독소 공급원에 대해서는 걱정을 덜 수 있다.

또 새 연구들은 후속 장(章)들에서 보충제 및 식이 조언에 관해 더 깊이 있게 조명한다. 예를 들어, 혈당 조절을 강조하고 지중해식 식단을 채택하는 것은 정말로 체외수정 성공률을 향상시킬 수 있는 방법임을 확인한다. 초판 이후 발표된 추가 연구는 DHEA 등 논의된 많은 보충제에 관한 더 강력한 증거를 제공한다.

여러 무작위 임상 연구 덕분에 DHEA가 난소예비력 감소 여성의 난자 수와 질을 향상시킬 수 있다는 것은 논란의 여지가 없다.

마찬가지로 정자의 질을 향상시키는 방법과, 정자의 질이 얼마나 중요한지에 관해서도 그 어느 때보다도 많은 과학적 자료들이 있다. 최근의 연구는 정자의 질이 임신 손실 위험의 중요한 요소가 될 수 있음을 확인했다. 그러나 이 연구들은 이 전선에 좋은 소식도 가져 왔다. 무작위 통제 연구들에 따르면, 오메가3 어유(魚油)와 같은 보충제가 임신 손실을 유발하는 정자 품질의 특정 측면을 교정하는 데 도움이 될 수 있음을 보여주었다. 이 개정판은 건강한 임신을 위한 최선의 기회를 여러분에게 제공하기 위해 최신 과학의 모든(그 이상의) 것을 설명한다.

서문

여러분이 이제 막 아기를 가질 생각을 했든, 불임 치료와 실패한 체외수정의 긴 과정에서 자신을 발견하든, 여러 번의 유산을 겪었든…. 어떤 상황이든 배아 발달을 지원하고 가장 해로운 독소를 피하기 위해서는 난자에 필요한 특정 영양분을 공급하는 것이 매우 중요하다.

이 책은 임신을 하고 건강한 아기를 집으로 데려올 수 있는 가장 좋은 기회를 갖기 위해 여러분이 할 수 있는 간단한 일들을 설명할 것이다. 그리고 그 일은 난자로부터 시작한다.

여성은 그들이 가질 모든 난지를 가지고 태어나고 나이가 들수록 그 난자의 질이 급격히 떨어진다는 것은 전통적인 생각이다. 하지만 이게 전부는 아니다. 인생의 대부분의 기간 동안 우리의 난자는 미성숙세포로서 가사(假死)상태에 있지만, 배란 전 3~4개월 동안은 큰 변화를 겪어야 한다. 그것은 극적으로 커지고 훨씬 많은 에너지를 생산하기 시작한다. 그런 다음 난자는 복사한 염색체를 분리하고 배출하는 정확한 과정을 수행해야 한다.

만약 이 과정이 잘못되면 난자는 염색체 이상을 갖게 될 것이다. 종종 그런 일이 발생한다. 이러한 염색체 이상은 초기 유산과 체외수정 실패의 가장 중요한 원인일 뿐 아니라 나이든 여성의 임신이 훨씬 오래 걸리는 이유이기도 하다.

많은 여성들은 난자의 질 향상을 위해 할 수 있는 일이 거의 없다는 말을 듣는다. 하지만 최근의 연구는 그 오래된 가정을 부정한다. 배란전의 성장 단계는 많은 일들이 일어날 수 있는 중요한 시기이다. 이 시기에 긍정적 또는 부정적으로 난자의 질에 영향을 미치는 많은 일들이 발생할 수 있다.

이에는 BPA(비스페놀 A)와 프탈레이트 같은 독소 노출에 의한 악영향뿐 아니라 추가된 항산화제 및 기타 영양소의 보호 효과가 포함된다. 그 결과 여러분의 난자의 질에 변화를 줄 수 있는 짧은 절호의 기회가 된다.

이 책은 강력한 과학 연구에 의해 뒷받침되는 구체적인 전략을 담고 있다는 점에서, 여러분의 지침이 될 것이다. 이 책의 조언은 난자의 질이 떨어지는 원인과 해결책에 대한 유혹적인 힌트를 제공하는 고립된 동물 연구에 근거하지 않는다. 이 점이 중요하다. 개별 연구, 특히 동물 연구 또는 시험관 연구는 제한된 증거만을 제공하므로 걸러서 들어야 한다. 대신 이 책은 여러 그룹에 의해 확인되었고 실제 환자가 포함된 연구 등 대규모 의학 연구의 종합 분석을 기반으로 한다.

만약 현재 여러분이 불임전문가의 치료를 받고 있다면, 이미 난자 품질을 향상시킬 수 있는 보충제에 관한 조언을 받았을 것이다. 일부 의사들의 조언은 다른 의사들보다 더 최신이며 과학적 연구에 기초하고 있을 것이다. 내가 이 책을 쓴 목적은 무엇이 도움이 되고 왜 도움이 되는지를 철저히 이해할 수 있는 도구를 제공하는 것이다. 그렇게 해서 여러분이 스스로 정보에 기초한 결정을 내릴 수 있게 하는 것이다.

하지만 먼저, 내가 어떻게 난자 품질의 과학에 몰입하게 되었는지에 관한 이야기를 하겠다. 내 임무는 불임으로 고군분투하는 많은 여성들이 직면한 동일한 두려움과 불안에서 시작되었다. 나는 체외수정 과정을 시작하려고 했고, '이게 먹힐까?'라는 걱정을 하지 않을 수 없었다. 우리는 충분한 난자를 얻을 수 있을까? 난자는 이식하여 임신으로 이어질 만큼 좋은 배아를 생산할까?

어떤 체외수정에서도 일이 잘못되거나 위태로워질 여지는 너무 많다. 우리의 체외수정에는 또 다른 사람이 내가 충분한 난자를 생산하기를 기대하고 있었다. 바로 우리의 임신 대리모였다. 이 치료에서 실패하면, 나는 모든 주사와 의사들의 예약을 반복해야 할 것이며 그녀도 그럴 것이다.

나는 30세 미만이었기에 체외수정을 통한 임신이 쉬울 것이라고 생각하면서 자신만만하게 그 과정을 시작했다. 하지만 그때 예상치 못한 일이 일어났다. 나는 난소예비력 감소라는 진단을 받았고, 불임전문가로부터 임신을 돕기 위해 가장 공격적인 약물 프로토콜이 필요할 것이라는 말을 들었다. 만약 그들이 난자를 단지 몇 개만 채취할 수 있었다면, 이식이 가능한 배아를 가질 확률은 크지 않았다.

나는 불임전문가에게 가능성을 향상시킬 수 있는 특별한 보충제가 있는지 물었지만, 명쾌한 해답이 없었다. 그래서 나는 분자생물학과 생화학을 연구하기로 했다. 나는 과학적 연구가 밝힌 것이 무엇인지를 스스로 알아내기 위한 임무를 시작했다.

분자생물학 학위를 취득하는 과정에서 DNA 손상과 복구의 메커니즘, 세포 내부의 에너지 생산의 상세한 과정, 그리고 두 과정이 항산화제와 어떻게 관련되는지 연구했다. 또한 난자의 염색체가 재조합된 후 수정 전후에 기계적으로 분리되는 복잡한 시스템을 연구했다. 난자의 질을 다루는 과학논문을 깊이 탐구하면서, 난자 염색체 이상의 다양한 원인들과 외부 요인들의 영향을 하나의 그림으로 만들기 위해, 나는 수년 전에 배운 모든 부분들을 최근의 획기적인 연구들과 함께 맞추기 시작했다. 요컨대 이런 연구는 우리가 난자의 질에 관해 생각하는 방식에 조용한 혁명이 되었다.

나는 배운 모든 것을 실천에 옮기기 시작했다. 정제된 탄수화물(난자의 질에 영향을 미치는 것으로 보이는 인슐린을 낮추기 위해)을 제거해 식사법을 개선하고, 매일 조금씩 보충제를 복용하기 시작했다. 플라스틱을 유리로 교체하고 향기 없는 세정제를 사는 등 가정용 독소에 대한 노출을 제한하기 위한 추가 조치를 취했다.

또 DHEA 호르몬을 복용하기로 결정했다. 이에 관해서는 이 책에서 나중에 설명하겠지만, 이 호르몬은 여러 임상시험에서 난소예비력이 감소한 사람들의 성공 가능성을 향상시키는 것으로 나타났다.

그 수개월 동안 나는 내 자신을 '임신 전'이라고 생각하기 시작했고, 임신하면 자라나는 아기를 보호하는 것처럼 난자를 보호했다. 나는 건강한 배아를 만들기 위해 내가 할 수 있는 최선을 다했다. 이 특정 체외수정에서 실패하더라도, 이런 사실에서 적어도 위안을 얻을 수 있었다.

그렇긴 하지만, 나는 어떤 기적도 기대하지 않았다. 나는 여전히 난소예비력 감소와 힘든 싸움을 벌이는 것이 아닌가 하고 생각했다. 난소예비력과 관련한 체외수정 성공률 통계를 보았지만, 그것들은 낙관적 전망의 근거가 되지 못했다.

난자의 질을 추구하는 일을 시작한 지 두어 달 후, 남편과 나는 체외수정 자극제 치료를 시작하기 전에 난소의 일상적인 검사를 받기 위해 불임클리닉을 다시 찾았다. 얼마나 많은 변화가 있었는지를 보고 우리는 충격을 받았다. 각각의 난소에 있는 두 개의 난포(한 개의 난자가 성숙하는 작은 구조) 대신에 초음파는 대략 20개의 난자가 성숙했음을 보여주었다. 이 숫자는 지극히 정상이었고, 나는 '난소예비력 감소'라는 단어의 무게가 어깨에서 덜어지는 것을 느꼈다. 우리의 확률은 갑자기 훨씬 좋아졌다.

그럼에도 불구하고 나는 여전히 긴장했다. 몇 주가 지나고 매일 주사, 알약, 초음파, 혈액 검사의 일상이 되었다. 검사 후 좋은 결과를 기대할 만한 충분한 이유가 나왔다. 하지만 의사가 설명했듯이 체외수정에는 어떤 보장도 없다. 왜냐하면 그렇게 많은 것들이 잘못될 수 있기 때문이다. 매일 아침과 저녁에 주사기, 바늘, 비싼 불임약병을 꺼내 몇 번 주사를 놓을 준비를 할 때, 나는 이 모든 것이 헛수고일 수 있다는 것을 알고 극심한 불안을 느꼈다.

난자 채취 당일, 그들이 22개의 난자를 채취했다는 것을 확인하는 절차를 끝낸 뒤 나는 깨어났다. 모두 성숙한 난자였다. 마취제의 안개

속에서도 이 소식은 큰 안도감을 가져다주었다. 아직 몇 가지 장애물이 남아 있다는 것을 알고 너무 흥분하지 않으려고 애썼다. 하지만 갑자기 우리는 이 시술이 실제로 효과가 있을 수 있다는 현실적인 전망을 하게 되었다.

이 시점에서 나는 그것이 숫자 게임이라는 것을 알았다. 20개의 난자를 채취하는 전형적인 체외수정 과정에서 약 15개의 난자가 수정될 것이다. 이 배아들 중 3분의 1만이 자궁 이식 준비가 되는 5일차 배아에 도달할 가능성이 크다. 우리는 배아를 한 번만 이식할 계획이었기 때문에, 이 중요한 5일차 '배반포(胚盤胞)' 단계에 도달하는 양질의 배아는 단 한 개만 필요했다. 하지만 우리는 배아 이식의 상당수가 실패하므로 임신을 위해서는 2, 3차 배아 이식을 해야 할 수도 있다는 것을 알았다. 배아를 더 많이 얻을수록 더 좋은 것이다.

그날 늦게 우리가 얼마나 많은 난자가 수정되었는지 알고자 기다렸을 때 클리닉측이 전화를 해왔다. 22개의 난자 중 19개가 수정되었다는 것이다. 같은 처지인 많은 커플들이 그렇게 운이 좋지는 않다. 이제 여러 개의 배아가 배반포 단계에 도달할 가능성이 매우 높았다.

5일 후 우리는 또 다른 놀라움을 맛보았다. 우리 배아 하나하나가 살아남아 양질의 배반포가 되었다. 이 결과는 전례가 없었다. 사실 우리 클리닉은 수천 명의 환자를 치료하고 미국에서 가장 높은 성공률을 보였다. 하지만 우리는 한 번의 시술로 양질의 배반포 수에 관한 클리닉의 신기록을 쉽게 세웠다.

난자 채취 6일째 되는 날, 우리는 완벽해 보이는 배아 하나를 이식하여 우리의 대리모가 임신했는지 알기 위해 악명 높은 2주간의 기다림을 시작했다. 다음에 일어난 일은 우리 모두가 바라는 것, 즉 임신검사 양성 반응이었다. 난자 품질을 향상시키려는 내 노력이 없었다면 같은 결과가 나왔을지 알 수 없다. 하지만 과학 연구에 따르면 난자 품질이 난자가 수정되어 배반포 단계까지 살아남을지 결정하는 데 가장 중요한 요소 중 하나라는 것이 밝혀졌다. 그것은 또한 배아를 이식할 수 있고 성공 가능한 임신을 유도할 수 있는지 여부를 결정한다.

여자 친구들에게 이 이야기를 들려주었을 때 그들이 처한 상황과 상관없이 반응은 같았다. 모든 사람들은 자신의 기회를 향상시키기 위해 무엇을 할 수 있는지 알고 싶어 했다.

나는 과학적 연구에 다시 매진하고 싶었다. 나는 그 연구 결과를 바탕으로 특정 보충제가 안전하고 가치 있는 것인지 스스로 결정해야 했다. 게다가 임신을 시도하고 있거나 여러 번 유산을 겪은 다른 여성들과 그 지식을 공유하려면, 그것을 올바르게 이해시켜야 할 훨씬 큰 책임이 있었다. 그래서 나는 난자 품질과 관련된 최신 연구를 훨씬 더 철저하게 검색·분석하기 시작했다.

나는 독소와 영양소가 생물학적 과정에 미치는 구체적인 영향을 조사하고, 대규모 인구 기반 연구에서 출산율과 유산율에 미치는 영향을 확인하고, 체외수정 성공률에 영향을 미치는 요인들을 밝혀내는 수백 개의 과학 논문을 조심스럽게 분석했다. (이 책의 참고문헌 부분에서 나열된 이들 과학 논문을 찾을 수 있다. 온라인에서 이에 접근하는 방법에 관한 정보도 함께.)

이 종합 연구는 대부분의 불임전문가들이 단지 너무 바빠서 하지 못한 일이다. 많은 의사들이 최근의 발견에 관한 최신 정보를 얻지 못하고 있다는 것도 놀랄 일이 아니다.

나는 체외수정 클리닉과 불임 관련 도서들의 표준 조언이 최신 연구 결과와 보조를 맞추지 못하고 있다는 것을 금방 알아차렸다. 2013년 당시에는 BPA(비스페놀 A)가 출산율과 체외수정 성공률에 상당한 부정적인 영향을 미친다는 새로운 연구에 관해 아무도 이야기하지 않았다. DHEA는 매우 논란이 많은 것으로 여겨졌고, 클리닉들은 환자들에게 그것에 대해 말하지 않았다.

지금도 이런 문제들과 다른 문제들은 종종 간과되고 있다. 많은 의사들은 모든 관련 연구 분야를 따라갈 시간이 없다. 한 예로 2017년과 2018년에 발표된 여러 연구에서 유산을 예방하기 위해 최적의 비타민 D 수준이 이전에 생각했던 것보다 훨씬 높다는 사실이 밝혀졌다. 그러나 많은 의사들은 여전히 뼈 건강에 기초한 비타민 D 수치의 낡은 지침을 따르고 있다.

이것은 모든 체외수정 클리닉이 보충제와 난자 품질에 관한 연구에서 뒤처져 있다는 것을 암시하는 것은 아니다. 어떤 사람들은 연구에 뒤처지지 않고 이 책의 조언과 밀접하게 일치하는 보충제 칵테일을 추천한다.

그러나 이러한 클리닉들은 일반적으로 각 보충제가 어떻게 작용하는지, 왜 체외수정 상황 외의 환자에게는 적용할 수 없는지에 관한 매혹적인 이야기를 하지 않는다. 또 그들은 보충제 외에 여러분이 취할 수 있는 중요한 조치들을 모두 언급하지는 않는다.

체외수정을 준비하는 많은 여성들은 자신들의 기회를 향상시킬 수 있는 보충제에 관한 최신 조언을 받지 못하고 있다는 사실을 알고 있다. 따라서 그 정보를 얻기 위해 인터넷으로 눈을 돌린다. 이런 경로는 종종 과학적 근거가 없거나, 로열젤리와 L-아르기닌처럼 난자 품질에 실제로 해로울 수 있는 보충제로 이어진다. 이 책은 도움이 될 수 있는 방법들에 관해 논의할 뿐 아니라 득보다 해를 될 수 있는 일부 보충제의 신화를 뒤집는다.

체외수정 대신 자연임신을 하려는 여성들이 어떤 보충제를 복용해야 하는지 알아내기 위해 인터넷 검색에 의존하는 것은 특히 문제가 될 수 있다. 왜냐하면 난자의 질만이 유일한 고려 대상이 아니기 때문이다.

한 가지 예를 들면, 연구는 멜라토닌 보충제가 난자의 질을 향상시켜 체외수정을 하는 여성들에게 종종 권장된다는 것을 분명히 보여주었다. 그러나 멜라토닌 보충제를 장기간 복용하면 배란을 방해할 수 있다. 이것은 멜라토닌이 배란의 자연적 조절이 덜 중요한 체외수정 상황에서만 도움이 되는 것을 의미한다.

배란 방해는 자연임신에 심각한 문제이므로, 멜라토닌 복용은 실제로 임신을 더 어렵게 만들 수 있다. 임신을 위해 무엇을 취할지에 관한 아이디어를 얻기 위해 인터넷을 뒤지는 것은 이러한 뉘앙스를 놓쳐 많은 여성들에게 문제를 일으킬 가능성이 있다.

DHEA 보충제는 많은 체외수정 클리닉의 표준 조언에 포함되어 있다. 하지만 몇 가지 문제의 또 다른 예를 제공한다.

만약 여러분이 난소예비력 감소 진단을 받고 체외수정 과정을 준비하고 있다면, DHEA를 복용하라는 권고를 받을지 여부는 어떤 논리적인 근거보다는 여러분이 어떤 체외수정 클리닉에 선택하느냐에 달려 있다. 많은 클리닉은 어떤 검사도 없이, 임상 증거의 강력함에 관한 상세한 정보도 제공하지 않은 채 DHEA를 개별 환자에게 제공할지 여부를 결정한다. 우리는 더 나은 대우를 받을 자격이 있고 진정으로 정보에 입각한 결정을 내릴 권리가 있다.

연구와 전통적인 불임 조언 사이의 엄청난 격차를 보면서, 나는 임상연구를 구체적이고 이해할 수 있는 정보로 증류함으로써 도움을 줄수밖에 없다고 느꼈다. 자연임신이든 체외수정을 통해서든, 나는 외부 요인이 난자의 질에 미치는 영향과 난자의 질이 임신의 기회에 얼마나 중요한지 더 확신하게 되었다. 나아가 불임으로 고생하는 다른 여성들에게 도움이 되어 줄 절실한 필요성이 있다고 느꼈다. 그렇게 해서 이 책이 탄생했다.

12주간의 초음파에서 자라나는 우리의 아기를 보고 심장박동을 듣는 것은 너무나 순수한 기쁨의 순간이었다. 나는 불임 치료 중이거나 아기를 가질 계획이 있는 다른 모든 사람들도 같은 기쁨을 갖기를 원했다. 물론 불임의 세계에는 어떤 약속도 없다.

특히 35세 이후에 임신을 하려고 할 경우, 너무 많은 변수와 개인의 특수한 문제가 있기 때문에 아무도 임신을 보장할 수 없다. 그러나 이 책은 여러분의 가능성을 높임으로써 여러분의 전반적인 건강 향상과 건강한 임신을 위해 여러분의 몸을 준비할 계획을 제시한다.

이 책의 활용법

이제 막 시작했다면

만약 여러분이 임신 노력을 시작했고 예상되는 출산 문제가 없다면, 이 책에 나오는 모든 제안을 채택할 필요는 없다. 기본계획(제12장에서 요약)의 보충제 권고를 따르고, 호르몬 교란 독소와 관련된 최악의 범죄자들을 줄이기 시작하고, 제13장에서 논의한 내용에 따라 식단을 약간 변화시킴으로써, 여러분은 더 빨리 임신하고 유산 위험을 줄일 수 있을 것이다.

젊고 건강한 여성도 비정상적인 난자의 비율이 상당하기 때문에 난자 품질 개선은 특별한 불임 우려가 없어도 도움이 된다. 만약 몇 달 연속으로 배란되는 난자가 영향을 받는다면, 여러분은 임신에 걸리는 시간이 늘어나고 임신을 잃을 위험에 처하게 될 것이다.

또 이 책에 나와 있는 많은 충고들은 여러분의 전반적인 건강과 미래 아기의 건강에도 이롭다.

만약 임신에 어려움을 겪고 있다면

임신을 시도해왔지만 체외수정 등 불임 치료로 넘어가지 않았다면 중간 계획에서 보충제 조언을 따를 수 있다. 이 계획은 항산화제를 강조하면서, 난자 품질을 지원하기 위해 소수의 추가 보충제를 제시한다. (세부 설명은 제6장과 제7장을 참고하고, 보충제 권고사항의 요약은 제12장을 참조하라.)

중간 계획은 그런 상황에서 출산율을 향상시키는 것으로 명백하게 밝혀진 보충제를 종합하기 위해 다낭성난소증후군(PCOS)을 가진 사람들을 위해서는 약간 수정될 것이다.

체외수정, 자궁내정자주입술을 시도하고 있다면

만약 상당한 기간 동안 불임과 싸워왔고 체외수정 같은 보조생식기술로 임신하려고 한다면, 여러분은 난자의 질 향상을 위한 종합적인 접근에서 가장 많은 것을 얻을 수 있다. 여기에는 독소 노출을 최소화하기 위한 전략, 식이 변화, 사전 계획에 들어 있는 보충제가 포함된다.

이러한 보충제는 나이와 관련된 불임, 자궁내막증, 난소예비력 감소, 설명되지 않는 불임 등의 진단을 받는 사람들을 돕기 위한 것이다. 각 상황에 가장 도움이 되는 정확한 보충제는 제6장부터 제11장까지에서 논의하며, 제12장은 전반적인 보충제 계획의 사례를 제공한다.

다음 장에서 설명하듯이, 난자의 질이 떨어지는 것은 종종 설명되지 않는 불임의 원인이 된다. 30년대 중반에 시작된 출산율의 급격한 감소는 주로 난자의 질 저하의 산물이며, 그것이 임신을 제한하는 요소가 되는 경우가 많다. 심지어 체외수정의 도움을 받는 경우에도 그렇다. 체외수정의 성공률은 나이에 따라 크게 달라진다.[1] 기증된 난자를 사용하지 않는 한 체외수정은 그럴 수밖에 없다.

여러분의 불임의 원인이 설명되지 않는 것이든, 나이, 자궁내막증, 난소예비력 감소이든, 난자의 질 향상이 임신 시도의 주된 초점이 되어야 한다. 연구에 따르면 양질의 난자만이 중요한 첫 주에 생존하여 성공적인 이식을 통해 임신 가능한 양질의 배아가 될 가능성이 높다. 그러므로 건강한 아기가 될 가능성이 있는 양질의 난자 수를 극대화하는 것이 중요하다.

습관성 유산

난자와 정자의 질을 향상시키는 것은 유산 방지에 중요한 역할을 할 수 있다. 어떤 경우에 습관성 유산은 응고나 면역 요인에 의해 발생한다. 또 다른 흔한 원인은 갑상선기능저하이다.[2] 이 같은 의학적 원인이 유산의 약 4분의 1을 차지한다. 만약 여러분이 이런 원인들을 가지고 있는지 여부를 알아낸다면 유산의 재발을 줄일 수 있다.

예를 들어 갑상선을 공격하는 항체를 가진 여성('하시모토병'으로 알려져 있다)의 경우, 레보티록신이라는 갑상선호르몬을 첨가한 치료로 유산을 50% 이상 줄인다.[3] (유산의 다양한 의학적 원인에 관한 검사, 치료와 관련하여 더 많은 정보를 얻으려면 습관성 유산을 전문으로 하는 생식내분비학자 로라 샤힌의 책 〈Not Broken〉을 읽을 것을 권한다.)

만약 테스트 결과 임신 손실의 원인으로 응고, 면역, 갑상선 문제가 배제된다면, 가장 유력한 원인은 난자의 질이다. 염색체 이상이 있는, 질이 나쁜 난자는 염색체 이상이 있는 배아와 태아로 발전하여 그 결과 생존 가능성이 거의 없기 때문이다. 사실 염색체 이상은 유산의 40~50%를 차지하는 초기 유산의 가장 흔한 원인이다.[4]

다음 장에서 설명하겠지만, 이런 염색체 이상은 종종 난자에서 발생하며 나이가 들수록 더욱 빈번해진다.[5] 이 책에서 여러분은 왜 염색체 이상이 배란 전 난자 성숙의 마지막 단계에서 자주 발생하는지, 그리고 다음 임신에서 그 가능성을 줄이기 위해 무엇을 해야 하는지를 배우게 될 것이다. 새로운 연구는 또한 정자의 질이 염색체 이상 위험을 증가시킴으로써 유산의 주요 원인이 될 수 있음을 보여준다.

만약 여러분이 두 번 이상 유산을 했는데 의사가 의학적 원인을 찾을 수 없거나, 염색체 이상이 이전 임신에 영향을 미쳤다는 것(다운증후군이나 다른 '삼중 염색체' 같은 것)을 알고 있다면, 다시 임신을 시도하기 전에 적어도 3개월 동안 사전 계획에 따르는 것을 고려하라. 이 계획의 보충제 권고사항에 관한 요약은 제12장을 참조하라.

이 개정판은 또한 면역 요인이나 염증에 의해 유발된 유산의 이력이 있는 사람들에게 가장 도움이 될 수 있는, 특정 보충제 및 식이 전략에 관한 추가 정보를 제공한다. (예를 들어 제6장과 제7장, 그리고 제13장 말미의 구체적인 식이요법 권고사항을 참조하라.)

정자는 어떻게 되나?

이 책의 초점은 난자의 질이지만, 동일한 외부 요인 중 많은 것들이 제14장에서 논의된 것과 비슷한 방식으로 정자에 영향을 미친다. 종종 간과되지만 어떤 경우에는 정자의 질이 수정과 임신 진행에 중요한 영향을 미칠 수 있다. 아버지의 나이와 생활습관 요인은 무관하다는 가정을 재고(再考)해야 할 때이다.

만약 남성 요인 불임이 여러분의 임신과 관련하여 문제점의 일부라고 의심되거나, 여러분에게 반복된 임신 손실의 이력이 있다면, 정자의 질에 영향을 미치는 특정 영양소를 설명하는 제14장의 권고안을 적용하는 것이 특히 가치가 있을 것이다. 정자의 질에 관해 걱정할 이유가 없더라도, 성공 가능성을 높이기 위해 특정 보충제를 복용하는 것이 임신을 위해 노력하는 모든 남성에게 왜 중요한지 알게 될 것이다.

결론

자연임신을 하려고 하든, 체외수정을 추구하든, 임신중절 후 다시 임신을 시도하든, 난자의 질을 향상시키기 위해 할 수 있는 일을 해야 한다. 미성숙한 난자가 배란 준비된 성숙한 난자로 발전하는 데 약 3개월이 걸리며, 이 기간이 중요한 시간대이다.

다음 장에서 여러분이 할 수 있는 가장 중요한 것들을 배울 것이다, 하지만 이런 생활방식 요인들이 어떻게 난자의 질을 향상시킬 수 있는지를 이해하기 위해서는 먼저 난자의 질이 무엇을 의미하는지, 염색체 이상이 어떻게 발생하는지 이해할 필요가 있다. 그것이 제1장의 주제이다.

제1부
난자 품질의 과학

제2부

올바른 보충제, 어떻게 선택할 것인가

제3부

더 큰 그림

제1부

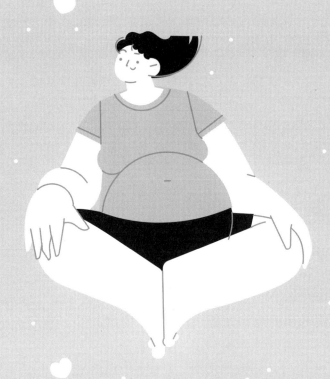

난자 품질의 과학

제1장

난자의 품질 이해하기

"더 잘 알 때, 더 잘한다."

마야 안젤루Maya Angelou

우리가 나이를 먹을수록 출산력이 감소하는 것은 거의 전적으로 난자의 수와 질이 감소한 결과이다. 기증자 난자를 사용하는 나이든 여성들이 젊은 여성들과 비슷한 임신율을 가지고 있기 때문에 우리는 이런 사실을 안다.

난자의 질은 무엇을 의미할까? 대체로 수정 후 생존 가능하여 임신이 될 수 있는 난자의 잠재력을 의미한다. 그리고 이것은 사소한 문제가 아니다. 대부분의 수정란은 필요한 것을 단순히 가지고 있지 않다.

난자의 질이 전부이다

어떤 배아의 경우 수정 후 처음 몇 주의 기간은 큰 장애물을 의미한다. 많은 배아는 이 기간의 어느 시점에서 발달을 멈춘다. 실제로 여성이 임신한 사실을 알기도 전에 자연임신 배아는 대부분 사라진다.[1] 수

정된 배아의 3분의 1 정도만이 살아남아 아기가 된다.[2]

체외수정 상황에서는 그 가능성이 훨씬 더 낮을 것이다. 여기서는 많은 수정란이 5일차 배아 단계('배반포' 단계라고 함)로 진행하지 못한다. 이렇게 해서 자궁으로 옮겨지는 많은 배아들조차도 종종 성공적으로 착상하지 못해 체외수정이 실패한다.

대부분의 수정란이 성공적인 임신이 되지 못하는 사실은 거의 주목받지 못한다. 난자의 수정이 임신의 실질적인 문제라는 일반적인 오해가 있기 때문이다. 따라서 자연임신에 관한 조언의 대부분은 수정을 달성하기 위한 배란과 타이밍에 초점을 맞춘다.

수정란이 계속 발전할 가능성이 훨씬 더 큰 문제이기 때문에 이 접근법은 과녁을 벗어난 것이다. 실제로 난자의 질은 자연적으로든 체외수정을 통해서든 임신에 걸리는 시간을 결정하는 데 중요한 역할을 한다. 그 비밀은 난자의 DNA에 있다.

임신으로 발전할 수 있는 배아의 잠재력은 여러 요인에 달려 있다. 그 중 단연코 중요한 것은 각 염색체의 정확한 수를 갖는 것이다. 수정 이후 발달의 각 단계마다 염색체 이상 난자에서 형성된 배아는 계속 발달할 가능성이 훨씬 적다.[3]

이 때문에 난자의 염색체 이상은 출산율에 심대한 영향을 미친다. 이것은 임신 불능이나 조기 유산으로 나타날 수 있다. 많은 여성들에게 난자의 염색체 이상은 수정과 임신 진행에 가장 큰 장애이다.

과거 임신에 어려움을 겪은 여성들에게 난자의 질이 나쁜 경우가 매우 흔하다는 것은 놀랄 일이 아니다. 다발성 유산을 한 여성, 배아가 이식됐지만 임신이 일어나지 않은 체외수정을 반복한 여성(소위 '반복된 이식 실패'), 다낭성난소증후군을 가진 여성의 난자에서 염색체 이상의 비율이 높게 나타난다. 예를 들어 체외수정에서 반복적인 이식 실패의 이력이 있는 여성은 비정상 배아의 비율이 최대 70%가 될 수 있다.[4]

난자의 염색체 오류는 임신 능력에 영향을 미칠 뿐만 아니라 유산의 주요 원인이기도 하다. 유산은 안타깝게도 매우 흔하며, 인식된 임신의 약 10~15%에서 발생한다.[5] 그러나 대부분의 임신 손실은 여성이 임신한 사실을 알기 전 너무 일찍 발생하기 때문에 거의 눈에 띄지 않는다. 이런 임신까지 고려하면, 최대 70%가 유산으로 끝난다.[6] 이 엄청난 비율의 이유 중 일부는 수정 순간부터 염색체 이상 배아를 대상으로 한 선택의 과정이 지속적으로 발생하기 때문이다.

사실 염색체 이상은 유산의 알려진 다른 모든 원인을 합친 것보다 더 많은 유산을 유발한다. 두 번 이상 유산을 한 여성 500명 가까이가 참여한 일본의 한 연구에서 유산의 41%가 태아의 염색체 이상에 의해 발생하는 것으로 밝혀졌다. 유산의 알려진 다른 모든 원인은 임신 손실의 30% 미만을 차지했다.[7]

다른 연구들은 1차 유산의 절반 이상이 염색체 이상에 의해 발생하는 것을 발견했다.[8] 이 연구들은 인지된 임신에서만 유산을 조사했다는 점에 유의해야 한다. 따라서 수정 후 짧은 시간에 발생하는 손실에 대해서는 염색체 이상의 비율이 훨씬 더 높을 가능성이 크다.[9]

이 정보에 대한 일반적인 반응은 난자의 염색체 오류가 우리의 통제를 넘어서고 있다는 것이다. 하지만 최근의 과학적 연구는 이것이 사실이 아니라는 점을 보여준다. 염색체 이상을 가진 난자의 비율은 여러분이 통제할 수 있는 영양소와 생활습관 요인의 영향을 받는다.

이 장(章)의 후반부에서 논의한 바와 같이, 연구에 따르면 외부 요인이 난자의 질에 영향을 미칠 수 있는 한 가지 방법은 중요한 시기에 에너지를 생산할 수 있는 난자의 잠재력을 증대 또는 손상시키는 것이다. 여기서 에너지는 적절한 염색체 처리를 위한 연료를 제공한다.

난자에서 유래된 염색체 이상의 가장 잘 알려진 사례는 다운증후군이다. 이는 여성이 나이를 먹고 난자의 질이 떨어지면서 훨씬 더 흔해진다. 다운증후군의 95%는 난자가 21번 염색체의 여분의 복제본을 제공함으로써 발생한다. 이로 인해 태아는 대개 2개 대신 3개의 복제본을 갖게 된다.[10] 이런 이유로 다운증후군은 '21번 삼염색체'라고도 불린다.

다운증후군은 염색체 이상에 관한 하나의 예일 뿐이다. 하지만 영향을 받은 태아가 끝까지 생존할 수 있는 몇 안 되는 염색체 이상 중 하나이기 때문에 가장 잘 알려져 있다. 13번 삼염색체나 18번 삼염색체(13번이나 18번 염색체의 추가 복제본)을 가진 일부 아기들도 생명을 위협하는 의학적 문제를 가진 채 살아남을 수 있다.

다른 염색체들을 추가로 복사하면 배아가 처음 며칠이나 몇 주를 지나면 발달하지 못하거나 조기 유산을 일으킬 것이다.[11] 이것이 우리가 다른 염색체들의 여분의 복제본을 포함하는 염색체 오류에 관해 거의 듣지 못하는 이유다.

염색체의 여분의 복제본을 갖는 것이 염색체 이상의 가장 일반적인 유형이지만 때로는 염색체가 없어지거나 더 복잡한 오류가 발생할 수도 있다.

염색체 수가 잘못된 난자를 '이수체(異數體)'라고 한다. 이수체 난자에서 만들어진 배아도 이수체가 되어 자궁에 성공적으로 착상할 잠재력이 거의 없다. 이수체 배아가 임신으로 전행될 때에도 그 대부분은 조기 유산으로 끝난다.[12]

40세 이상 여성은 난자의 절반 이상이 염색체 이상으로 변할 수 있다.[13] 실제로 어떤 면에서는 40세 이상의 여성의 이상(異常) 비율은 70~80% 정도로 높다.[14] 난자의 염색체 이상을 연구한 결과, 우리는 30대 중후반부터 연령 증가에 따라 출산 문제가 기하급수적으로 증가하는 것을 볼 수 있다. 하지만 난자의 질은 모든 연령대에 영향을 미치며, 젊은 여성의 염색체 오류도 예상보다 훨씬 흔하다.

35세 미만 여성일지라도 평균적으로 최대 난자의 4분의 1이 이수체이다.[15] 이것은 만약 여러분이 불임 문제가 없는 젊고 건강한 여성이라도 임신할 가능성이 거의 없는 배란 주기가 여전히 많이 있다는 것을 의미한다. 특정한 달에 배란하는 난자가 염색체 이상으로 인해 임신으로 진행될 수 없다면, 배란 예측 키트와 차트를 사용하여 완벽한 타이밍에 수정을 달성하는 것은 아무런 의미가 없을 것이다. 여러분은 아마 좋은 난자를 배란하는 다음 주기까지 임신할 수 없을 것이다.

염색체 이상이 수정과 임신 진행 가능성에 미치는 극적인 영향은 체외수정 상황에서 특히 두르러진다. 이 요인을 방정식에서 제외하면 임신율은 치솟는다. 우리는 착상전유전자검사(PGS) 과정에서 이런 사실을 안다. 이 과정에서 배아의 염색체 정상 여부를 먼저 검사한 뒤 정상 배아만 이식한다.

이는 체외수정 상황에서 배아 품질의 전통적인 척도와는 매우 다르다. 전통적인 척도는 배아의 성장률과 전반적인 외관을 바탕으로 하였다. 변칙적인 모습의 세포를 가진, 천천히 성장하는 배아는 임신으로 이어질 가능성이 적다. 하지만 최근 수년간 외관 또는 형태학에 기초한 배아 품질의 평가는 정확성이 보장되지 않는 것이 분명해졌다. 더 중요한 것은 정상적인 염색체를 가진 배아를 이식하는 것이다.

2010년 대표적인 체외수정 클리닉에서 예후가 좋지 않은 환자를 대상으로 종합 염색체 검사를 도입했을 때, 그 차이는 극적이었다. 41~42세 환자를 대상으로 이식한 배아의 통상적인 착상 성공률 13%였다. 그 대신 염색체가 정상인 배아만을 선택했을 때 착상 성공률은 38%로 높아졌다. 그 결과 실제로 체외수정을 완료하여 아기를 집으로 데려간, 이 연령대 여성의 비율은 두 배가 되었다.[16]

최고의 배아를 식별하기 위한 종합 염색체 검사 기술은 콜로라도 생식의학 센터의 윌리엄 스쿨크래프트(William Schoolcraft) 박사가 개발하였다. 그는 매우 존경 받는 불임전문가이자 이 접근법의 성공을 보여주는 여러 연구의 저자이다.

그의 연구에는 이식을 위해 염색체 정상 배아를 선택한 뒤 임신할 수 있었던 개별 환자들의 사례가 많이 포함되어 있다.[17] 스쿨크래프트 박사의 2009년 연구에서 언급된 환자들 중 한 명은 37세 환자로 6번 체외수정을 했지만 이식된 배아가 착상되지 않았다. 이후 그녀는 다시 체외수정을 시도했는데, 이번에는 배아 10개에 대한 염색체 검사를 했다. 그 결과 이 10개의 배아 중 7개는 염색체 이상인 것으로 밝혀졌다.

만약 검사를 하지 않고 외관만으로 배아를 선택했다면, 염색체 이상 배아를 이식했을 가능성이 컸다. 그 배아들은 착상하지 못했거나 유산했을 것이다. 그 대신 그녀의 의사들은 염색체가 정상인 세 개의 배아를 이식했고, 그녀는 쌍둥이를 임신했다.

스쿨크래프트 박사의 연구에 참여한 또 다른 환자는 6번 유산을 겪은 33세 여성이었다. 다음 체외수정에서 염색체 검사 결과 11개의 배아 중 8개의 배아가 염색체 오류를 가지고 있는 것으로 밝혀졌다. 검사가 없었다면 8개의 비정상 배아 중 하나가 이식되었을 가능성이 컸고 임신하지 못했거나 7번째 유산을 했을 확률이 컸다. 대신에 그녀의 의사들은 염색체가 정상인 배아 두 개를 선택할 수 있었고, 그녀는 쌍둥이를 낳았다.

때때로 염색체 검사는 성공적인 임신을 위해 얼마나 확률을 높일 수 있는지를 보여준다. 이것은 염색체 검사 후 임신할 수 있었던 스쿨크래프트 박사의 41세 환자의 사례에서 명백하다. 이 환자는 염색체 검사에서 8개 배아 중 한 개가 유전적으로 정상이며 건강한 임신의 잠재력을 가졌다는 사실을 확인 한 뒤 임신할 수 있었다.

염색체 검사는 매우 중요한 발전을 의미하지만, 그것이 치료제는 아니다. 주요 문제 중 하나는 염색체 검사 결과 체외수정 과정에서 생성된 배아들 중 염색체가 정상인 배아가 없을 수 있다는 것이다. 그러면 이식할 수 있는 좋은 배아는 없을 것이다. 한 연구의 경우 환자의 약 3분의 1에서 이런 일이 발생했다.[18] 이식 전 검사에도 불구하고 난자의 질은 여전히 임신 제한적 요소를 그대로 가지고 있음을 보여준다.

그러나 염색체 검사는 큰 가능성을 가지고 있으며 난자와 배아의 질이 임신율에 미치는 극적인 영향을 보여준다. 흥미롭게도 이 영향은 '예후 불량 환자'에게만 국한되지 않는다. 일본의 한 그룹은 염색체 정상 배아만을 이식하기로 선택함으로써 체외수정에서 임신율을 얼마나 향상시킬 수 있는지를 결정하기 시작했다.

그들은 예후가 좋고 유산 경험이 없는 35세 미만 여성들을 관찰했다.[19] 외관만으로 배아를 선택한 대조군에서는 41%의 환자가 체외수정을 통해 임신하여 최소 20주까지 임신이 진행되었다. 염색체 검사로 배아를 선택한 그룹에서 임신율은 69%로 급증했다. 유산율도 매우 달라 대조군은 9%, 선별된 그룹은 2.6%에 불과했다.

염색체 검사의 긍정적인 결과로부터 우리가 얻을 수 있는 교훈은, 염색체 정상 배아를 갖는 것은 임신을 어떻게 시도하든지 간에 임신의 성공 가능성에 큰 영향을 미친다는 것이다. 자연임신을 하려는 경우에도 임신을 유지할 가능성은 대부분 난자의 질에 의해 결정된다. 운 좋게도 난자의 질은 전적으로 여러분의 나이에 의해 결정되거나 고정되어 있지 않다. 그것은 바뀔 수 있다.

사실 같은 나이의 여성들 사이에서 염색체 이상 비율은 엄청나게 다르다.[20] 한 35세 여성은 주어진 기간 동안 염색체 정상 난자를 거의 배란하지 않을 수 있다. 반면 같은 나이인 다른 여성의 난자는 모두 정상일 수 있다. 이것은 독일과 이탈리아의 체외수정 환자에 관한 연구에서 나타났다. 이 연구에서 염색체 정상 난자의 비율은 같은 나이의 여성들 사이에서 매우 다양했다. 또 동일한 여성의 정상 난자의 수도 시간이 지남에 따라 매우 다양했다. 이 여성은 두 번의 연속 체외수정에서 정상 난자의 비율이 유의한 차이를 보였다.

연구원들은 시간과 개인차에 의한 변화를 무작위적이고 예측할 수 없는 것으로 설명했다. 그것은 염색체 이상 비율에 대한 구체적인 영향을 보여주는 많은 다른 연구들과 그들의 연구를 연결시키지 않았기 때문이다. 이 책의 나머지 부분에서 논의된 매혹적인 연구는 이 변동성이 순전히 무작위가 아니라는 점을 입증한다. 반대로 광범위한 외부 요인이 난자의 품질에 영향을 미친다.

수많은 임상 연구에 따르면 특정 독소를 피하고 특정 보충제를 첨가하면 양질의 배아로 발전하여 자궁에 이식할 수 있는 배아의 비율을 높이며 조기 임신 손실의 위험을 줄일 수 있다. 이런 개선 중 일부는 염색체 이상 난자의 비율이 감소했기 때문이라는 강력한 과학적 증거가 있다. 이는 우리가 난자의 질을 변화시킬 힘이 있다는 사실을 확인시켜 준다.

난자는 어떻게 '염색체 이상'이 되나?

난자 생산 과정은 매우 길고 오류가 발생하기 쉽다. 각 난자의 발달은 임신 첫 3개월 동안 새로 형성되는 난소에서 여성이 태어나기도 전에 시작된다. 소녀는 그녀가 평생 가질 모든 난자를 가지고 태어났다. 각 난자는 배란 몇 달 전까지 동영상의 정지 상태에 있다.

배란을 약 4개월 앞두고 작은 덩어리의 미성숙 난자들이 자라기 시작한다. 대부분은 자연적으로 죽고 그 덩어리에서 한 개의 우세한 난자가 선택되어 성숙을 완료한다.[21] 성숙한 난자는 난포에서 터져 나와 나팔관을 따라 이동한 뒤 배란을 완료하고 수정할 준비를 한다.

초기 난자 발달과 배란 사이의 수십 년 동안, 난자는 정상적인 노화의 일환으로 손상을 축적할 수 있는 기회를 많이 갖는다. 전통적인 믿음은 여성이 40세 무렵이면 난자는 이미 염색체 이상을 축적했고, 그것을 바꾸기 위해 할 수 있는 일은 없다는 것이다. 그러나 그것은 과학적으로 옳지 않다. 대부분의 염색체 오류는 실제로 배란 직전에, 즉 '감수분열'이라는 과정의 후기에 발생하기 때문이다.

감수분열이 잘못되면 난자는 비정상적인 염색체 수를 갖게 된다. 감수분열은 난자의 중간을 따라 염색체 복제본을 조심스럽게 정렬한 다음 미세한 관망(管網)으로 난자의 양극으로 한 세트씩 당기는 것을 포함한다. 이어 한 세트의 염색체는 '극체'라고 불리는 곳에서 난자 밖으로 밀려난다. 발달하는 난자는 실제로 이것을 두 번 한다. 그것은 각 염색체의 네 개 복제본으로 시작해서, 그 과정이 제대로 진행되면 결국 각 염색체의 한 개 복제본으로 끝난다.

이 과정이 어느 단계에서든 실패하면 최종 결과는 염색체의 초과 복제본 또는 누락 복제본이다. 첫 번째 감수 분열은 여성이 태어나기도 전에 시작하지만 대부분의 염색체 처리 활동은 난자가 배란되기 직전 몇 달 동안 발생한다.

주목해야 할 만큼 중요하지만 많은 불임 의사들이 잘 알지 못하는 사실이 있다. 난자 염색체 이상의 대부분은 난자 연령에 따라 30년 또는 40년 이상 점진적으로 축적되지 않고, 바로 배란 몇 달 전에 일어난다는 사실이다. 달리 말해서, 노화는 염색체 이상을 직접적으로 유발하지 않는다. 노화는 오히려 배란 직전에 난자가 잘못 성숙하기 쉬운 조건을 만들어낸다.[22]

이것은 여러분이 배란 전에 그런 악조건을 바꿈으로써 난자가 정확한 염색체 수로 성숙할 확률을 증가시킬 수 있다는 것을 의미한다. 요컨대 여러분은 지금부터 두 달 후에 배란하는 난자의 질에 영향을 줄 수 있다. 왜냐하면 그 난자의 염색체 오류는 아직 일어나지 않았을 것이기 때문이다.

이것은 우리를 근본적인 문제로 이끈다. 난자는 어떻게 잘못된 수의 염색체로 성숙하기 쉽게 되는가? 그것을 방지하기 위해 여러분은 무엇을 할 수 있는가? 이 책의 모든 장은 그 질문의 다른 측면을 다루고 있지만, 공통적인 주제는 난자의 에너지 공급이다.

난자의 에너지 생산

난자가 염색체를 올바르게 처리하고 제대로 성숙하는 데 필요한 모든 일을 하기 위해서는 엄청난 양의 에너지가 필요하다. 난자 내부의 에너지 생산 구조는 나이에 따라, 영양소 및 다른 외부 요인에 따라 크게 변화하는 것으로 밝혀졌다.[23] '미토콘드리아'라고 불리는 이 구조는 신체의 거의 모든 세포에서 발견된다. 그것들은 다양한 연료원을 세포가 사용할 수 있는 ATP의 형태로 변형시키는 극소형 발전소 역할을 한다.

ATP는 말 그대로 생명의 에너지이다. 그것은 근육을 움직이고, 효소를 작동시키고, 신경 자극을 일으킨다. 다른 모든 생물학적 과정들은 그것에 달려 있다. 그리고 그것은 난자가 사용하는 에너지의 주요 형태다. 성장하는 난자는 많은 ATP를 필요로 하고 많은 미토콘드리아를 가지고 있다. 실제로 난자는 1만 5,000개 이상의 미토콘드리아를 가지고 있다. 그 수는 인체 내 다른 어떤 세포보다 10배 이상 많은 것이다.[24] 난자를 둘러싸고 있는 난포세포 또한 미토콘드리아를 많이 포함하고 있고 난자에 추가적인 ATP를 공급한다.[25] 하지만 이들 미토콘드리아는 충분한 에너지를 만들기에 좋은 상태여야 한다.

그러나 시간이 흐르면서 미토콘드리아는 산화(酸化)스트레스에 반응하여(제6장에서 설명한다) 손상되고 에너지 생산능력이 떨어진다.[26] 충분한 에너지가 없으면 난자와 배아 발달이 전적으로 잘못되거나 멈출 수 있다.[27] 토론토의 대표적인 출산전문가 로버트 캐스퍼(Robert Casper) 박사가 설명했듯이, "늙어가는 여성의 생식 시스템은 옷장의 맨 위 선반에 있는 잊힌 손전등과 같다. 수년 후 우연히 발견해 스위치를 켜려고 하면 작동하지 않는다. 손전등에 이상이 있어서가 아니라 그 안에 있는 배터리가 죽었기 때문이다."[28]

점점 늘어나는 증거들은 난자가 필요할 때 에너지를 생산하는 능력이 정확한 염색체 수를 가지고 성숙하는 데 매우 중요하다는 것을 암시한다. 그것은 또한 첫 주에 살아남아 성공적으로 이식될 수 있는 배아의 잠재력에도 필수적이다.

기능이 좋지 않은 미토콘드리아는 일부 여성의 난자가 염색체 이상이 될 가능성이 높고, 아니면 생존 가능한 배아가 될 가능성이 떨어지는 가장 중요한 이유 중 하나일 수 있다. 여러분의 미토콘드리아를 '충전'하고 그에 따라 난자의 에너지 공급을 늘리기 위해 여러분이 할수 있는 일은 이 책 뒷부분의 여러 장(章)에서 다룬다. 먼저 난자 발달 과정에서 염색체 오류를 조장하는 또 다른 요인에 눈을 돌려 보자. 그것은 독소 BPA(비스페놀 A)이다.

제2장

비스페놀 A의 충격

"과학에서 가장 흥미진진하고,
새로운 발견을 예고하는 구절은 '유레카!'(내가 찾아냈다!)가 아니다.
'그것 재미있네….'이다."

아이작 아시모프Isaac Asimov

임신을 하고 건강한 아기를 출산할 수 있는 최선의 기회를 원하는 가? 그렇다면 취해야 할 첫 단계 중 하나는 출산에 해를 끼칠 수 있는 특정 독소에 대한 노출을 줄이는 것이다. 이 주제는 오랫동안 전통적인 불임 관련 서적이나 의사의 사무실에서 무시되어 왔다. 하지만 여러분이 임신을 시도한다면 그것에 관해 배우는 것은 믿을 수 없을 정도로 중요하다.

난자의 질과 출산력을 손상시키는 것으로 입증된 독소 중 하나는 비스페놀 A를 의미하는 BPA이다. 이 화학물질의 잠재적인 건강 위험에 관하여 수년간 대중적 경고가 있었음에도 불구하고, BPA는 플라스틱 식품용기에서부터 영수증(코팅된 감열지)에 이르는 모든 것에 여전히 일반적으로 사용된다.

이 장(章)은 BPA 노출을 최소화하는 데 필요한 방법들을 제공할 것이다. 작고 단순한 변화가 여러분의 건강과 출산력에 얼마나 강력하고 긍정적인 영향을 미칠 수 있는지를 보여준다.

우리는 어디에 있는가

2014년 이 책이 처음 출간되었을 때, 난자의 품질을 보호하기 위해 BPA 노출을 최소화하는 것은 비교적 새로운 개념이었다. 따라서 이 책의 초판은 이 급진적인 새 사고방식을 채택하도록 사람들을 설득하는 데 초점을 맞췄다. 이에 따라 많은 독자들이 BPA의 모든 원천을 피하는 것에 대해 지나치게 스트레스를 받게 되는 뜻밖의 결과를 초래했다.

이제 BPA를 최소화할 필요성은 더 이상 논란이 되지 않는다. 체외수정을 준비하는 대부분의 여성들은 일반적으로 재사용 가능한 플라스틱 물병과 식품용기를 유리나 스테인리스강으로 교체하는 것이 최선이라는 점을 인정한다. 이제 가장 중요한 메시지에 초점을 맞출 때가 되었다. 우리의 목표는 BPA를 완전히 피하기 위해서가 아니라 노출을 줄이는 것이다. 이 장에서 설명하듯이, 가장 최근의 연구는 여성들이 평균 이상의 수준을 가질 때 BPA에 대한 실제적 우려가 발생한다는 것을 보여준다. 좋은 소식은 일단 방법을 알게 되면 노출을 쉽게 줄일 수 있다는 것이다. 하지만 먼저 우리가 어떻게 여기 왔는지에 관한 간단한 개요 그리고 증거의 현재 상태를 알 필요가 있다.

그 모든 것은 어떻게 시작했나

BPA와 출산에 관한 이야기는 전혀 예상치 못한 발견에서 시작하였다. 그래서 연구원들은 그 결과를 공개하기 전 수년 동안 검증했다. 케이스웨스턴리저브대학의 패트리샤 헌트(Patricia Hunt) 박사와 연구진은 난자 발달을 연구하기 위해 실험실 쥐를 사용했다. 연구진은 1998년 8월에 매우 특이한 현상을 목격했다. 쥐의 염색체 이상 난자 수가 급격히 증가한 것이다.

쥐의 경우 일반적으로 난자의 1~2%만이 난자 중간에 염색체를 제대로 정렬할 수 없다. 그러나 헌트 박사의 실험실에서 이 특이한 장애가 갑자기 급증하여 다른 심각한 염색체 변형과 함께 난자의 40%에 영향을 미쳤다. 그 난자들은 성숙했을 때 잘못된 수의 염색체를 가질 가능성이 매우 높았다. 그것을 관찰한 헌트 박사는 "오늘 밤과 낮에 일어난 변화를 보고 정말 소름이 끼쳤다."라고 말했다.[1]

연구진은 철저한 조사를 시작했고 결국 범인을 찾아냈다. BPA는 쥐의 플라스틱 우리와 물병을 세제로 씻은 후 방출되기 시작했다. 이 손상된 플라스틱 우리와 물병을 모두 교체했을 때 염색체 오류 난자의 비율이 정상으로 복귀하기 시작했다.

헌트 박사의 연구팀은 수년 동안 이 발견을 발표하지 않았다. 그것이 인간의 출산에 미치는 영향은 너무 골치 아픈 일이어서 연구팀은 이 발견이 맞는지 확인하기 위해 추가 조사를 원했기 때문이다.[2] "우리 모두가 노출되어 있는 이 화학물질은 유산과 선천적 기형을 증가

시킬 수 있다. 정말 걱정이 된다."라고 헌트 박사는 당시 생각을 떠올린다.[3]

연구자들은 BPA가 난자 이상의 구체적인 원인임을 확인하기 위해 쥐에게 BPA 양을 조절하여 투여했다. 그런데 같은 일이 일어났다. 수년 동안 일련의 조사를 통해, 연구진은 난자 발달의 마지막 단계에서 적은 용량의 BPA도 감수분열을 방해하고 난자에 염색체 이상을 일으키기에 충분하다고 결론 내렸다. 연구진은 염색체 처리에서 두 종의 특별한 유사성 때문에 자신들의 발견이 인간 난자의 염색체 오류와도 분명한 관련성이 있다고 주장했다.[4]

헌트 박사의 발견 이후 다른 연구자들은 BPA가 어떻게 출산에 영향을 미칠 수 있는지 계속 연구했다. 이들은 곧 BPA가 난자 발달에 독성이 있을 뿐 아니라 생식 시스템을 세심하게 조절하는 호르몬에도 간섭한다는 추가적인 증거를 발견했다.

지난 15년 동안 거듭된 연구는 우리 모두가 매일 노출되는 소량의 BPA가 건강상 심각한 영향을 미칠 수 있다는 것을 보여주었다. 독성 효과로 의심되는 것은 광범위하여 당뇨병, 비만, 심장병뿐 아니라, 임신 중 노출된 유아의 뇌와 생식 시스템에도 영향을 미친다.[5] 헌트 박사는 "우리가 BPA와 관련하여 한 모든 작업은 실제로 내 걱정을 증가시킬 뿐이다."라고 말했다.

2008년 BPA 노출이 인간의 건강에 미치는 영향을 보여주는 최초의 대규모 연구 중 하나가 발표되었다. 이언 랭(Iain Lang) 박사와 그의 동료들은 질병통제센터(CDC)가 1,000명 이상의 사람들로부터 수집한

데이터를 분석해 BPA 노출과 당뇨병, 심장병, 간 독성 사이의 연관성을 발견했다.[6]

이 같은 발견은 다른 대규모 연구에서도 확인되었다.[7] BPA는 매우 널리 사용되기 때문에 이 같은 발견은 큰 우려를 낳았다. BPA는 사람들이 그것을 방출하는 재료에 포장·보관된 음식과 음료를 소비할 때 가장 흔하게 신체에 들어간다. 하지만 영수증처럼 BPA로 코팅된 제품과 접촉해도 피부를 통해 소량 흡수될 수 있다. 어느 경로로든 BPA는 혈류로 들어가 다양한 조직으로 침투한다. 그 결과 미국 인구의 95% 이상에서 측정 가능한 BPA 수치를 발견할 수 있다.[8] 동료 심사를 거친 20여 편의 간행물도 전 세계 다양한 인구의 혈류에서 측정 가능한 BPA를 보고했다.[9]

BPA는 다양한 생물학적 효과를 야기하지만, 아마도 가장 골치 아픈 효과는 호르몬 시스템을 포함한 것이다. BPA는 에스트로겐, 테스토스테론, 갑상선호르몬의 활성을 지속적으로 방해하는 것으로 밝혀졌다.[10] 내분비계에 대한 이러한 간섭 때문에 BPA는 '내분비교란물질'이라고 불린다. BPA는 오랫동안 에스트로겐을 모방하는 것으로 알려져 왔기 때문에 그것이 호르몬 시스템을 방해하는 것은 전혀 놀라운 일이 아니다. 그것은 원래 1936년 제약회사들이 호르몬 치료에 사용할 수 있는 약을 찾고 있었을 때 에스트로겐의 합성 형태로 확인되었다. 그러나 잠시 후 더 강한 화학물질이 나타났기 때문에 BPA는 그런 용도로는 빠르게 폐기되었다. 그러나 BPA는 사실 처음 생각했던 것만큼 약하지 않다. 왜냐하면 그것은 에스트로겐뿐 아니라 몇몇 다른 호르몬의 활성도 방해하기 때문이다.

기업은 아직도 BPA 사용이 허용되는가

BPA의 위험에 관한 많은 연구에 대한 반응으로 강력한 대중적 압력이 있었다. 규제 기관이 조치를 취하고 BPA를 금지해야 한다는 것이었다. 그러나 대부분의 관할구역에서 이행된 것이 거의 없었다. BPA를 금지한 정부들은 전형적으로 이 금지를 아기용 병 같은 품목에 한정했다. 특히 유아들이 BPA에 취약할 가능성이 크기 때문에 이 조치는 좋은 첫걸음이다. 하지만 충분히 멀리 가지는 못했다.

헌트 박사는 이렇게 외쳤다. "도대체 이게 소비재, 특히 식품용과 음료용 용기인 제품에서 무슨 짓을 하는 거지? 합성 에스트로겐인 걸 우리가 아는데. 정말 화가 나요!"

2011년 FDA가 아기용 병과 아기용 빨대 컵에서 BPA를 금지했지만, '환경워킹그룹(Environmental Working Group)'의 표현으로는 "순전히 허울뿐"이었다. 제조업체들은 이미 소비자의 요구에 따라 아기용 병을 BPA가 없는 플라스틱으로 전환했다. FDA의 결정은 화학산업무역협회의 요청에 의해 촉진되었다. 이 협회는 이 금지가 플라스틱 제품에 대한 소비자의 신뢰를 높일 것이라고 믿었다.[11]

소비자의 요구는 실제로 이 싸움에서 우리가 가진 가장 강력한 힘일 수 있다. 현재 매장에 있는 재사용 가능한 플라스틱 주방용품의 대다수에 BPA가 없다고 주장한다. 심지어 가장 큰 통조림 제조업체들도 대부분 이 화학물질의 사용을 단계적으로 중단했다.

지금 진짜 우려되는 것은 제조업체들이 단순히 BPA를 비스페놀 S, 비스페놀 F 등 매우 밀접한 '이웃사촌' 화학물질로 대체하고 있다는 점이다. 실용적인 수준에서 이는 단순히 '무(無) BPA' 라벨이 붙은 제품을 구입하기보다는 통조림 식품을 최소화하고 플라스틱을 유리와 스테인리스강으로 대체하는 것이 훨씬 낫다는 것을 의미한다. 새로운 연구에 따르면 BPA의 사촌들도 정확히 같은 방식으로 출산을 방해할 수 있다.[12]

비스페놀은 어떻게 출산에 영향을 미치나

BPA가 실험용 쥐의 난자에 미치는 영향을 보여주는 헌트 박사의 우연한 실험이 있은 지 수년 후, BPA가 인간의 출산력을 현저히 손상시킨다는 증거가 나오기 시작했다. 체외수정 동안 BPA 수치가 높은 여성들은 결국 이식할 배아가 적고 임신할 가능성이 낮다는 것은 이제 명백해졌다.

이런 사실을 암시하는 초기 연구 중 하나는 2008년에 발표되었는데 걱정스러운 상관관계를 보여주었다. 체외수정에서 임신을 하지 못한 여성의 BPA 수치는 임신한 여성들보다 더 높았다.[13] 이 연구는 곤혹스러운 것이었다. 하지만 2011년과 2012년이 되어서야 불임에 직면한 사람은 BPA 노출을 제한하는 방법에 관해 생각해야 한다는 사실을 확고히 지지하는 연구들이 발표되었다.

2011년 일단의 선구적 연구원들과 불임전문가들은 캘리포니아대 샌프란시스코생식건강센터에서 체외수정을 받고 있는 여성 58명을 대상으로 BPA와 체외수정 결과 사이의 연관성을 평가했다. 그들은 BPA 수치가 높은 여성에게서 채취한 난자는 수정 가능성이 작다는 것을 발견했다.[14] 이 발견은 BPA 노출이 난자의 질을 떨어뜨린다는 것을 강하게 시사한다. 또 이는 체외수정 환자뿐 아니라 임신을 시도하는 모든 여성들에게 영향을 미친다는 의미이다.

이러한 BPA의 해로운 영향은 수정 단계 이전에 시작된다. 같은 해에 또 다른 연구는 BPA가 체외수정 자극 약물에 대한 난소 반응에 영향을 미친다는 것을 발견했다. 이 연구에서 BPA 수치가 높은 여성은 채취된 난자가 적고 에스트로겐 수치가 낮았다.[15]

BPA 수치가 높으면 체외수정 성공률이 저하될 수 있다는 것은 놀랄 일이 아니다. 그것은 하버드대 보건대학원의 연구원들에 의한 2012년 연구 결과였다. 보스턴 매사추세츠종합병원 불임치료센터에서 체외수정을 받고 있는 174명의 여성을 대상으로 한 종합적인 조사에서, 연구자들은 BPA 수치가 높은 여성들이 난자가 덜 채취되고, 에스트로겐 수치가 낮으며, 수정률이 낮다는 것을 발견했다.[16] 평균 이상의 BPA 수치를 가진 여성들은 또한 이식할 수 있는 5일차 배아도 적었다.

또 동일한 연구는 BPA의 영향이 난자와 배아의 수로 끝나지 않는다는 것을 보여주었다. 여성의 BPA 농도와 배아의 착상 및 임신 진행 실패와의 연관성을 보여주었다.[17]

착상 실패의 개념은 제1장에서 자세히 논의하였다. 간단히 말해서, 자연임신과 체외수정 모두에서 소수의 배아들만이 자궁에 착상할 수 있고 성공 가능한 임신으로 발전할 수 있다. 착상 실패는 체외수정 실패의 주요 원인 중 하나이다.

하버드대 연구진은 소변의 BPA 수치가 증가함에 따라 착상 실패 확률이 증가한다는 것을 발견했다. BPA 수치가 높은 여성과 낮은 여성 간의 착상 성공률 차이는 극적이었다. BPA 노출이 가장 높은 여성의 4분의 1은 BPA 수치가 가장 낮은 여성의 4분의 1에 비해 착상 실패 확률이 거의 두 배였다.

이 연구는 한 가지 중요한 사실을 강조했다. 즉, BPA 노출 수준이 매우 높을 때에 체외수정 성공률에 유의한 영향을 미치는 것으로 보인다는 것이다. 체외수정에서 나쁜 결과를 보여주는 여성은 그들의 시스템에서 전형적으로 가장 높은 수준의 BPA를 가진 4분의 1이다. 이는 BPA를 완전히 피하려고 조심할 필요는 없다는 의미이다, 오히려 여러분이 그 상위 4분의 1에 들지 않도록 노출 수준을 줄이는 데 초점을 맞출 필요가 있음을 암시한다.

최근 들어 BPA가 체외수정 결과에 미치는 영향이 거의 없다는 연구도 있었다.[18] 이 특이한 결과로 인해 하버드대 보건대학원과 CDC의 연구자들은 BPA가 난자의 질에 미치는 영향에 어떤 식이 요인이 작용하는 것이 아닐까 하는 의문을 품었다. 2016년에 그들은 매혹적인 결과를 보고했다. 매일 $400\mu g$ 이상의 천연 엽산 섭취는 BPA의 효과를 차단하는 것 같다는 것이다.[19]

이것은 엽산이 BPA의 잠재적 위험을 줄일 수 있다는 것을 발견한 이전의 동물 연구와 일치했다. 이 하버드대 연구는 BPA가 인간의 출산에 미치는 정확한 영향을 보고 있었기 때문에 매우 중요했다.

출발점에서 연구원들은 BPA와 출산에 관한 이전의 연구들에서와 동일한 일반적 경향을 목격했다. 즉 체외수정 전에 그들의 시스템상 BPA 수준이 높은 여성들이 임신과 출산 가능성이 현저히 낮다는 것이다. 그러나 엽산이 풍부한 식품을 가장 많이 소비한 소집단에서 BPA는 아무런 효과가 없는 것 같았다.

흥미롭게도 보충제의 엽산은 아무런 효과가 없었다. 이것은 대부분의 보충제가 합성 엽산을 함유하고 있는 반면 과일과 채소에 존재하는 엽산은 대부분 생물학적으로 활성인 메틸 엽산 또는 메틸 엽산으로 쉽게 전환되는 다른 형태이기 때문일 수 있다.

이런 자연적 형태의 엽산만이 BPA의 해로운 영향에 대항할 수 있을 것이다. 그렇지 않으면 동일한 식품들에서 실제로 보호 효과를 담당하는 다른 화합물이 있을 수 있다. 어느 쪽이든 이 연구는 엽산이 풍부한 음식 특히 베리류, 오렌지, 시금치, 브로콜리, 콜리플라워, 케일, 아스파라거스, 아보카도, 렌즈콩을 더 많이 먹어야 하는 충분한 이유를 제시한다.

비스페놀 A와 유산

엽산이 풍부한 식단으로 BPA를 최소화하는 데 여전히 주의해야 하는 한 가지 이유는, 임신할 확률만 고려하는 것이 아니기 때문이다. 높은 수준의 BPA는 유산의 위험을 증가시키는 것 같다. 우리는 아직 엽산이 그러한 상황에서 보호 효과가 있는지 여부를 알지 못한다.

BPA와 유산 사이의 연관성을 발견한 최초의 연구 중 하나는 2015년에 발표되었다. 임신 첫 3개월에 3회 이상 유산 전력이 있는 여성 45명의 BPA 수치를 측정하여 건강한 대조군과 비교했다. 연구진은 습관성 유산 여성군의 평균 BPA 수치가 대조군보다 약 3배 높다는 사실을 발견했다.[20] 중국의 연구에서도 비슷한 경향이 나타났다.[21]

더욱 최근에 BPA가 유산 위험을 높이는 데 다시 연루되었다.[22] 스탠퍼드대와 캘리포니아대 연구진은 최근 임신한 여성, 임신에 어려움을 겪거나 유산을 한 여성 114명을 대상으로 BPA 수치를 검사했다. 연구원들은 이 여성들을 BPA 수준에 따라 네 그룹으로 나누었고, 혈액 속의 BPA의 양과 유산 위험을 연관시킬 수 있었다. BPA의 상위 25% 안에 있는 여성들은 유산 가능성이 하위 25% 안에 있는 여성들의 거의 두 배였다.

이러한 유산 위험 증가는 부분적으로 염색체 이상 증가에서 비롯되었다. 이것은 우리가 가장 최근의 동물 연구에서 BPA에 관해 알고 있는 것과 일치한다. 특히 BPA는 난자 발달에서 염색체 처리를 방해한다.[23] BPA 수치가 높은 여성들은 염색체가 정상인 태아에서도 유산할 가능성이 더 높았다. 2016년에 발표된 추가 연구에 따르면 이것이 프로게스테론 신호 전달을 방해한 결과일 수 있다. 그렇게 해서 임신 초기에 자궁내막을 덜 수용적으로 만들 수 있다.[24]

다시 말하지만 높은 BPA 수준은 유산 위험과 관련돼 있다는 것을 명심해야 한다. 이상의 연구에서 유산율의 증가는 BPA 수준이 가장 높은 4분의 1에서만 통계적으로 유의미했다. 임신 가능성을 높이고 유산을 예방하기 위해, 주요 목표는 단순히 그 상위 25%에서 벗어나는 것이다. BPA의 모든 원천을 피하기보다는 전반적인 노출을 낮추는 것이다.

편집증이 되지 않고 BPA를 피하는 법

BPA에 관한 좋은 소식은 노출을 줄이기 위해 할 수 있는 일들이 많다는 것이다. 몇 가지 간단한 조치를 취하면 여러분의 인체 시스템 내 BPA 양이 급격히 감소할 것이다.[25] BPA에 대한 노출을 줄이는 가장 중요한 시기는 임신을 시도하기 3, 4개월 전이다. 그 시기에 시작하는 것은 결코 이르거나 늦지 않다.

그럼 정확히 어디에서 시작해야 하는가? 내가 추천하는 첫 단계는 유리나 스테인리스강으로 쉽게 교체할 수 있는 여러분 부엌의 플라스틱 제품을 찾는 것이다. 가장 우선순위는 꽤 오래되었거나 뜨거운 음식, 뜨거운 음료와 접촉하는 품목이어야 한다. 일반적으로 다음 항목이 최상위 대체 품목이다.

- 재사용 가능한 식품 저장 용기
- 전자레인지 안전 그릇

- 재사용 가능한 플라스틱 물병 및 컵
- 플라스틱 차 주전자
- 음식용 체
- 뜨거운 수프와 함께 사용되어 온 믹서기

이런 품목은 유리와 스테인리스강이 가장 좋은 선택이다. 많은 새로운 플라스틱 주방용품들이 'BPA 없음' 라벨을 붙이고 있음에도 불구하고 그렇다. 앞서 언급했듯이, 많은 제조업체들은 단순히 BPA를 비스페놀 S(BPS) 같은 '이웃사촌' 화합물로 대체했다. 최근 연구 결과에 따르면, 이런 화학물질은 마찬가지로 우려의 대상이 될 수 있다. BPS가 BPA와 같은 방식으로 난자의 염색체 오류를 유발할 수 있다는 사실이 밝혀졌기 때문이다.[26]

BPA의 '이웃사촌' 화합물을 포함할 가능성이 가장 높은 플라스틱은 폴리카보네이트이다. 폴리카보네이트는 단단하고 재사용 가능한 플라스틱을 만드는 데 사용되며 종종 'PC' 또는 재활용 기호에 7번으로 표시된다. 플라스틱의 안전한 유형으로는 폴리프로필렌('PP' 또는 5번) 또는 고밀도 폴리에틸렌('HDPE' 또는 2번)이 있다. 이 플라스틱들은 여전히 특정 상황에서 내분비교란물질을 방출할 수 있다.[27] 하지만 조심스럽게 사용하면 위험성은 비교적 낮다.

플라스틱에서 방출되는 화학물질에 관한 한, 주요 위험 요소는 열, 산(酸), 자외선, 그리고 액체와의 접촉이다. 재사용 가능한 여행용 플라스틱 머그잔으로 커피를 마시거나 플라스틱으로 만든 믹서기에 뜨거운 수프를 섞어서는 안 된다는 것은 말할 필요도 없다. 내부에 플라스틱 부품이 있는 커피머신도 문제가 될 수 있으므로, 유리 또는 스테인리스강 프레스포트로 교체하는 것이 바람직하다.

한편 쌀이나 밀가루 같은 건조한 물품을 저장하는 데 사용하는 용기에 대해서는 걱정을 덜 해도 된다. 왜냐하면 존재하는 어떤 화학물질도 전달될 가능성이 훨씬 적기 때문이다.

물 필터와 생수에 관한 한 대답은 덜 명확하다. 재사용 가능한 플라스틱 물병은 BPA를 포함해서는 안 되는 플라스틱의 일종으로 만들어진다. 하지만 물이 몇 달 또는 몇 년 동안 병에 담겨 있었다면, 알려지지 않은 저장 조건 하에서 프탈레이트(다음 장에서 논의) 같은 다른 화학물질에 어느 정도 오염될 가능성이 있다. 이런 이유로 다른 실용적인 선택이 없을 때에만 플라스틱병 생수를 마시는 것이 바람직하다. 가장 좋은 선택은 여과된 수돗물(재사용 가능한 스테인리스강 물병에 담긴 것) 또는 유리병에 담긴 물이다.

플라스틱이 없는 적당한 가격의 물 필터를 찾는 것은 종종 매우 어렵다. 따라서 이런 경우 실용성을 위해 타협이 필요하다. 대부분의 물 필터에는 일부 플라스틱 구성 요소가 포함되어 있지만 열이 관여하지 않는다. 또 물은 일반적으로 짧은 시간 동안만 플라스틱과 접촉한다. 특히 수도꼭지 필터, 냉장고 필터 또는 언더 카운터 필터의 경우 그렇다.

만약 여러분이 플라스틱 필터 물병을 사용하면 물이 플라스틱과 오래 접촉할 수 있다. 따라서 플라스틱을 조심스럽게 처리하고, 플라스틱이 긁히거나 식기세척기에서 세척한 경우 교체하는 것이 중요하다.

(대체할 제품과 주방용품을 선택하는 방법에 관한 상세한 조언은 www.itstartswiththeegg.com/purging-plastics를 참조하라.)

부엌의 플라스틱에 의심의 시선을 던지기 시작하는 많은 사람들은 음식물의 플라스틱 포장도 문제가 되는지 궁금해 한다. 대부분의 경우, 대답은 "아니오!"이다. 슈퍼마켓에서 약간 다른 선택을 하는 것이 도움이 되지만, 플라스틱 식품 포장은 주된 적이 아니다.

오히려 가공된 식재료를 피해 자연 상태에 가까운 자연식품이 되도록 하는 것이 더 도움이 된다. 이는 식품이 가정 외부에서 고도로 가공되거나, 통조림 처리 되거나 또는 준비되는 경우 상당량의 BPA 또는 유사 화학물질을 함유할 가능성이 가장 높기 때문이다.

공장과 식당은 플라스틱 용기와 가공 장비를 광범위하게 사용한다. 따라서 이 음식들은 BPA 수치가 더 높으며 종종 뜨거운 물에 씻긴다. 고가공 정크 푸드를 제한하고, 가공되지 않은 재료로 가정에서 만든 음식을 더 많이 섭취함으로써, 플라스틱 포장 음식을 여전히 먹고 있더라도 BPA 노출 수준을 극적으로 낮출 수 있다.[28]

현재 상황이 유동적이지만 역사적으로 통조림 식품은 BPA 노출의 가장 큰 원천 중 하나였다. 대부분의 주요 제조업체는 BPA가 없는 캔 내막으로 전환했다. 하지만 다양한 대체품을 자유롭게 사용할 수 있다. 어떤 것들은 양성이다. 어떤 것들은 BPA보다 나쁘거나 더 나쁠 것이다. 불행하게도 어떤 특정 제품에 무엇이 사용되었는지 알 수 있는 방법은 없다.

우리는 통조림 토마토가 최우선으로 피해야 할 음식이라는 것을 알고 있다. 토마토의 산성도는 캔 내막에서 화학물질 방출을 증가시키기 때문이다.[29] 통조림 콩은 문제가 적지만, 가급적 말리거나 얼린 콩을 사용하는 것이 훨씬 바람직하다.

슈퍼마켓에서 볼 수 있는 BPA의 또 다른 원천은 여러분이 건네받은 영수증이다. 영수증에 사용되는 감열지(感熱紙)는 BPA나 다른 '이웃사촌' 화학물질로 코팅될 수 있다.[30] 이들 물질은 몇 시간 후 피부를 통해 소량 흡수될 수 있다.[31] 근무 시간 내내 영수증을 만지는 소매점 직원들은 인체 시스템 내에 매우 높은 수준의 BPA가 있을 수 있다.[32] 쇼핑을 하는 동안 영수증을 만지는 것은 과도하게 걱정할 일이 아닐 수 있지만, 집에 돌아오면 손을 씻는 것이 가장 좋다.

BPA 노출을 최소화하기 시작하는 것은 부담스러운 일일 수 있다. 그러나 생식건강에 미칠 영향을 고려할 때 그것은 가치 있는 일이다. BPA에 대해 매일 걱정하지 않아도 되는 최선의 방법이 있다. 그것은 가장 큰 차이를 만드는 몇 가지 우선순위에 변화를 주는 것이다. 또 여러분의 생활에서 BPA를 제거해야 한다고 집착할 필요가 없다는 점을 기억하는 것이 중요하다. 목표는 단순히 최악의 범죄자를 제거하여 전체 노출 수준을 줄이는 것이다.

독자 이야기: 안나 랩

여러 차례 조기 유산, 자궁내막증, MTHFR유전자 돌연변이, 낮은

AMH(항뮬러관호르몬) 수치, 낮은 동난포 수, 34라는 FSH(난포자극호르몬) 판독값…. 2년 동안 임신을 시도한 후, 나는 32세의 나이에 내 난자로는 아기를 절대 낳지 못할 것이라는 말을 들었다. 나는 좌절하고, 슬프고, 우울증에 휩싸였다. 체외수정에서 주사를 한 번 맞았다. 내 FSH를 크게 낮춰야만 했다.

이 책을 읽고 나서, 나는 특히 영양분 공급, 매일의 심신 수련, 독소 감소에 초점을 맞춘 생활방식 변화 프로그램에 착수했다. 가능한 한 많이 부엌에서 플라스틱을 줄이고, 향기 나는 청소·미용 제품을 버리고, 통조림 음식 먹는 것을 중단했다. 또 매니큐어 사용을 중단하고 유기농 음식을 더 많이 사기 시작했다.

이 모든 작업은 나의 출산 친화적인 식단, 다른 전략들과 함께 나의 FSH를 12로 낮추었다. 이런 생활은 체외수정을 준비하면서 행복하고 건강해지는 데 도움을 주었다. 나는 체외수정을 시도하지 않았다. 3개월도 안 돼 자연임신을 했다!

안나의 블로그 To Make a Mommy에서 더 많은 것을 읽어라,

임신 중 BPA 노출

흥미롭게도 BPA 노출 회피의 보상은 임신했을 때 끝나지 않는다. 그것은 또한 아기의 건강에 이롭다. 연구자들은 발달하는 태아는 특히 BPA의 독성 효과에 취약하다고 오랫동안 의심해 왔다.[33] BPA는 태

반을 통해 어머니의 혈류에서 아기에게로 가는 것이 밝혀졌고, 임신 중 양수와 태아 모두에서 BPA가 발견되었다.[34]

많은 연구들은 임신 중 BPA 노출과 다양한 장기적인 건강상 결과 사이의 연관성을 제시했다. 대표적인 것이 뇌 발달과 생식 시스템에 관한 것이다.[35] 그 중 한 연구에 따르면 태아기 노출은 어린 아이들의 행동 이상과 관련이 있었다.[36] 임신 중 BPA가 어떤 위험을 초래하는지 정확히는 알 수 없다. 하지만 더 건강한 부엌을 만들고 BPA 노출을 제한하는 습관은 여러분이 임신했을 때 출산에 유익하고 아기를 지키는 이중의 이점을 가지고 있다.

실천 방안

기본, 중급 및 심화 계획:

- 지금 BPA 노출을 줄이기 시작하는 것은 너무 이르지도 너무 늦지도 않다.
- 다음과 같이 노출을 줄여라.
  - 뜨거운 음식·음료와 접촉하는 플라스틱 주방용품을 교체한다.
  - 스테인리스강 물병을 사용하라.
  - 통조림과 고도로 가공된 식품을 최소화하라.
  - 집에서 더 많이 식사를 준비하고, 자연산 재료를 사용하라.
  - 플라스틱('BPA 없음'인 경우에도)을 사용할 때 폴리프로필

렌이나 HDPE 플라스틱을 선택하고 손으로 그것을 씻는 등 주의하라.

- 영수증을 취급한 뒤 집에 돌아오면 손을 씻어라.
- 임신했을 때 BPA에 대한 노출을 제한하고 성장하는 아기를 보호하기 위해 이런 실천을 계속하는 것이 중요하다.

제3장

프탈레이트와 다른 독소들

"인생을 근본적으로 바꾸는 것은 정말 작고 일상적인 결정이다."

알리 빈센트Ali Vincent

불행히도 BPA는 임신 능력을 방해하는 내분비교란물질의 한 가지 예에 불과하다. 난자의 질과 출산력을 손상시킬 수 있는 다른 유형의 독소는 프탈레이트로 알려진 화학물질 그룹이다.

프탈레이트는 플라스틱, 비닐, 세정제, 매니큐어, 향기 등에 널리 사용된다.[1] BPA와 마찬가지로 이 화학물질은 생식에 중요한 호르몬의 활동을 손상시킬 수 있다.[2] 매일 프탈레이트 노출을 우선적으로 조장하는 몇몇 '최악의 범죄자'를 피함으로써, 이 화학물질의 수준을 빠르게 줄일 수 있다. 여러분의 난자와 미래의 임신을 위한 안전한 환경을 조성할 수 있다.

프탈레이트 대처 현황

수십 년 동안 과학자들은 프탈레이트가 인체 호르몬의 수준과 활동을 변화시킬 수 있다는 것을 알고 있었다. 현재 유럽연합은 공식적으로 프탈레이트를 생식 독소로 인정하고 있다.[3] FDA도 프탈레이트가 내분비교란물질이라는 사실을 인정했다.[4]

이런 독성 효과가 알려져 유럽연합은 1999년부터, 미국은 2008년부터 어린이 장난감에서 특정 프탈레이트의 사용을 금지했다. 캐나다와 호주도 비슷한 조치를 취했다. 1999년 유럽위원회는 이렇게 말했다. "이 금지는 우리 중에서 가장 어리고 가장 취약한 사람들을 보호하기 위한 것이다. 우리는 프탈레이트가 인간의 건강에 심각한 위험을 내포하고 있다는 과학적 조언을 받았다."[5]

프탈레이트가 인간 건강에 심각한 위험을 내포하고 있다면, 왜 프탈레이트를 더 폭넓게 금지하는 조치는 취해지지 않았을까? 프탈레이트가 아기와 어린 아이들에게 독성이 있다는 것이 의심의 여지가 없다면, 임신 전과 임신 중 잠재적인 독성 효과에는 왜 거의 주의를 기울이지 않는가?

이 분야의 선구적 연구자인 샤나 스완(Shanna Swan) 박사는 다음과 같이 말했다. "아이들의 장난감에서 프탈레이트를 제거하는 것, 그러니까 중요한 일이라고 생각하지만…임신한 여성들이 노출되는 제품에서 프탈레이트를 제거하는 데 드는 비용으로는 그렇게 하지 않을 것이다. 왜냐하면 그것이 프탈레이트의 가장 중요한 목표이기 때문이다."[6]

임신부의 95%에서 생물학적 활성 형태의 프탈레이트가 검출되었다. 따라서 존재하는 어떤 규제도 효과가 없다.[7] 프탈레이트가 섬유

유연제로부터 식품 가공 장비, 향수에 이르기까지 모든 것에 널리 사용된다는 점을 감안하면, 이 발견은 그리 놀라운 일이 아니다. 그 결과 이 화학물질은 미국, 유럽, 아시아에서 시험된 사람들의 혈류에서 거의 대부분 발견되었다.[8]

임신 중 거의 모든 여성이 프탈레이트에 노출된다는 사실은 골치 아픈 일이다. 이 화학물질의 높은 수치가 태아 발달에 부정적인 영향을 미칠 수 있다는 강력한 증거가 있기 때문이다. 이것은 임신했을 때 자라나는 아기를 보호하기 위해 당장 집에서 프탈레이트를 제거해야 할 만큼 충분한 이유가 된다. 하지만 빨리 시작할수록 더 좋다. 왜냐하면 높은 수준의 프탈레이트가 난자의 질 저하와 불임에 기여할 수 있다는 증거도 나타나고 있기 때문이다.

프탈레이트와 출산

우리는 프탈레이트가 출산에 미치는 정확한 영향에 관해 여전히 많은 것들을 알지 못하고 있다. 그러나 적어도 높은 수준의 노출과 관련하여 우리가 가지고 있는 작은 증거는 매우 골치 아픈 것이다.

떠오른 첫 번째 증거는 많은 양의 프탈레이트가 실험동물의 출산을 방해하는 것을 보여주었다. 가장 초기의 연구들 중 하나에서, 특정 프탈레이트를 고농도로 투여한 쥐들은 배란을 멈추었다.[9] 이 연구에 사용된 프탈레이트는 가공식품에서 가장 흔하게 발견되는 유형인 DEHP이기 때문에 이 발견은 큰 불안을 야기했다.

고농도가 동물에 미치는 영향에 관한 초기 연구의 발견은 점차 확대되어 다양한 다른 프탈레이트가 인간의 생식 시스템에도 해로운 영향을 미치는 것을 보여주었다.[10]

초기의 인간 연구들 중 많은 수가 남성 생식력에 초점을 맞췄고, 프탈레이트 노출이 정자의 질에 상당한 영향을 미친다는 사실을 밝힌 연구도 있었다.[11] 이런 화학물질은 호르몬 수치를 바꾸고 산화(酸化)스트레스를 일으키는 등 다양한 방법으로 정자를 손상시키는 것 같다.[12] 이런 두 메커니즘은 여성 출산에도 유사한 영향을 미칠 수 있다는 것을 암시한다. 실제로 최근의 연구는 프탈레이트가 난자 발달에 거의 같은 방식으로 해를 끼치는 것을 발견했다.

프탈레이트에 노출된 난자에 무슨 일이 생길까?

지난 10년 동안 연구자들은 프탈레이트가 난자 발달을 저해하는 사실을 동물실험과 실험실 연구에서 입증해 왔다.[13] 이는 부분적으로 이 화학물질이 난자 발달의 주요 동인(動因)인 에스트로겐 생산을 줄이기 때문에 발생하는 것으로 보인다.[14]

하지만 프탈레이트의 영향은 난자가 제대로 성숙하는 능력을 손상시키는 것으로 끝나지 않는다. 임신 전에 다음 중요한 단계인 배아 생존도 방해할 수 있다. 이것은 수정의 단계이다. 수정된 배아가 5일차에 도달하지 못하는 체외수정 과정을 경험하지 않았다면, 아마도 별로 생각하지 못했을 단계이다. 불행하게도 이것은 드문 일이 아니다.

전형적인 체외수정 과정에서 많은 배아들은 자궁에 이식되기 전 며칠 동안에 살아남지 못한다. 배아 생존은 자연임신을 하려고 할 때에도 중요하다.

프탈레이트가 난자와 배아의 질을 손상시키는 방법 중 하나는 산화스트레스를 유발하는 것이다.[15] 산화스트레스는 세포가 감당할 수 있는 것보다 더 많은 반응성 산소 분자(일반적으로 활성 산소 또는 산화제로 알려져 있음)를 생산할 때 발생한다. 세포 내의 항산화제는 일반적으로 이러한 반응성 분자를 억제하지만, 그들이 따라갈 수 없다면 반응성 분자는 세포를 손상시킬 수 있다. 이 상태를 산화스트레스라고 한다.

산화스트레스는 난소여포를 죽음으로 내몬다.[16] 또 나이와 연관된 출산력 감소, 자궁내막증, 설명되지 않는 불임과 관련이 있다.[17] 연구들에 따르면 프탈레이트에 노출되는 것은 난자 발달에서 산화스트레스를 유발하는 한 요인이 될 수 있고, 따라서 불임에 기여할 수 있다.

프탈레이트와 산화스트레스에 관한 가장 큰 규모의 인간 연구에서, 8년에 걸쳐 수집한 미국인 약 1만 명의 데이터를 보면 프탈레이트 수치가 높은 사람들은 염증과 산화스트레스 수준이 더 높았다.[18]

이런 유형의 대규모 집단 연구는 인과관계가 아니라 연관성을 확립할 수 있을 뿐이다. 그러나 동물연구 및 실험실 연구는 프탈레이트가 분자 차원에서 난자를 포함한 다양한 세포에서 산화스트레스를 유발하는 것을 보여주기 때문에 유용하다. 이런 일은 프탈레이트가 우리 본연의 항산화 효소를 차단하기 때문에 일어난다. 그렇지 않으면 활성 산소에 의한 손상으로부터 세포를 보호할 것이다.

초기 연구들에서 특정 프탈레이트 DEHP가 간과 정자 생산 세포에서 핵심 항산화 효소의 활성을 변화시켜 산화스트레스를 유발한다는 사실이 밝혀졌다.[19] 2011년에는 난자 발달에도 이런 현상이 일어나는 것으로 밝혀졌다.[20] 다시 말해 프탈레이트는 난자 본연의 항산화 방어 시스템을 약화시킨다.

프탈레이트가 체외수정 결과에 영향을 미칠 수 있다는 이 모든 연구들의 함축적 의미는 2016년에 마침내 확인되었다. 체외수정을 받는 여성 250명이 참여한 하버드대 연구원들의 한 연구에서, DEHP 수치가 높은 여성들은 난자가 덜 채취되었고 임신 가능성이 현저히 낮은 것으로 밝혀졌다. 프탈레이트 수치가 가장 낮은 여성들과 비교했을 때, 가장 높은 수치를 가진 여성들은 출산 가능성이 20% 낮았다.[21]

게다가 프탈레이트 노출은 자궁내막증 위험 증가와 관련이 있다.[22] 자궁내막증은 자궁내막에서 나오는 세포가 골반의 다른 곳으로 가 통증을 유발하고 출산력을 저해하는, 이해하기 쉽지 않은 질환이다.

자궁내막증을 일으키는 원인이 무엇인지는 아직 알려지지 않았다. 하지만 연구원들은 프탈레이트 노출이 가장 큰 요인 중 하나일 수 있다고 의심한다. 이 문제를 조사한 대다수의 연구들에서 자궁내막증이 있는 여성들은 이 질환이 없는 여성들보다 훨씬 높은 수준의 프탈레이트를 보여 주었기 때문이다.[23]

지금까지 가장 큰 연구 중 하나에서 국립보건원, 유타대학 그리고 몇몇 다른 기관의 연구원들은 400명 이상의 여성에게서 프탈레이트 수치를 분석했다.[24] 그들은 자궁내막증이 있는 여성들에게서 6가지 프탈레이트 화합물이 높은 수준임을 발견했다. 이 연구에서 높은 프탈레이트 수치는 사실 자궁내막증 비율이 두 배 증가한 것과 관련이 있었다.

이것은 결코 프탈레이트 노출을 줄이는 것이 자궁내막증을 개선하거나 예방할 것이라는 것을 암시하지 않는다. 단지 우리는 그런 결론을 내릴 만큼 충분히 알지 못한다. 그러나 프탈레이트와 자궁내막증 사이의 연관 가능성에 관한 연구는 프탈레이트가 아직은 우리가 이해하지 못하는 방식으로 우리의 생식 시스템에 영향을 미칠 수 있다는 경고이다.

프탈레이트와 유산

임신을 어렵게 만드는 것 외에도 임신 전 체내 프탈레이트 수치가 높은 여성은 유산할 가능성이 더 크다.[25] 이 연결고리는 덴마크의 연구자들이 처음 보고한 것으로, 이들은 6개월 이상 임신을 시도한 여성들을 추적했다. 연구원들은 이들 여성에게 다양한 프탈레이트를 검사했고 또한 매달 특정 시간에 임신호르몬 HCG를 검사했다.

이 HCG 정기 검사 때문에 심지어 아주 이른 임신 손실도 발견되었다. 여기에는 여성들이 임신한 것을 알기도 전에 발생한 손실도 포함된다. 연구원들은 임신 전 특정 프탈레이트의 수치가 높은 것은 일반적으로 유산율을 높이지만, 특히 매우 이른 임신 손실과 관련이 있다는 것을 발견했다.

2016년 연구에서 하버드의대와 매사추세츠종합병원의 연구원들은 체외수정으로 임신한 여성 250명의 프탈레이트 수치를 측정함으로써 이 문제를 더 살펴보았다. 연구원들은 프탈레이트 수치가 높은 상위 25%의 유산 위험이 현저히 높다는 것을 다시 발견했다. 특히 태아가 초음파에서 보이기 전에 발생하는 매우 이른 초기 유산인 소위 '생화학 임신'에 대한 차이가 두드러졌다. 이는 일반적으로 약 6주에 나타난다.

유산과 우리 집의 독소 사이의 연관성은 낙담할 수도 있지만, 그것은 사실 매우 좋은 소식이다. 왜냐하면 그것은 더 현명한 선택을 통해 우리가 바꿀 수 있는 위험요소가 하나 더 있다는 것을 의미하기 때문이다. 이들 연구는 또한 그것이 우리가 심각하게 걱정해야 할 매우 높은 수준이라는 것을 보여준다. 그러므로 목표는 프탈레이트를 완전히 피하는 것이 아니라 (불가능할 것이다) 여러분이 비정상적으로 높은 수준이 아님을 확인하는 것이다.

프탈레이트 노출 줄이기

프탈레이트는 화장품에서부터 세탁용 제품, 음식에 이르기까지 다양한 곳에서 발견된다. 그 광범위한 사용은 그것들이 어디서 시작하는지를 알기 어렵게 만든다. 하지만 최근의 연구들은 가장 중요한 프탈레이트의 종류, 여러분의 전반적인 노출 수준에 가장 큰 차이를 만드는 방법에 관한 유용한 정보를 제공한다.

먼저 프탈레이트와 유산을 연결하는 주요 연구에서, 여기에 관련된 특정 유형의 프탈레이트는 비닐·PVC 플라스틱에서 빠져나오는 것이다. 이 프탈레이트는 DEHP로 알려져 있다. 몸에서 그것은 MEHP 같은 다양한 다른 화합물로 분해된다.

PVC는 여러 곳에서 발견되지만, 새로운 연구는 DEHP가 우리 몸에 들어가는 주요한 경로는 음식을 통해서라는 것을 보여준다.[26] 특히 패스트푸드와 고도로 가공된 식품이다.

이 문제에 관한 가장 큰 연구 중 하나이자 9,000명 가까운 사람들이 참여한 연구에서 연구자들은 프탈레이트 수치를 측정하고 그 결과를 참가자들이 24시간 동안 소비한 패스트푸드 양과 비교했다.[27] 그들은 적어도 한 끼를 패스트푸드로 먹은 사람들이 훨씬 더 높은 프탈레이트 수치를 가지고 있다는 것을 발견했다. 구체적으로 그들은 유산과 관련된 프탈레이트인 DEHP가 24% 더 높았다.

이 연구는 단순히 집에서 더 많은 식사를 하는 것이 가장 큰 걱정거리인 프탈레이트에 노출되는 것을 최소화하는 가장 강력한 방법 중 하나라는 것을 암시한다. 다른 연구는 신선한 재료를 사용하여 플라스틱 용기 없이 식사를 준비하고 저장하는 것이 단 며칠 만에 프탈레이트 수치를 극적으로 낮출 수 있다는 것을 추가로 확인시켜준다.

그것은 참가자들이 유기농과 가공되지 않은 재료로 준비한 식사를 한 샌프란시스코의 다섯 가족을 대상으로 한 연구에서 발견되었다. 식사는 플라스틱 도구나 용기 없이 만들어 보관했다. 참가자들은 플라스틱 부품이 있는 커피 머신이 아닌 프랑스 프레스로 만든 커피만 마실 수 있었다. 이들은 며칠 만에 프탈레이트 수치가 50% 이상 떨어졌다.[28]

이 연구는 또한 플라스틱으로 포장된 재료의 사용을 줄이려고 노력했다. 하지만 우리는 더 많은 연구를 통해 대부분의 가공되지 않은 천연 재료의 최종 포장이 주요 관심사가 아니라는 것을 안다.

한 예로 캐나다의 연구원들은 최근 100개 이상의 고기(소고기, 돼지고기, 닭고기), 생선, 치즈 샘플에서 프탈레이트를 측정했다. 이들 샘플은 대부분 랩으로 포장되어 있었다. 프탈레이트는 포장에서 검출되지 않았다.[29] 측정 가능한 프탈레이트 수치를 가진 식품은 치즈(가공 과정에서 나온 것 같다)뿐이었고 그 수준은 비교적 낮았다.

또 추가 연구들은 포장이 음식의 프탈레이트 총량에 미치는 영향은 비교적 적다는 것을 발견했다. 가공식품과 미(未)가공식품을 다양하게 조사한 결과, 또 다른 연구는 "포장이 아니라 가공이 가장 중요한 오염원"이라고 결론지었다.[30] 제조 공정이 종종 플라스틱 용기와 플라스틱 장비를 사용하고 이것들은 뜨거운 물로 살균된다는 점을 감안할 때, 이 말은 매우 합당하다.

그렇다고 해서 식품 포장이 완전히 깨끗하다는 의미는 아니다. 프탈레이트의 주요 공급원은 패스트푸드와 고도로 가공된 식품이다. 하지만 가급적 플라스틱을 피하는 것이 이치에 맞는 몇 가지 상황이 있다.

예를 들어 연구자들은 우유를 플라스틱보다 유리로 포장했을 때 우

유의 프탈레이트 수치가 훨씬 낮다는 것을 발견했다.[31] 더 일반적인 원칙에 따르면 프탈레이트가 용기에서 음식으로 방출되는 경우에 주요 위험 요소는 열, 산 또는 액체이다. 결론적으로 우유, 기름, 음료 및 조미료 구매 시 가능하면 유리병 또는 플라스틱 대용품에 든 것을 사는 것이 바람직하다.

또 연구자들은 플라스틱 병에 담긴 물이 유리병에 담긴 물보다 훨씬 높은 프탈레이트 수치를 내포하고 있다는 사실을 지속적으로 밝혀냈다. 따라서 꼭 필요할 때에만 플라스틱 병에 담긴 물을 사는 것이 바람직하다.[32] 플라스틱 용기에 담긴 뜨거운 음식도 피해야 하는 것도 말할 필요가 없다.

그러나 대부분의 경우 견과류, 콩류, 가공되지 않은 곡물, 고기, 달걀, 생선, 과일, 야채 같은 천연 재료에 중점을 두는 한, 플라스틱 용기나 플라스틱 백에 든 음식을 사도 편안함을 느낄 것이다. 이런 음식들이 전반적인 식생활에 더 많이 기여하기 때문이다. 따라서 더 많이 집에서 직접 식사를 준비할수록, 가장 중요한 프탈레이트의 수치는 더욱 더 낮아진다.

다른 프탈레이트의 전략적 우선순위

'프탈레이트 회피'를 한 단계 끌어올려라. 유산 위험을 반드시 조장하지는 않지만 다른 방법으로 출산을 저해할 수 있는 다른 프탈레이트에 대한 노출을 최소화하라. 그러려면 다음 장소는 욕실이다. 우리가 다른 프탈레이트에 노출되는 주요한 경로는 헤어스프레이, 향수, 매니큐어 같은 제품과 공기청정제, 직물 연화제를 통해서다.[33] 이들 제품 속의 프탈레이트는 피부를 통해 쉽게 흡수되거나 공기로부터 쉽게 흡입될 수 있다.[34]

프탈레이트는 향기로운 어떤 것에서도 발견될 수 있고, 결국 향기가 없는 집으로 이동할 수 있다. 가장 좋은 출발지는 최악의 악당들과 함께 하는 것이다. 매니큐어, 향수, 헤어스프레이가 그 악당들이다. 이 세 가지 제품 모두 고농도의 프탈레이트를 제품의 구조적 부분으로 함유하는 경우가 많다.

매니큐어는 일반적으로 다른 어떤 화장품보다 프탈레이트 농도가 높다. 따라서 임신 시도 중 가장 안전한 선택은 매니큐어 바르는 것을 중단하는 것이다.[35] 매니큐어는 포름알데히드나 톨루엔 같은 다른 고약한 화학물질도 함유할 수 있다. 이 두 화학물질은 모두 출산력 저하 및 유산 위험 증가와 관련이 있다.[36] 전 세계의 많은 연구들은 직장(네일샵, 병원, 실험실 등)을 통해 매일 포름알데히드에 노출되는 여성들은 유산 가능성이 두 배 높다는 결론을 내렸다.[37]

현재 많은 매니큐어 브랜드들은 프탈레이트가 없고 포름알데히드가 없다고 주장한다. 그러나 이런 주장들은 회의적으로 다루어야 한다. 연구들에 따르면 매니큐어의 표시는 종종 매우 부정확하며, 정반대의 주장에도 불구하고 많은 제품들이 높은 수준의 프탈레이트를 함유하고 있다.

'프탈레이트 없음'으로 표기된 매니큐어를 사는 것은 전통적인 공식보다 더 안전한 선택이다. 하지만 결국 우리는 제조업체의 말을 믿을 수 없을지도 모른다. 최고의 브랜드는 아마도 홀푸드(WholeFoods)에서 판매되거나 환경워킹그룹(Environmental Working Group)의 '스킨 딥 화장품 데이터베이스(Skin Deep Cosmetics Database)'에 의해 독성이 덜하다는 등급이 매겨진 것들일 것이다.

프탈레이트에 관한 한 다음 '악당'은 향수다.[38] 연구들에 따르면 향수를 쓰는 여성은 체내 프탈레이트 농도를 두 배로 높일 수 있다. 향수는 알레르기를 유발하고 호르몬을 교란시킬 수 있는 수십 가지 다른 화학물질의 칵테일이기도 하다. 그 중 많은 것들의 안전성은 검사된 적도 없다. 향수를 완전히 포기할 수 없다면, 천연 에센셜 오일로 향기를 내고 '프탈레이트 없음'이라고 표기된 천연 향수나 바디로션으로 바꾸는 것을 고려해 보라.

비록 향수가 비정상적으로 높은 농도를 포함하고 있지만, 피부 관리, 모발 관리, 공기 청정제, 세정 스프레이, 세탁 세제, 직물 연화제 등 사실상 향기로운 모든 것에 소량의 프탈레이트를 첨가할 수도 있다. 제조업체들이 향수에서 개별 성분을 식별할 필요가 없는 허점 때문에 회사는 이렇게 할 수 있다. 성분 목록에서 '향(香)'이라는 단어를 볼 때마다 프탈레이트가 나타날 수 있다.

가장 좋은 해결책은 경제력이 허용하는 범위 내에서 향기 없는 제품으로 바꾸기 시작하는 것이다. 그렇다고 해서 집에 있는 향기로운 모든 물건을 즉시 버리는 것이 아니다. 할 수 있을 때 할 수 있는 것을 대체해야 한다는 뜻이다.

피부 관리 제품으로 우선순위가 가장 높은 항목은 아마 바디로션일 것이다. 그것은 피부의 큰 표면적에 적용되기 때문에, 화학물질이 흡수될 기회가 더 많다. 직물 연화제는 프탈레이트의 농도가 상당히 높을 수 있기 때문에 완전히 교체하거나 사용을 중단해야 하는 또 다른 최상위 품목이다. 천연 양모 드라이어볼(dryer ball)은 좋은 대안이다.

화장품과 세정 제품을 얼마나 더 교체할 것이냐는 여러분에게 달려 있다. 하지만 작은 일 하나하나가 도움이 된다. 교체를 고려해야 할 추가 품목으로는 PVC 샤워 커튼과 PVC 요가 매트가 있다. 나일론, 면, 폴리에스테르로 만든 샤워 커튼과 'PVC 없음' 또는 '프탈레이트 없음'이라고 표시된 요가 매트를 찾으라.

(프탈레이트가 없는 피부 관리, 모발 관리, 청소 및 세탁 제품에 관한 최신 권장 사항은 http://www.itstartswiththeegg.com/product-guide를 참조하라.)

어떤 변화를 가장 쉽게 할 수 있는지, 얼마나 조심할 것인지 결정하는 것은 결국 여러분에게 달려 있다. 천연 성분을 강조하는 브랜드로 피부 관리 제품을 대체하는 것은 프탈레이트에 대한 노출을 줄일 뿐 아니라 파라벤 같은 잠재적 독성이 있는 화학물질의 수를 줄이는 보너스를 더한다.

최근 한 연구에서 하버드대 연구진은 개인 관리 제품에서 흔히 볼 수 있는 방부제인 프로필-파라벤이 난소예비력 감소와 관련이 있다고 밝혔다.[39] 자사 제품에서 프탈레이트를 제거하는 데 어려움을 겪는 화장품 회사들도 다른 유해 화학물질로부터는 멀리 떨어져 있을 가능성이 높다.

일단 임신하면 가정에서 프탈레이트를 줄이는 일을 시작함으로써 큰 혜택을 받을 수 있다. 임신 기간 내내 노출을 최소화하는 것은 조산 위험을 줄이고, 남자아이들에게 드물게 발생하는 생식 이상 위험을 줄이는 데 도움이 될 수 있기 때문이다.[40] 프탈레이트를 피하는 것은 아기의 뇌 발달을 지원할 것이다. 임신 중 낮은 프탈레이트 수치는 아이의 더 나은 언어 발달과 관련이 있을 것이다.[41]

더 큰 그림

만약 여러분이 독성 없는 집을 만들기 위해 더 많은 일을 하고 싶다고 느낀다면, 물론 여러분이 취할 수 있는 다른 방안들이 있다. 세계는 많은 다른 합성 화학물질들로 가득 차 있지만, 일반적으로 우리는 그것들이 어떻게 출산에 영향을 미치는지에 관해 거의 알지 못한다.

특히 알려진 다른 내분비교란물질에 노출되는 것을 최소화하며 조심하고 싶다면, 가장 좋은 출발점은 환경워킹그룹(Environmental Working Group)의 내분비교란물질에 관한 '더티 더즌 리스트(Dirty Dozen list)'이다.[42] 이 목록에는 BPA와 프탈레이트 외에 놀랄 만큼 간단한 방법으로 피할 수 있는 10가지 다른 흔한 독소가 들어 있다.

- **다이옥신:** 저지방 고기와 유제품을 선택하고 버터 대신 올리브 오일을 사용하라.

- **아트라진:** 유기농 과일·채소를 더 많이 구입하고, 아트라진을 제거하기 위해 인증된 물 필터를 사용하라(환경워킹그룹의 물 필터 구매 가이드를 참조하라[43]).

- **과염소산염:** 피하기는 어렵지만 요오드화된 소금 같이 식단에서 요오드를 충분히 섭취함으로써 갑상선호르몬을 교란할 가능성을 최소화할 수 있다.

- **난연제:** 이 화학물질들은 최근 높아진 유산 위험과 관련이 있다.[44] 난연제는 가구, 양탄자, 전자제품에서 나오는 가정용 먼지로 방출된다. 노출을 최소화하는 가장 좋은 방법은 정기적으로 진공청소기로 청소하고 축축한 천으로 먼지를 닦아내는 것이다

- **납:** 납을 제거하기 위해 인증된 물 필터를 구입하고 문에서 신발을 벗으라.

- **비소:** 비소를 제거하기 위해 인증된 물 필터를 사용하라.

- **수은:** 저수은 생선을 선택하고, 새로운 소형 형광 전구를 다루지 마라. 만약 이들 전구가 떨어져 부서진다면, 수은 증기를 공중으로 방출한다.

- **과불소 화학물질(PFC):** 눌어붙지 않는 팬(테프론 팬) 대신 스테인리스강, 주철 조리기를 사용하라. 'PFOA'와 'PTFE'가 없다고 표시된, 눌어붙지 않는 새로운 팬은 기존 테프론보다 훨씬 나은 대안이다.

- **유기인산 농약:** 가능하면 유기농 과일과 채소를 사라. 파인애플, 망고, 키위, 옥수수, 완두콩, 양파, 양배추, 아보카도처럼 외부 껍질

을 가진, 농약으로 오염될 가능성이 적은 품종을 선택하라.

- **글리콜 에테르:** 2-부톡시에탄올(EGBE)과 메톡시디글리콜(DEGME)이 함유된 세정 제품은 피하라.

이 목록에 4급 암모늄 화합물이 추가되어야 한다. 이 화합물은 적어도 초기 동물연구에서는 출산력을 해치고 선천적 결함의 위험을 증가시키는 것으로 나타났다.[45] 이 화학물질류는 알코올이 없는 손 소독제(흔히 '벤잘코늄 염화물'로 라벨에 표시된다)와 함께 일반적인 소독제 스프레이와 물티슈에 많이 사용된다. 알코올과 식초가 훨씬 안전한 대안이다.

4급 암모늄 화합물의 위험성은 아직 조사 중이다. 하지만 이 분야의 연구는 기존 브랜드에서 발견된 수십 가지 미(未)시험 화학물질로 도박을 하기보다는 자연적이고 독성이 없는 가정용 제품을 선택하는 것의 현명함을 더욱 강조한다.

스완(Swan) 박사는 "환경 화학물질이 정자 수를 줄이고 임신에 영향을 미칠 뿐 아니라 임신 초기 태아 손실을 증가시키며 임신 결과에 영향을 미칠 수 있는 많은 자료를 확보했다고 나는 생각한다. 더 많은 연구가 필요한가? 물론 필요하다. 하지만 우리는 이런 연구에 대해 행동할 수 있는 충분한 정보를 가지고 있는가? 나는 '그렇다'고 대답할 것이다."라고 설명했다.[46]

다행스럽게도 제조업체들은 더 자연에 가깝고 독성 없는 제품에 대한 점증하는 소비자의 수요에 반응하고 있다. 따라서 안전한 제품을 찾는 것은 그 어느 때보다도 쉽다. 이에 관한 두 가지 유용한 도구는 환경워킹그룹의 '스킨 딥(Skin Deep) 데이터베이스'와 '씽크더티(ThinkDirty) 앱'이다. 두 가지 모두 안전한 옵션을 찾을 수 있도록 수십만 가지 제품의 성분을 평가한다.

실천 방안

기본, 중급 및 심화 계획

- 가공 재료를 최대한 줄이고 집에서 더 많은 식사를 준비함으로써 음식에서 프탈레이트 노출을 줄인다.
- 전통적인 향수, 헤어 스프레이, 매니큐어, 직물 연화제를 사용하지 않도록 노력하라.
- 경제력이 허용하는 한 헤어 케어 및 피부 관리 제품을 향기가 없는 또는 프탈레이트가 없는 것으로 대체하기 시작하라.
- 청소 및 세탁 제품을 구입할 때 식물성의, 향기 없는 또는 프탈레이트가 없는 브랜드를 찾으라.
- 자세한 제품 추천은 www.itstartswiththeegg.com/productguide 를 참조하라.

제4장
뜻밖의 출산 장애물

"발견은 모든 사람이 본 것을 보고,
아무도 생각하지 않은 것을 생각하는 것으로 구성되어 있다."

알버트 스젠트-조르기Albert Szent-Gyorgyi

임신에 어려움을 겪고 있거나 한 번 이상 유산을 겪은 경우, 의사에게 쉽게 치료되는 몇 가지 상태에 대한 검사를 요청해야 한다. 그것은 종종 놓치는 것이다. 즉 비타민 D 결핍, 갑상선 기능저하 및 셀리악 질환 등이다. 여러분이 묻지 않는 한 모든 의사들이 이런 상태에 관한 검사를 생각하는 것은 아니다. 각각의 상태는 불임 및 유산과 놀랄 만큼 강한 연관성을 가지고 있다. 그럼에도 이 요인들 중 어느 하나라도 치료 계획에서 누락될 수 있다. 그러나 일단 치료하면 건강한 임신의 가장 좋은 기회를 얻게 된다.

놀라운 요인 1: 비타민 D

지난 10년 동안 비타민 D는 뜨거운 연구 분야가 되었다. 낮은 수준의 비타민 D는 이제 당뇨병, 암, 비만, 다발성 경화증 및 관절염을 포함한 다양한 질병과 관련되어 있다. 비타민 D의 역할과 출산에 관한 연구는 이제 막 시작되었고 다소 일관성이 없다. 하지만 몇몇 연구는 비타민 D의 낮은 수치가 출산에 부정적인 영향을 미칠 수 있다는 것을 보여준다.[1]

2012년에 발표된 가장 설득력 있는 연구 중 하나에서 컬럼비아대와 남부캘리포니아대(USC)의 연구원들은 체외수정을 받는 여성 약 200명에게서 비타민 D 수치를 측정했다. 이 그룹의 백인 여성들 중 비타민 D 수치가 높은 여성은 비타민 D 결핍 여성에 비해 임신 확률이 4배 높았다.[2]

이전의 연구에서도 비타민 D 수치가 가장 높은 여성들은 47%가 임신한 반면 비타민 D가 낮은 여성들은 임신이 20%에 불과했다.[3] 또 다른 최근의 체외수정 연구는 비타민 D가 높은 여성 집단에서 임신과 이식 성공률이 더 높은 것으로 나타났다.[4]

어떻게 비타민 D가 출산에 영향을 미치는지는 아직 알려지지 않았다. 하지만 연구자들은 한 가지 역할은 자궁 내벽을 임신에 더 수용적으로 만드는 것이라고 추측한다.[5] 난소와 자궁의 세포에는 특정한 비타민 D 수용체가 있다.[6] 비타민 D도 호르몬 생산에 관여한다. 비타민 D 결핍은 에스트로겐 체계를 방해하고 항뮬러관호르몬(AMH) 생산을 저해함으로써 불임을 야기할 수 있다. 이 호르몬은 난소여포의 성장에 관여한다.[7] 또한 낮은 비타민 D 수치는 자궁내막증과 다낭성난소증후군(PCOS)을 조장하는 것으로 보인다.[8]

비타민 D와 유산

비타민 D는 유산을 예방하는 데 특히 중요하다. 이런 사실은 2018년에 발표된 몇몇 임상 연구의 결과였다.[9] 이들 연구는 임신 전 비타민 D 수치가 적절한 여성의 유산 위험이 현저히 낮다고 보고했다.

국립보건원이 실시한 한 연구에서 비타민 D 수치가 충분한 여성들은 불충분한 여성들에 비해 임신 확률이 10% 더 높았고 출산 가능성이 15% 더 높았다. 이 연구에서 '충분'으로 특정지어지는 컷오프 값은 30$ng/m\ell$이었지만 선호되는 수준은 더 높을 가능성이 크다. 임신 전 비타민 D 섭취를 10$ng/m\ell$씩 늘릴 때마다 임신 손실 위험은 12%씩 줄어드는 것과 관련성이 있었다.

또 다른 연구는 비타민 D 수치와 면역 요인 사이의 명백한 연관성을 보여 주었다. 자연살해(NK) 세포와 전신 염증 표지 같은 면역 요인은 습관성 유산에 자주 관여한다.[10] 비타민 D 수치가 높은 여성은 이러한 면역 이상을 가질 가능성이 적다. 이것은 면역 요인으로 인한 유산의 이력이 있다면 비타민 D 보충이 특히 도움이 될 수 있음을 암시한다.

최적의 비타민 D 수준

비타민 D 결핍은 특히 더 시원한 기후에서 놀라울 정도로 흔하다. 일부 추정에 따르면 가장 보수적인 기준을 적용해도 미국 인구의 36%

가 이에 해당한다.[11] 비타민 D 결핍으로 간주되는 수준이 정확히 어느 정도인지에 관해서는 많은 논란이 있다. 전통적으로 $20ng/ml$가 최소 권장수준이었지만 그것은 뼈 건강을 유지하는 것에 불과하다.

이상과 같이 최근 유산 연구는 $30ng/ml(75nmol/l)$를 최소로 간주해야 한다는 것을 보여준다. 여성의 80% 이상이 이 기준보다 비타민 D 수치가 낮다.[12] 내가 책 〈출생 시부터의 두뇌 건강(Brain Health From Birth)〉에서 자세히 설명한 바와 같이, 새로운 연구에 따르면 임신 중 면역체계의 균형을 맞추고 태반의 최적 발달을 촉진하기 위해서는 훨씬 더 높은 수준이 권장된다.[13] 특히 최근의 연구는 최적의 비타민 D 수치가 최소 $40ng/ml(100nmol/l)$일 가능성이 높다는 것을 보여준다.

출산 및 유산 예방을 위한 비타민 D 기준

- 결핍: $20ng/ml(50nmol/l)$ 미만
- 부족: $20\sim30ng/ml(50\sim75nmol/l)$
- 충분: 적어도 $30ng/ml(75nmol/l)$
- 최적: 적어도 $40ng/ml(100nmol/l)$

비타민 D 보충제

열대성 기후에 살지 않고 매일 햇볕에 많이 쬐지 않는 한, 비타민 D 수치가 낮아 보충해야 할 가능성이 높다. 필요한 비타민 D의 양은 여러분이 얼마나 부족한지, 얼마나 높은 목표를 세우고 있는지에 달려 있다. 따라서 여러분의 수준을 검사하고 적절한 양에 관한 의사의 조언을 구하는 것이 가장 좋다. 만약 의사가 그 검사를 꺼린다면, 여러분은 가벼운 결핍과 그에 따른 보충제 복용 필요성이 있다고 가정하는 것이 최선일 것이다.

내분비학회는 비타민 D가 부족한 모든 성인은 단기적으로(일반적으로 2주) 하루 6,000~1만 IU의 비타민 D 치료를 받고, 그 다음으로 표준 유지 용량을 지속적으로 섭취할 것을 권고한다. 표준 유지 용량은 일반적으로 2,000IU이다. 이는 '정상' 수준 유지를 목표로 하지만 출산과 임신에 적합할 정도로 높은 수준은 아니다.

연구에 따르면 많은 여성들이 $40ng/ml$(100nmol/ℓ) 이상의 비타민 D 수치를 유지하기 위해서는 하루에 약 4,000IU가 필요하다. 그러나 유전자와 태양 노출에 따라, 어떤 특정인이 최적의 수준에 도달하고 그 수준을 유지하는 데 얼마나 많은 비타민 D를 필요로 하는지에 관해서는 다양한 편차가 있다. 만약 현재 수준이 이미 30~40ng/ml인 경우 하루에 2,000IU만 추가하면 될 수 있다. 반면 하루에 5,000IU처럼 더 많은 복용량을 필요로 할 수도 있다.

갑상선 질환, 자궁내막증, 습관성 유산처럼 염증이나 자가면역과 관련된 질환이 있다면 복용량을 더 늘리는 것이 도움이 될 수 있다. 내과의사이자 〈자가면역 해법(The Automune Solution)〉의 저자인 에이미 마이어스(Amy Myers) 박사는 갑상선 질환 또는 기타 자가면역 질환이 있는 사람들에게 60-90ng/mℓ를 목표 수준으로 권장한다. 이 수준에 도달하려면 2주 동안 매일 1만 IU를 보충한 다음 하루 5,000IU를 유지 용량으로 복용하라. 그리고 최적 범위에 도달했음을 확인하기 위한 혈액 검사를 반복하라.

비타민 D를 충분히 많이 복용하는 주된 이유는 혈중 칼슘 수치를 높이는 것이다. 왜냐하면 비타민 D는 음식으로부터 칼슘 흡수를 향상시키기 때문이다. 그러나 이 문제는 수개월 동안 하루 6만 IU 복용으로 보고되었다고 메이요클리닉은 충고한다. 다발성경화증 환자를 대상으로 한 연구에서 12주 동안 매일 2만 IU씩 복용은 칼슘 수치를 크게 상승시키지 않은 채 염증성 면역세포를 감소시켰다.[14]

이 연구와 현재의 다른 증거에 따르면, 높은 혈중 칼슘 수치는 하루 5,000IU로는 가능성이 낮은 것으로 보인다. 그렇더라도 만약 이 용량을 장기적으로 복용한다면 유제품 섭취를 줄이고 가끔 혈중 칼슘 수치를 확인하는 것이 신중한 자세일 것이다.

또한 장기간 많은 양의 비타민 D를 복용하는 사람들은 종종 비타민 K_2 보충제를 첨가하는 것이 좋다. 이것은 혈관에 칼슘 퇴적물이 생기는 것을 방지하고, 과다 칼슘이 뼈를 강화하도록 유도하기 위한 것이다. 만약 여러분이 비타민 K_2 보충제를 첨가하기로 한다면, 그 복용량은 $45\mu g$처럼 상대적으로 낮게 유지하는 것이 가장 좋을 것이다. 비타민 K_2를 보충하면 테스토스테론이 감소하는 것처럼 보이기 때문이다.[15] 이것은 다발성경화증 환자에게는 도움이 되지만 난소예비력 감소 환자에게는 도움이 되지 않는다.

비타민 D 보충제로부터 가장 많은 이익을 얻기 위해서는, 고체 정제보다는 유성(油性) 방울 또는 유성 연질 젤 캡슐로 만들어진 비타민

D_3를 선택하고, 지방이 함유된 식사와 함께 복용하는 것이 가장 좋다. 비타민 D가 지용성 비타민이기 때문에 이러한 조치들은 흡수력을 크게 향상시킨다.[16]

(권장 브랜드를 알아 보려면 itstartswiththeegg.com/supplements 를 참조하라.)

놀라운 요인 2: 갑상선기능저하증

만약 여러분이 불임이나 유산으로 고군분투하고 있다면, 의사에게 갑상선호르몬과 갑상선 항체 수치를 확인해 달라고 요청해야 한다. 아주 가벼운 갑상선 질환도 유산 위험을 극적으로 증가시킬 수 있다. 또한 갑상선기능저하증은 조기폐경(조기 난소부전), 설명되지 않는 불임, 배란장애를 가진 여성들에게 흔하다.

유산과 갑상선 장애의 연관성은 20여 년 전 우연히 발견되었다. 이 연관성을 밝혀낸 연구 프로젝트는 원래 일부 여성들이 출산 후 갑상선 장애를 일으키는 이유를 찾기 위해 계획되었다. 이를 조사하기 위해 500명 이상의 뉴욕 여성이 임신 첫 3개월 동안 갑상선호르몬과 갑상선 항체 검사를 받았다. 갑상선 항체는 면역체계가 갑상선에 대한 공격을 가중하고 있다는 신호이기 때문에 검사에 포함되었다. 이것은 갑상선기능저하증의 가장 흔한 원인이다.[17]

이 연구를 진행하면서 연구원들은 갑상선 항체 양성반응을 보인 여성들에게서 많은 수의 유산을 발견했다. 연구원들은 유산율을 좀 더 자세히 살펴보기로 했고 갑상선 항체를 가진 여성들의 유산율이 두 배 이상이라는 사실을 발견했다.[18] 결과가 너무 의외여서 연구자들은 그것이 실제 연관성을 보여주는 것인지 아니면 통계적 요행을 반영하는 것인지 확신할 수 없었다.[19]

초기 연구 이후 20년 동안 수십 개의 연구들이 자가면역 갑상선 장애가 유산의 위험을 크게 증가시킨다는 것을 확인했다. 2006년에 발표된 파키스탄의 대규모 연구에서 유산율은 이전 연구에서 제시한 것보다 훨씬 높았다. 갑상선 항체 양성반응을 보인 여성들의 유산율은 36%로 갑상선 항체가 없는 여성들의 1.8%에 비해 매우 높았다.[20]

갑상선 질환은 습관성 유산을 하는 여성에게서도 매우 흔하다. 습관성 유산은 일반적으로 세 번 이상 임신을 상실한 여성으로 정의된다. 갑상선 항체는 습관성 유산을 하는 여성의 3분의 1 이상에서 나타난다. 유산 이력이 없는 여성의 7~13%와 극명하게 비교된다.[21]

의사들은 왜 갑상선 항체가 임신 초기에 그런 문제를 일으키는지 완전히 확신하지 못한다. 가장 곤혹스러운 사실 중 하나는 갑상선 항체를 가지고 있으면, 갑상선이 여전히 잘 기능하고 있고 갑상선호르몬 수치가 기본적으로 정상일 때에도, 유산 위험이 크게 높아진다는 것이다.[22]

이런 경우 연구원들은 임신 중 추가 호르몬을 만들라는 수요에 부응하여 증대되는 갑상선의 능력을 갑상선 항체가 감소시킴으로써 유산 위험을 조장할 수 있다고 믿는다. 즉, 임신 전 갑상선이 정상적으로 기능할 때에도, 갑상선 자가면역은 갑상선 기능을 약간 감소시켜 임신 초기에 매우 해로울 수 있다.

갑상선 항체는 갑상선 기능의 뚜렷한 저하 없이도 여성에게서 유산율을 증가시킨다. 그럼에도 갑상선 항체 외에, 갑상선의 기능 유지를 위해 갑상선호르몬 수치가 비정상인 경우에는 유산율이 특히 높다.[23] 연구자들은 명백한 갑상선기능저하증이거나 호르몬 불균형인 여성의 유산율이 69%나 높다는 사실을 발견했다.[24]

믿든 말든 갑상선호르몬의 붕괴와 유산 사이에 확고한 연관성이 있다는 것은 좋은 소식이다. 갑상선호르몬 수치를 교정하면 유산을 예방하는 데 도움이 될 수 있다는 것을 암시하기 때문이다. 우리가 희망하듯이, 초기 연구는 갑상선호르몬 치료가 유산율을 줄이는 데 믿을 수 없을 정도로 효과적이라는 것을 보여준다.

예를 들어 치료되지 않은 갑상선 항체를 가진 여성들을 대상으로 한 이탈리아의 한 연구는 이들에게서 13.8%의 유산율을 발견했다. 반면 갑상선 질환이 없는 여성들의 유산율은 2.4%에 불과했다.

하지만 임신 중에 갑상선 항체를 가진 여성이 갑상선호르몬 치료를 받았을 때 유산율은 3.5%로 떨어졌다. 이는 치료받지 않은 여성보다 훨씬 낮고 갑상선 질환이 없는 여성에 근접하는 수치이다.[25] 이런 긍정적인 결과는 다른 여러 연구에서도 볼 수 있다.[26] 이들 연구는 갑상선기능저하증을 치료하면 유산율에서 상당한 차이를 만들 수 있다는 강력한 증거를 제공한다.

갑상선 장애는 단지 유산과 관련이 있는 것이 아니라 설명되지 않는 불임, 배란장애 및 조기폐경(조기 난소부전)이 있는 여성에게도 매우 일반적이다.

조기폐경은 난자의 수와 품질이 출산을 심각하게 제한하는 상태이다. 이 진단을 받은 여성들은 종종 체외수정이 유일한 임신 방법이지만, 그나마 성공률도 매우 낮다. 약물 자극에도 난자가 충분한 자라지 않고 성숙하지 않기 때문에 치료는 종종 취소된다. 조기폐경은 잘 이해되지 않지만, 최근에 등장한 한 요인은 갑상선 장애와의 연결 고리이다.

'잠재적' 갑상선기능저하증이라고 불리는, 갑상선 활동이 아주 약간 감소하는 것조차 조기폐경의 주요 원인이 될 수 있다는 것이 명백해졌다. 최근 연구에서 건강한 여성의 4%만이 잠재적 갑상선기능저하증을 가지고 있는 것으로 밝혀졌다. 하지만 배란성 불임 여성에게서는 15%, 조기폐경 여성에게서는 40%로 증가한 것으로 나타났다.[27]

또 다른 연구는 배란장애가 있는 여성의 20%가 잠재적 갑상선기능저하증을 가지고 있다는 것을 보여주었다. 이 질환이 정상 난소를 가진 여성보다 배란장애가 있는 여성에게서 두 배 이상 흔하다는 것을 발견했다(20.5% 대 8.3%).[28]

유산율에서와 마찬가지로 갑상선호르몬을 사용한 치료 결과는 매우 고무적이다. 한 연구에서 잠재적 갑상선기능저하증을 가진 불임 여성들이 합성 갑상선호르몬인 레보티록신으로 치료 받은 후 이들의 44%가 임신하였다.[29] 연구들에 따르면 가벼운 갑상선 증상도 치료하면 체외수정에서 양질의 배아 수를 증가시킬 수 있다.[30]

갑상선 항체는 다낭성난소증후군(PCOS)에서도 매우 흔하다. 연구들에 따르면 PCOS를 가진 여성의 4분의 1에서 이러한 항체가 나타난다.[31] PCOS를 가진 여성들은 또 갑상선 기능 저하를 나타내는 호르몬 불균형을 가질 가능성이 더 높다.

만약 여러분이 유산, PCOS, 설명되지 않는 불임, 배란장애 또는 조기폐경의 이력이 있다면 갑상선 검사가 특히 중요하다. 갑상선 질환을 전문으로 하는 의사인 에이미 마이어스(Amy Myers) 박사에 따르면, 가장 유용한 검사와 최적의 실험실 값은 다음과 같다.[32]

- TSH(갑상선자극호르몬): 1.0~2.0mIU/$d\ell$
- Free T4: 적어도 1.1ng/$d\ell$
- Free T3: 적어도 3.2pg/$d\ell$
- Reverse T3: TSH에 대한 reverse t3의 비율이 10:1 미만
- 갑상선 과산화 효소 항체: 9IU/$d\ell$ 미만 또는 음성
- 갑상선 글로불린 항체: 4IU/$d\ell$ 미만 또는 음성

만약 의사가 갑상선 검사를 꺼린다면, 여러분은 퀘스트(Quest)나 랩코프(Labcorp)에 이런 검사를 직접 의뢰할 수 있다. 미국 대부분의 주(州)에서 라이프 익스텐션(Life Extension)이나 다른 온라인 서비스는 여러분이 검사 전문 회사에 가져갈 수 있는 요청서를 제공한다. 영국에서는 메디체크스(Medichecks)를 통해 검사를 의뢰할 수 있다.

문제가 감지되면 내분비과 의사와 약속하여 효과적인 치료를 받아라. 만약 의사가 불임과 유산의 맥락에서 갑상선기능저하증 관리의

중요성을 인정하지 않는다면(일부 의사는 그럴 수도 있다), 다른 의사의 의견을 들어라. 일부 내분비학자들은 4.5mIU/$m\ell$ 이하의 TSH(갑상선자극호르몬)는 '정상'이며 그 수준에서의 치료는 불필요하다고 생각한다. 하지만 많은 불임 전문가들은 1mIU/$m\ell$에 가까운 것이 이상적이라고 믿는다.

대체 갑상선호르몬을 처방하는 것 외에도, 많은 내분비학자들은 갑상선 기능 저하를 일으키는 자가면역성을 줄이기 위해 셀레늄 보충, 그리고 글루텐과 유제품이 없는 식단을 추천할 것이다. 근본 원인 해결을 위한 상세한 정보를 위해, 이자벨라 웬츠(Izabella Wentz) 박사의 책 〈하시모토의 프로토콜(Hashimoto's Protocol)〉이나 에이미 마이어스 박사의 책 〈갑상선 커넥션(The Thyroid Connection)〉을 추천한다.

만약 여러분이 갑상선 항체를 가지고 있다면, DHEA-S와 테스토스테론 수치를 검사하는 것도 중요하다. 갑상선 자가면역을 가진 여성은 DHEA 호르몬의 수준이 더 낮을 가능성이 높기 때문이다. 이 호르몬은 부신에서 생성된 후 난소에서 테스토스테론으로 전환되며 초기 난포 발달에 매우 중요하다. DHEA가 낮으면 갑상선 자가면역증이 있는 경우처럼 난자 발달이 위태로워진다. 그 결과는 종종 난소예비력 감소 또는 조기 난소부전으로 나타난다. 결론적으로 의사에게 DHEA-S와 테스토스테론 수치를 검사해 달라고 요청하는 것은 매우 유용하다. (제9장에서 논의한 바와 같이) DHEA를 보충함으로써 문제를 바로잡는 것은 갑상선 자가면역을 가진 일부 여성들에게 엄청난 변화를 가져다 줄 수 있다.

놀라운 요인 3: 셀리악병

불임이나 유산에 가끔 영향을 미칠 수 있는 또 다른 요인은 셀리악병이다. 이것은 글루텐이 면역체계를 자극하여 신체에 전쟁을 일으키는 면역장애이다. 셀리악병의 가장 잘 알려진 증상은 과민성 장(腸)증후군과 유사하지만, 실제로 이 증상을 가진 많은 사람들은 위장 증상을 보이지 않는다.[33] 셀리악병은 빈혈, 두통, 피로, 관절통, 건선 같은 피부 질환, 그리고 사람들마다 다른 다양한 증상으로 나타날 수도 있다.

셀리악병은 모든 사람에게 다르게 영향을 미치기 때문에 종종 많은 사람들에게서 수년간 진단되지 않는다. 이탈리아에서는 셀리악병을 매우 심각하게 받아들이고, 모든 아이들은 6살까지 일상적으로 이 병에 대한 검사를 받게 한다. 그러나 세계의 나머지 지역에서는 셀리악병 환자들은 원인을 알아내기 전에 종종 여러 해 동안 증상을 견뎌낸다. 일부 보고에 따르면, 평균적으로 셀리악병 환자는 진단되기 전에 5명 이상의 의사를 방문한다. 미국에서는 진단을 받는 데 평균 5~11년이 걸린다.[34] 표면 아래에서 면역체계는 신체에 전쟁을 일으켜 염증과 손상을 일으키고 있다.

셀리악병의 특징 중 하나는 면역체계가 장(腸) 내벽을 심각하게 손상시켜 영양소의 적절한 흡수를 방해하는 것이다. 영양소 흡수가 불가능해지면 비타민과 미네랄 결핍이 불임을 조장한다.[35]

셀리악병과 불임의 연관성은 1982년에 처음 제시되었다.[36] 수십 년

이 지난 지금도 연구자들은 이 질환이 실제로 불임 문제가 있는 여성들에게 더 유행하는지에 관해 여전히 고민하고 있다.[37]

2011년 컬럼비아대와 메이요클리닉이 실시한 한 연구에 따르면, 셀리악병은 다양한 종류의 불임을 가진 광범위한 여성 집단에서 더 흔하지 않은 것으로 나타났다. 다만 설명되지 않는 불임이 있는 여성에게서는 이 질병의 비율이 현저히 높았다.[38] 이 그룹에서 거의 6%가 셀리악병을 나타내는 항체를 가지고 있었다. 이는 일반 인구의 약 3배에 달하는 비율이다. 이 일반적인 패턴은 현재 몇몇 다른 연구에서도 보고되고 있다.[39]

최근에 체외수정을 받는 여성 1,000명을 대상으로 한 연구에 따르면, 2% 이하가 셀리악병 항체를 가지고 있는 것으로 나타났다. 이는 일반적인 셀리악병 발생 빈도와 맞먹는 것이다.[40] 이것은 전체적인 불임 환자 집단에서 셀리악병의 증가가 없다는 이전의 연구와 일치한다. 그럼에도 불구하고, 이 특별한 연구 때문에 의사들은 임신이 어려운 여성들 대상 셀리악병 검사를 훨씬 더 꺼리게 되었다.

이런 주저함은 어느 정도 이해할 수 있다. 이 연구를 전체적으로 볼 때, 실제로 설명되지 않는 경우에만 셀리악병이 더 흔하게 나타나는 것으로 보인다. 그때에도 셀리악병이 한 요인일 가능성은 5~8%에 불과하다. 그럼에도 불구하고, 만약 여러분이 '모든 것을 다 시도하는 접근법'을 추구하고 싶다면, 또는 셀리악병이나 자가면역 질환의 가족력을 가지고 있다면, 그 검사는 여전히 정당성을 갖는다. (셀리악병은 유전적 요소가 강하며, 이 질환을 가진 많은 사람들이 다른 자가면역 질환을 앓고 있다.)

검사를 정당화할 수 있는 또 다른 시나리오는 설명되지 않는 습관성 유산이다. 치료되지 않은 셀리악병을 앓고 있는 여성들에게 유산이 더 흔하다는 것은 논란의 여지가 없다. 한 연구진은 치료받지 않은 셀리악병을 앓고 있는 여성의 유산율이 치료받은 셀리악병 환자의 거의 9배에 달한다는 사실을 발견했다.[41] 다행히도 글루텐이 없는 식단을 채택하면 이 위험의 상당 부분이 희석된다.

셀리악병, 설명되지 않는 불임, 유산의 연관성

셀리악병은 염증을 증가시키고 엽산 및 기타 비타민 흡수를 방해함으로써 불임 및 유산을 조장할 수 있다.[42] 엽산의 감소는 호모시스테인 수치를 높여 난자의 질을 손상시키고 유산 위험을 증가시킬 가능성이 있다.[43]

글루텐을 배제하면 장의 내벽이 치유되고 출산에 중요한 영양소를 흡수하는 신체의 능력을 회복할 수 있다. 우리가 바라는 것처럼, 글루텐 없는 식단을 엄격히 따르는 것이 엽산과 호모시스테인의 균형을 재조정할 수 있을 것으로 보인다.[44]

그러나 일부 연구자들은 글루텐 없는 식단으로 세심하게 치료한 셀리악병 환자의 절반까지가 여전히 비타민 결핍을 보인다는 것을 발견했다. 특히 수년간 글루텐 없는 식단을 따라온 많은 셀리악병 환자들은 여전히 엽산과 비타민 B_6의 수치가 낮고 호모시스테인 수치가 높았다.[45] 그러나 비타민 보충제를 투여하면 상황이 개선될 수 있는 것으로 보인다.

셀리악병을 앓고 있는 많은 사람들이 6개월간 매일 엽산, 비타민 B_{12}, 비타민 B_6를 투여 받았을 때, 호모시스테인 수치가 정상으로 돌아왔다. 그들은 위약을 투여 받은 사람들과 비교했을 때 건강 상태가 현저하게 향상되었다는 보고가 있었다.[46]

이는 보충제를 선호하여 글루텐 없는 식단을 무시해야 한다는 말은 아니다. 셀리악병은 비타민 결핍 외에도 많은 다른 문제를 일으키기 때문이다. 그보다는 오히려 임신부 비타민 보충제는 셀리악병을 가진 사람들에게 훨씬 더 중요하다는 것을 암시한다.

셀리악병 환자의 상당수는 유산을 유발하는 것으로 알려진 특정 항체(항인지질 항체)의 수치도 높다. 하지만 증례 보고에 따르면 이러한 항체는 엄격한 글루텐 없는 식단을 채택한 후 급격히 감소한다고 한다.[47]

두 번의 유산을 겪고 항인지질증후군을 가진 34세 여성에게 정확히 이런 일이 일어났다. 셀리악병 진단을 받은 그녀는 일단 글루텐 없는 식단을 시작했고, 6개월이 지나지 않아 이전에 증가했던 항체는 검출할 수 없었다.[48]

또 셀리악병과 갑상선 자가면역 사이에는 연관성이 있는 것으로 보인다. 이는 셀리악병이 출산에 영향을 미칠 수 있는 더 많은 길을 열어준다. 현재 셀리악병 환자의 30~40%가 갑상선 장애를 가지고 있고, 셀리악병은 갑상선 질환에 걸릴 확률을 세 배나 높인다고 생각된다.[49]

실제적인 문제로서, 만약 여러분이 갑상선 질환이나 셀리악병을 앓고 있는 것으로 밝혀지면, 또 불임이나 유산으로 고생하고 있다면, 다른 질환을 확인할 이유가 더 많다는 뜻이다. 글루텐 없는 식단은 또한 갑상선 질환을 일으키는 면역 활동을 줄이는 데 도움이 될 수 있다.

셀리악병 검사에 관한 핵심은 대부분의 여성들에게 그것은 아마도 다른 검사들보다 우선순위가 낮다는 점이다. 그것은 셀리악병이 소수의 경우에만 한 가지 요인이 될 가능성이 있기 때문이다. 그렇기는 하지만, 만약 설명되지 않는 불임, 설명되지 않는 유산, 항인지질증후군, 갑상선 질환, 또는 셀리악병이나 자가면역의 가족력이 있다면 셀리악병 검사를 해야 할 더 많은 이유가 있다.

놀라운 요인 4: 치아 관리

임신과 임신 유지 가능성에 영향을 미칠 수 있는 또 다른 요인은 잇몸의 건강이다. 수년간 연구자들은 잇몸 질환이 조산(早産)과 저체중아 출산 위험을 크게 증가시킨다는 증거를 발견했다.[50] 미국치과협회 저널에 실린 한 연구에 따르면, 진행 중인 치주염을 가진 여성들이 조산 확률이 4~7배 높다고 한다.[51] 치주염은 유산의 위험도 증가시킨다.[52]

잇몸병은 치아와 잇몸 사이에 쌓인 박테리아에 의해 발생하며, 통증과 가끔씩은 출혈을 유발한다. 잇몸병의 가장 흔한 형태인 치은염은 가임 연령 여성의 거의 절반에 영향을 미친다. 치료하지 않고 방치하면 치주염으로 진행될 수 있다. 치주염은 잇몸이 치아에서 멀어지기 시작해 '치주 포켓'이라는 공간을 만들고 이 공간에서 감염이 일어난다. 감염은 면역 반응을 일으켜 염증이 순환계로 퍼지게 할 수 있다.

잇몸 질환과 유산 또는 조산 사이의 관계는 세균 감염으로 인한 전신 염증, 또는 잇몸에서 양수로 들어가 국소 면역 반응을 일으키는 세균 때문인 것으로 생각된다. 이것들이 차례로 유산이나 조산의 위험을 증가시킨다.[53]

잇몸 질환의 영향은 유산과 조산으로 끝나지 않는다. 그것은 애초에 임신에 걸리는 시간을 연장시킬 수 있다. 이 예상치 못한 연결고리는 2011년 로저 하트(Roger Hart) 박사와 웨스턴 오스트레일리아대 연구팀에 의해 처음 밝혀졌다. 치주질환을 치료하면 임신 결과가 향상될 수 있는지 알아보기 위한 큰 연구의 일환으로, 연구원들은 임산부 3,000명 이상을 대상으로 치주질환을 검사하고, 각 여성이 임신하는 데 얼마나 걸렸는지에 관한 정보를 수집했다.[54]

연구진은 치주질환을 가진 여성들이 임신하는 데 평균적으로 두 달이 더 걸렸다는 것을 발견했다. 백인 여성의 거의 4분의 1과 비(非)백인 여성의 40%가 치주 질환을 앓고 있는 것으로 밝혀졌다. 잇몸 질환이 없는 여성들의 경우 임신에 5개월이 걸린 데에 비해 이들 여성은 평균 7개월이 걸렸다. 잇몸병은 임신하는 데 1년 이상 걸린 여성들에게서 훨씬 더 흔했다. 하트(Hart) 박사가 말했듯이, 이런 중요한 결과는 모든 여성들이 임신 전에 치과 검진을 받아야 한다는 점을 시사한다.

잇몸병에 걸리는 데는 많은 시간이 소요되지 않는다. 하지만 정기적인 치실 사용, 양치질, 전문적인 스케일링으로 예방하고 역전하는 것도 쉽다. 심지어 상당히 진행된 치주질환도 전문가로부터 대개 4회 미만의 치료를 받으면 해결할 수 있다.[55]

실천 방안

기본, 중급 및 심화 계획

만약 여러분이 임신에 어려움을 겪었거나 유산으로 임신을 한 번 이상 잃었으면 비타민 D 결핍, 갑상선 질환, 셀리악병을 검사할 필요가 있다. 잇몸 질환에 관한 치과 검진도 받아야 한다.

이런 요인들 중 갑상선 검사를 최우선 순위로 간주해야 한다. 대부분의 경우 셀리악병 검사는 우선 순위가 낮다. 현재의 비타민 D 수준을 테스트하는 대안은 비타민 D 보충제를 첨가하는 것이다. 왜냐하면 대부분의 여성들은 최적 범위인 $40ng/m\ell$(100$nmol/\ell$)보다 비타민 D 수치가 낮기 때문이다. 많은 사람들은 이 수준에 도달하기 위해 하루 4,000~5,000IU를 보충해야 할 것이다.

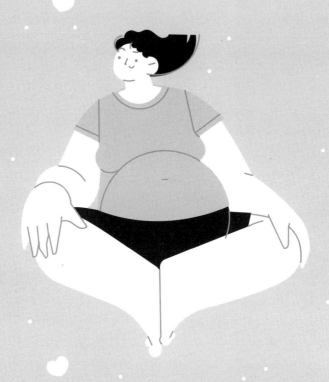

제2부

올바른 보충제,
어떻게 선택할 것인가

제5장

임신부 종합비타민

"발견이 독창적일수록 나중에는 그것은 더 분명해 보인다."

아서 코슬러Arthur Koestler

추천: 기본, 중급 및 심화 출산 계획

　매일 종합비타민을 복용하는 것은 임신을 준비하기 위해 할 수 있는 가장 중요한 일 중 하나이다. 그리고 그것은 빨리 시작하는 것이 좋다. 엽산과 같은 비타민은 배란을 회복하고 난자의 질을 향상시킴으로써 선천적 결함을 예방하는 데 중요할 뿐만 아니라 임신을 쉽게 할 수 있게 만든다. 일부 비타민은 유산의 위험을 줄이는 데 도움이 될 수도 있다. 이러한 모든 이유로 임신을 시도하기 전에, 이상적으로는 적어도 3개월 전에 양질의 임신부 비타민을 섭취하는 것이 중요하다.

엽산

　엽산은 수백 가지의 생물학적 과정을 위해 몸 전체에 필요한 B군 비타민이다. 엽산은 보충제에 사용되는 엽산의 합성 형태다. 이 중요한 비타민은 전통적으로 이분척추 같은 심각한 선천적 결함을 예방하는 것으로 알려져 있다. 최근의 연구는 또한 엽산이 난자의 발달 기간에 훨씬 더 일찍 중요한 역할을 한다는 새로운 증거를 발견했다. 난자가 배란 전 3~4개월 정도 성숙하기 때문에, 엽산 복용을 일찍 시작할수록 더 좋다는 의미이다.

엽산이 난자의 질에 영향을 미치는 것은 전혀 놀라운 일이 아니다. 왜냐하면 엽산은 해독에 중요한 역할을 할 뿐 아니라 새로운 DNA와 단백질을 만드는 데 중요하기 때문이다. 이러한 각각의 과정은 초기 난자와 배아 발달에 엄청난 역할을 한다. 엽산이 출산에 기여한다는 연구를 조사하기 전에, 이 비타민이 어떻게 임신 계획의 중요한 일부분이 되었는지에 관해 더 큰 맥락을 이해하는 것이 유용하다.

엽산 보충은 이제 20세기 후반의 가장 위대한 공중보건 업적 중 하나로 환영 받고 있다.[1] 그러나 항상 그렇지는 않았다. 선천적 결함을 예방하는 엽산의 역할에 대한 초기 연구는 논란으로 얼룩졌다. 이 논쟁은 이 책에서 논의된 다른 보충 자료에 대한 흥미로운 배경 정보를 제공한다. 왜냐하면 연구 결과와 의료 관행 사이에 종종 큰 차이가 있는 이유를 보여주는 예를 제공하기 때문이다.

1990년대까지 의사들은 신경관 결함을 예방하기 위해 무엇을 할 수 있는지 거의 이해하지 못했다. 이것은 종종 사산, 출생 직후 사망, 또는 평생의 마비를 초래했다.

1991년 영국의 연구진이 임신 직전에 엽산 보충제를 복용하면 신경관 결함의 70~80%를 예방할 수 있다는 대규모 연구 결과를 발표하면서 세계가 바뀌었다.[2] 엽산의 유익한 효과는 너무 뚜렷해서 실제로 더 많은 여성들이 이 연구 결과의 혜택을 누릴 수 있도록 연구는 일찍 중단되었다.

그러나 이 대규모 연구는 엽산 보충제가 신경관 결함을 예방할 수 있다는 것을 처음으로 밝혀낸 것은 아니었다. 동일한 결과를 보여주는 이전의 연구가 1981년에 출간되었다.[3] 하지만 수년간 적대적인 비판을 불러일으켰다.[4]

비판은 주로 시험의 설계에 초점을 맞추었다. 이전에 신경관 결함의 영향을 받은 임신의 이력을 제시하는 모든 여성들에게 엽산이 주어졌고, 대조군은 연구를 진행하는 의사에게 왔을 때 이미 임신한 여성들로 구성되었기 때문이다. 이것은 이상적인 연구 설계에서 벗어나, 한 무리의 여성들에게 엽산이나 위약(僞藥)이 무작위로 주어졌고, 의사와 환자는 데이터가 분석될 때까지 어떤 약을 복용하고 있는지 알지 못했다. 이것은 '최적 표준' 임상시험이라고 지칭되었고, 편견의 영향을 최소화하기 위해 고안되었다.

엽산의 경우 1991년의 무작위, 이중 맹검, 위약 통제 시험 결과가 초기 연구 결과를 확인하기 위해 사용되기까지 10년이 더 걸렸다. 한편 첫 연구의 저자들은 편견의 가능성이 지나치게 강조된 반면 연구 결과가 지속적으로 무시되었다고 주장했다.[5] 이 논쟁의 실제적인 영향은 1981년(엽산의 보호 효과에 대한 아주 좋은 증거가 있었을 때)과 1991년(이중 맹검, 위약 통제 연구로 마침내 회의론자들을 만족시

켰을 때)의 10년 사이에, 엽산 보충제를 복용했어야 할 많은 여성들이 그러지 않았을 가능성이 높다는 것이다. 결과적으로 예방할 수 있었던 무수한 비극이 초래되었을 가능성이 있다는 것이다.

이 사례는 완벽한 임상 연구를 기다리는 동안 가장 유용한 증거를 간과해서는 안 된다는 경고의 이야기로 작용한다. 이는 이 책 전체에 메아리치는 철학이다. 물론 '최고의 증거'에 따라 행동한다는 이 철학은 안전에 대한 우려로 제한될 필요가 있다. 보충제의 이점이 분명하지만 아직 그 안전성에 관해 신뢰할 수 있는 증거가 없다면, 추가 연구를 기다릴 필요가 절대적으로 있다. 하지만 양질의 연구에서 안전이 확고히 확립되었고, 중요한 혜택과 관련하여 완벽하지는 않지만 좋은 증거가 있다고 하자. 그러면 우리는 결코 일어나지 않을지도 모르는 완벽한 임상 연구를 기다리기보다는 행동할 충분한 이유가 있다.

이는 출산 상황에서는 특히 그러하다. 여성의 재정적(또는 감정적) 자원이 바닥나기 전에 체외수정을 시도할 수 있는 기회가 한두 번밖에 없을 수 있고, 기다릴 시간이 없는 경우도 흔하기 때문이다. 그것은 이 책의 보충제 권고사항의 배경이다. 즉, 의학적 관행이 연구를 따라잡기를 기다리기보다는 각 보충제에 관해 이용할 수 있는 모든 증거를 저울질하는 것이다.

엽산의 구체적인 사례로 돌아가 보자. 우리는 임신 전에 이 보충제를 복용하면 이중척추와 다른 신경관 결함의 위험이 극적으로 줄어든다는 것을 알게 되었다.[6] 미국 질병통제센터(CDC), 영국 보건부, 그리고 많은 공중보건당국은 신경관 결함을 예방하기 위해 자연적인 식이 공급 외에 추가로 매일 $400\mu g(0.4mg)$의 엽산 보충제를 복용해야 한다고 권고한다.[7]

이것은 최소량으로 간주해야 한다. 일부 당국은 임신을 시도하는 모든 여성에게 최소 $800\mu g$을 권장한다. 아래에서 더 논의하겠지만, 합성 엽산보다는 활성 엽산 같은 자연적인 형태의 엽산을 선택하는 것이 바람직하다.

선천성 결함 예방이 임신 전 종합비타민을 복용하기 시작하는 유일한 이유는 아니다. 엽산과 같은 비타민이 더 빨리 임신하고 유산을 예방하는 데 도움이 될 수 있다는 것도 조기 복용의 또 다른 이점이다. 최근의 연구는 난자 발달에서부터 배란, 태아 성장에 이르기까지 모든 출산 단계에서 엽산이 중요하다는 것을 분명히 입증한다.[8]

엽산과 배란

의사들은 오랫동안 비타민 결핍이 일부 여성의 배란 문제와 관련 있을 것으로 의심해 왔다. 이런 생각은 수년간 수천 명의 간호사를 추적한 '간호사 건강 연구' 결과에 의해 뒷받침되었다. 이 연구의 2차 조사는 불임 이력 없이, 임신을 시도하거나 임신한 여성 1만 8,000명 이상으로 구성된 하위 그룹을 8년에 걸쳐 추적했다.

하버드대 보건대학원의 연구진이 '간호사 건강 연구' 자료를 분석한 결과, 매일 종합비타민을 복용한 여성들은 배란 문제로 인한 불임 가능성이 훨씬 적다는 것을 발견했다. 일주일에 몇 번만 종합비타민을 복용하는 것은 배란성 불임 가능성이 3분의 1 정도 낮다는 것과 관련이 있었다. 종합비타민을 매일 복용하는 여성들은 훨씬 더 낮은 위험을 가지고 있었다.[9] 연구진은 이것이 아마도 엽산과 다른 B군 비타민 때문일 것이라고 추정했다.

종합비타민 복용과 출산의 연관성은 이전에 종합비타민을 복용하면 출산력이 향상된다고 결론지은 소규모 연구에서 실제로 볼 수 있었다.[10] 이런 이중 맹검 연구들에서 종합비타민을 복용한 여성은 위약을 복용한 여성보다 임신율이 더 높다는 사실이 밝혀졌다.

엽산이 많이 든 식단은 프로게스테론 수치를 높이고 배란장애의 위험을 감소시킨다.[11] 한 연구에서, 강화된 곡물을 통해 엽산을 가장 많이 섭취한 여성의 3분의 1은 배란장애 가능성이 65% 낮았고, 최적의 출산을 위해 필요한 시기에 프로게스테론 수치가 높았다.[12]

엽산과 난자의 질

엽산은 또한 난자의 질과 체외수정 성공률을 향상시키는 것으로 보인다. 체외수정 전에 엽산 보충제를 복용하는 여성도 엽산을 추가로 복용하지 않는 여성보다 난자의 질이 더 좋고 성숙한 난자의 비율이 더 높은 것으로 밝혀졌다.[13] 연구자들은 그 결과 난소여포에서 엽산 수치가 두 배나 높은 여성은 임신할 확률이 세 배나 높다고 보고했다.[14]

합성 엽산 대 활성 엽산

불임이나 습관성 유산의 이력이 있다면, 범인일 가능성이 있는 한 가지는 엽산 대사 능력을 감소시키는 유전적 변이이다. 옥스퍼드대 연구원들의 2016년 연구에 따르면 엽산 대사 유전자인 MTHFR에 특정 변이를 가진 여성들은 염색체 이상 배아와 이식 실패를 겪을 가능성이 더 높고 체외수정을 통해 임신할 가능성이 훨씬 적었다.[15] 이런 변이들은 오랫동안 습관성 유산과 관련이 있었다.[16] 최근 일부 연구는 이 연관성에 의문을 제기하기도 했다.[17]

MTHFR 유전자에 의해 암호화된 효소는 다른 형태의 엽산을 생물학적으로 활성인 활성 엽산으로 변환하는 책임을 맡고 있다. 활성 엽산은 많은 핵심 역할을 하지만, 아마도 가장 중요한 것은 해독일 것이다. 신체는 활성 엽산을 사용하여 호모시스테인 같은 정상적인 대사의 원치 않는 부산물을 해독한다.

MTHFR 유전자의 흔한 특정 변이는 다른 형태의 엽산으로부터 메틸 엽산을 생성하는 효소의 활성을 감소시킨다. 이것은 해독 기능에 사용될 수 있는 활성 엽산의 양을 감소시키는데, 이로 인해 호모시스테인이 축적된다. 실제로 호모시스테인의 과잉이 MTHER 변이를 가진 사람들에게서 불임과 유산 위험을 조장하는 것으로 생각된다.[18] 높은 호모시스테인은 DNA 손상을 조장할 뿐 아니라 혈전 위험도 증가시킬 수 있다(이 이슈는 논란이 되고 있다).

MTHFR 유전자에서 가장 흔한 두 가지 변종은 A1298C와 C677T로 알려져 있다. 인구의 약 40%가 한 개의 A1298C를 가지고 있지만, 이것은 엽산 처리 능력의 가벼운 감소(효소 활동의 20~40% 감소)를 야기할 뿐이다. 이 변종 두 개를 가지고 있거나 C677T 변이를 한두 개 가지고 있는 것은 훨씬 심각한 영향을 미친다. 효소의 활성을 최대 70%까지 감소시킨다. 이런 심각한 돌연변이는 인구의 약 10%에 영향을 미치며 더 높은 수준의 호모시스테인과 관련되어 있다.[19]

현재 이런 돌연변이가 습관성 유산을 조장하는 정도에 관해서는 열띤 논쟁이 있다. 어떤 연구들은 연관성을 발견했지만 다른 연구들은 그렇지 못했다.[20] 좋은 소식은 MTHFR 변종이 실제로 유산 위험을 증가시킨다면, 이 위험의 상당 부분을 올바른 보충제로 완화할 수 있다는 것이다.

만약 여러분이 유전자형을 알고 싶다면, 의사는 MTHFR 혈액검사를 의뢰할 수 있다. 아니면 23andme(유전자 분석업체)를 통해 여러분 스스로 DNA 분석을 의뢰할 수 있고, 그 데이터를 무료 웹사이트 GeneticGenie.org에 업로드할 수 있다. 하지만 만약 돌연변이가 존재해도 단순히 여러분이 원하는 대로 보충제를 선택할 수 있기 때문에 테스트는 필수적이지 않다.

역사적으로 의사들은 MTHFR 돌연변이를 가진 여성들이 훨씬 더 많은 양의 엽산(1,000~4,000μg)을 복용해야 한다고 권고했다. 그래야 엽산을 활성 엽산으로 처리하는 효율성의 감소를 보충할 수 있다는 것이다. 이런 효율성이 감소하면 혈류에 대사(代謝)되지 않은 엽산이 축적되는 것으로 알려져 있다. 이것이 세포가 활성 엽산을 섭취하는 능력을 방해하는 것으로 보인다.[21] 훨씬 더 효과적인 접근법은 활

성 엽산을 직접 보충하는 것이다.[22]

(이런 형태의 엽산 함유 영양제는 www.itstartswiththeegg.com을 참조하라.)

아직 유전자 검사를 받지 않았지만 습관성 유산이나 체외수정 치료 실패의 이력이 있다면, 가장 신중한 접근법은 엽산 대사를 손상시키는 돌연변이가 있을 경우를 대비해 활성 엽산을 가진 임신부 영양제를 복용하는 것이다. 게다가 여러분의 파트너가 활성 엽산 보충제를 복용하는 것도 합리적일 수 있다. 새 연구에 따르면 아버지에게 엽산 대사 결함이 있는 경우, 정자 내 DNA 손상을 증가시켜 유산을 야기할 수도 있다.[23]

MTHFR 변이를 가진 사람들에게 전형적으로 권장하는 활성 엽산 복용량은 하루 800~1,000μg이다. 그러나 드물게 활성 엽산은 일부 사람들에게 부작용을 일으킨다. 부작용으로는 근육통, 불안, 또는 다른 기분 변화가 있을 수 있다.

만약 여러분이 활성 엽산으로 인해 괴로움을 겪는다면, 한 가지 선택지는 정말로 이런 형태의 엽산이 필요한지 알아보기 위해 MTHFR 변종에 관한 검사를 받는 것이다. 만약 변종이 없거나 오직 A1298C 변종 하나(인구의 약 40%가 이에 해당한다)만 가지고 있다면, 여러분은 임신부 비타민 선택에서 더 많은 선택지를 가진다. 〈더러운 유전자(Dirty Genes)〉의 저자이자 MTHFR 돌연변이 전문가인 벤 린치(Ben Lynch) 박사는 활성 엽산 부작용을 경험하는 사람들에게 히드록소코발라민 형태로 비타민 B_{12} 보충을 권고한다.

비타민 B_{12}를 더 많이 섭취하는 것은 호모시스테인 수치를 더 줄이는 추가적인 이점이 있다. 그 결과 초기 연구들은 이 비타민이 MTHFR 변이와 관련된 유산을 예방하는 데 엽산만큼 중요할 수 있음을 시사했다.[24]

MTHFR 변이 없는 사람을 위한 임신부 영양제

만약 검사 결과 MTHFR 유전자에 유의미한 돌연변이가 없는 것으로 밝혀지더라도, 합성 엽산보다는 활성 엽산이나 다른 자연 형태의 엽산을 포함하는 임신부 영양제를 선택하는 것이 여전히 바람직할 수 있다. 합성 엽산의 처리는 매우 비효율적이고, MTHFR 변이가 없더라도 사람마다 크게 다르기 때문이다.

과거 인간은 합성 엽산을 다른 형태로 빠르게 전환시킨다고 생각했다. 왜냐하면 그것이 설치류에서 일어나는 일이기 때문이다. 그러나 최근 연구에 따르면 인간에게서 상당한 양의 합성 엽산이 대사되지 않아 사용될 수 없는 상태로 남아 있는 것으로 확인되었다.[25] 그것이 높은 수준으로 축적되면 세포의 다양한 중요한 기능에 필요한 활성 엽산의 섭취를 방해할 수 있다.[26]

폴리닌산처럼 식품에서 자연스럽게 발견되는 엽산의 다른 버전이 있다. 그것들은 사용 가능한 활성 엽산으로 빠르게 전환된다.[27] 배란, 난자의 질, 유산 예방과 관련한 엽산의 절대적 중요성을 고려할 때, 합성 엽산은 전환이 잘 되지 않기 때문에 모두가 기피하는 것이다.

따라서 유의미한 MTHFR 변이가 없더라도 천연 식품 엽산(일반적으로 레몬 껍질에서 얻는 것), 폴리닌산 또는 활성 엽산을 포함하는 임신부 영양제를 선택하는 것이 바람직하다. 엽산의 총량은 최소 $800\mu g$이어야 한다. 만약 여러분의 영양제가 이를 덜 함유하고 있다면, $400\mu g$의 폴리닌산(폴리네이트칼슘라고도 함)이나 활성 엽산 $400\mu g$을 추가로 보충하는 것이 좋은 생각이다.

(구체적인 임신부 영양제 권장사항은 www.itstartswiththeegg.com을 참조하라.)

다른 비타민과 출산

전형적인 임신부 종합비타민은 출산에도 중요한 몇 가지 다른 비타민을 함유할 것이다. 난자 품질에 특히 중요한 역할을 하는 것은 비타민 B_{12}이다. 체외수정 시술을 받는 여성들에게 엽산의 역할을 조사한 동일한 네덜란드 연구에서, 연구원들은 높은 수준의 비타민 B_{12}가 더 나은 배아 질과도 관련이 있다는 것을 발견했다. 이것은 엽산과 마찬가지로 비타민 B_{12}가 호모시스테인을 감소시키기 때문일 것이다.[28]

또 다른 특정 비타민은 비타민 B_6이다. 2007년 알레이네 로넨버그 (Alayne Ronnenberg) 박사와 일리노이대, 하버드의대, 노스웨스턴대의 과학자들은 비타민 B_6 수치가 낮은 여성들은 임신할 가능성이 적고 유산할 가능성이 더 높다는 연구 결과를 발표했다.

이 모든 연구는 충분한 활성엽산, 비타민 B_{12}, 비타민 B_6를 포함한 임신부 종합비타민을 복용하는 것이 임신을 훨씬 쉽게 하고, 유산과 선천적 결함의 위험을 줄일 수 있다는 것을 보여준다.

임신부 종합비타민에서 발견되는 광물은 임신 전 기간에도 중요할 수 있다. 예를 들어 아연, 셀레늄, 요오드는 적절한 갑상선 기능을 위해 필요하다. 갑상선의 활동 저조는 배란을 억제하고 유산의 위험을 증가시킬 수 있기 때문에, 이들 광물은 출산에 영향을 미친다. 아연과 셀레늄은 또한 항산화 방어 시스템에 관여하고 있으며, 다음 장에서 논의한 바와 같이 난자 품질에 영향을 미칠 가능성이 있다.

다른 보충제 소개

다음 여러 장에서는 난자 품질을 향상시키기 위해 임신부 종합비타민 외에 복용할 수 있는 다른 구체적인 보충제를 설명할 것이다. 만약 여러분이 단지 하나의 다른 보충제를 추가한다면, 코엔자임 Q10(줄여서 CoQ10)으로 하라. 다음 장에서 설명했듯이, 최근 연구에 따르면 CoQ10 복용은 난자에 이용 가능한 세포 에너지 공급을 증가시킴으로써 난자와 배아의 질을 증대시킨다.

후속 장에서는 35세 이후에 임신을 시도하는 여성뿐만 아니라 불임 또는 유산의 경험을 가진 여성의 난자 품질을 향상시킬 수 있는 추가 보충제에 관해 논의한다.

일반적인 개요로서 CoQ10에 관한 제6장과 항산화제에 관한 제7장은 대체로 임신하려는 모든 사람에게 적용된다. 미오이노시톨에 관한 제8장은 다낭성난소증후군, 불규칙한 배란, 유산과 인슐린 저항의 이력을 가진 여성들과 더 관련이 있다. DHEA에 관한 제9장은 난소예비력 저하, 자가면역성, 연령 관련 불임, 또는 유산의 이력이 있는 여성과 관련이 있다. 제10장에서는 소위 '불임 보충제'라는 몇 가지는 왜 가장 피해야 하는지를 논의한다. 제11장에서는 냉동배아 이식을 준비하는 데 유용한 보충제를 다룬다.

제6장

CoQ10으로 난자에 에너지를 공급하라

"에너지와 끈기가 모든 것을 정복한다."

벤자민 프랭클린Benjamin Franklin

추천: 기본, 중급 및 심화 출산 계획

코엔자임 Q10, 즉 CoQ10은 여러분의 난자를 포함한 신체의 거의 모든 세포에서 발견되는 작은 분자이다. 최근의 과학 연구는 이 분자가 난자의 질과 생식력을 보존하는 데 얼마나 중요한지를 밝혀냈다. CoQ10 보충제 추가는 다른 많은 이점들 외에도, 나이가 들면서 발생하는 난자 품질 저하를 예방하거나 역전시킬 수 있는 잠재력을 가지고 있다.

임신을 시도하는 사람은 누구나 CoQ10 보충제 추가의 혜택을 누릴 수 있다. 30대 중반 이상이거나 난소예비력 감소 같은 불임 문제가 있는 경우 특히 도움이 된다.

CoQ10은 어떤 일을 하나?

CoQ10은 오랫동안 마라톤 선수와 올림픽 선수들이 가장 선호하는 영양 보충제였다.[1] 그리고 콜레스테롤을 낮추는 스타틴 약물과 관련된 근육 통증을 예방하기 위한 표준 권장 보충제였다. CoQ10은 울혈성 심부전, 파킨슨병, 헌팅턴병, 루게릭병 등 다양한 질환에 관한 대규모 임상 연구에서 처음으로 상당한 가능성을 보여주었다. 그러나 연구는 최근 CoQ10의 또 다른 유력한 이점인 난자 품질 향상을 시사했다.

어떻게 작은 분자 하나가 그렇게 많은 것을 할 수 있을까? 그것은 아마도 CoQ10이 근육, 뇌, 그리고 발달하는 난자 등 몸 전체에서 에너지 생성에 매우 중요한 역할을 하기 때문일 것이다. CoQ10은 사실 우리 세포 내부의 발전소인 미토콘드리아의 에너지 생산에 매우 중요하다.

CoQ10은 다른 분자들 사이에 전자를 전달함으로써 미토콘드리아 내에서 직접적인 역할을 한다. 즉, CoQ10은 미토콘드리아 내부에 전기 에너지(즉, 전압)를 생성하는 '전자 수송 체인'의 중요한 부분이다. 미토콘드리아는 이 전기 에너지를 이용하여 ATP 형태의 에너지를 만든다. 그러면 세포는 ATP를 연료로 사용하여 거의 모든 생물학적 과정에 동력을 공급한다.

CoQ10은 비타민 E를 재활용하고 세포 내에서 많은 다른 역할을 수행할 수 있는 항산화제이기도 하다.[2] 이 분자가 미토콘드리아에서 하는 가장 흥미로운 역할은 난자 품질 향상이다.

CoQ10 보충제를 복용하면 난자 품질이 어떻게 향상되는지 이해하기 위해, 먼저 품질 나쁜 난자가 어떻게 세포 에너지 공급과 관련 있는지, 그리고 이 에너지 공급이 왜 나이든 여성의 난자에서는 제대로 이루어지지 않는지를 조사할 필요가 있다.

난자를 위한 에너지

나이가 들면서 미토콘드리아는 손상되고, 에너지 생산은 노후하고 손상된 발전소처럼 줄어든다.[3] 미토콘드리아의 기능 감소는 실제로 노화 과정에서 핵심 역할을 하는 것으로 생각된다.[4] 이 기능 감소는 온 몸에서 일어나지만 특히 난자에서 발생한다.

연구들에 따르면 40세 이상 여성의 난자에서 미토콘드리아의 구조적 손상이 훨씬 더 흔하다는 것이 구체적으로 나타났다.[5] 또 노화하는 난자는 미토콘드리아에 유전적 손상을 축적하고,[6] 각 난자를 둘러싸고 있는 난포세포들에서 미토콘드리아의 감소까지도 야기한다.[7]

그 결과 나이 든 여성의 난자에 있는 미토콘드리아는 에너지, 즉 ATP를 덜 만든다.[8] 충분한 ATP를 만들지 못하는 것은 난자의 질에 심각한 문제이며, 나이가 난자의 질에 부정적인 영향을 미치는 주된 방법일 가능성이 높다.[9]

그러나 기능 부실 미토콘드리아만이 나이 관련 불임과 관련이 있는 것은 아니다. 조기폐경이나 체외수정 자극제에 대한 부실 반응 등 다

른 불임 문제를 가진 여성도 미토콘드리아 기능이 좋지 않다는 증거가 있다.[10]

이 연구의 선구자는 조나단 반 블러콤(Jonathan Van Blerkom) 박사이다. 그는 1995년에 난자의 ATP 수준은 난자가 제대로 성숙하여 고품질의 배아가 될 가능성과 관련 있다는 것을 처음 지적했다.[11] 이것은 이후 여러 연구자들에 의해 확인되었다. 연구자들은 주요 발달 과제에 필요한 특정한 시간·장소에서 최대치의 ATP를 생산하는 난자의 능력이 적절한 난자 발달에 절대적으로 중요하다는 사실을 입증했다.[12]

현재는 고성능 미토콘드리아의 보유가 난자 품질의 보증서라는 것이 일반적으로 인정되는 원칙이다.[13] 이 분야의 선도적 연구자들에 따르면, 필요할 때 에너지를 만드는 능력은 난자와 배아의 능력을 결정하는 데 가장 중요한 요소이다.[14] 난자의 에너지 생산 능력이 우수할수록, 난자가 성숙하여 성공적으로 수정할 가능성이 크다.[15]

필요할 때 에너지를 생산하는 난자의 능력이 정상 염색체 수를 가지고 성숙하는 데 특히 중요하다는 직접적인 증거도 증가하고 있다. 염색체를 분리하고 배출하는 과정은 매우 집중적인 에너지를 필요로 하기 때문이다.[16] 과학자들은 실제로 미토콘드리아 집합을 보았고, 염색체를 분리하는 구조를 형성하는 데 필요한 정확한 시간과 장소에서 갑자기 폭발적인 ATP 생산을 보았다.[17]

만약 난자가 염색체를 깔끔하게 정리한 뒤 밀어낼 염색체 집합을 분리할 충분한 에너지를 가지고 있지 않다면, 그것은 잘못된 수의 염색체 복제본으로 끝날 수도 있고, 생존 가능성이 거의 없는 배아가 될 것이다.

우리가 예상했던 것처럼, 미토콘드리아 기능이 제대로 작동하지 않는 인간 배아는 염색체 처리 기계가 고장 나고 염색체 분배가 혼선을 빚을 가능성이 더 높다는 연구 결과가 나왔다.[18] 또 다른 연구자들에 의하면, 쥐 난자의 미토콘드리아를 의도적으로 손상시키면 ATP 수치가 낮아지고 염색체를 분리하는 기계가 해체되어 오작동하는 것으로 나타났다.[19]

앞에서 논의한 바와 같이 염색체 복제본에서 수(數)의 오류는 배아의 첫 주 생존 실패, 이식 실패, 임신 초기 손실의 가장 큰 단일 원인이다. 염색체 오류는 30대 중반 이후에 훨씬 더 흔해지고, 불임 문제나 여러 번의 조기 유산 이력이 있는 사람들에게서 더 흔하다. 따라서 미토콘드리아의 적절하지 못한 에너지 생산은 난자의 염색체 분리 오류를 야기함으로써 불임, 체외수정 시술 실패, 임신 초기 손실에 직접적으로 관여할 수 있다.[20]

그러나 에너지 공급은 적절한 염색체 처리에만 중요한 것이 아니다. 그것은 배아의 성장에도 연료를 제공한다. 따라서 난자의 에너지 생산과 관련한 문제점은 배아 발달상 나중에 나타날 수 있다. 배아를 배반포 단계로 성장시켜 성공적으로 이식하기 위한 모든 작업에 ATP가 필요하기 때문이다.[21] 난자의 기능 이상 미토콘드리아는 특히 초기 배아의 생존에 문제를 유발한다고 생각된다.[22]

난자의 질을 향상시키는 CoQ10

미토콘드리아가 난자와 배아에서 완전히 기능하는 것의 중요성은 더 이상 언급할 필요가 없다. 그에 관한 모든 과학적 지식을 바탕으로, 미토콘드리아 기능을 증진시키고 난자가 더 많은 에너지를 생산하도록 도와야 한다. 우리는 이 일을 통해 난자의 질과 배아 생존력을 향상시킬 수 있다. 연구에 따르면 CoQ10이 바로 그 같은 일을 한다.

난자 품질 향상을 위해 CoQ10의 사용을 개척한 불임전문가 야코프 벤토프(Yaakov Bentov) 박사는 이렇게 설명했다. "우리의 생각은 (나이든 여성의) 난자가 다르다는 것이 아니다. 성숙과 수정 등 모든 과정을 완료하는 데 필요한 에너지를 생산하는 것은 난자의 능력이다. 그것이 우리가 여성에게 코엔자임 Q10 같은 보충제를 권장하는 이유이다."[23]

CoQ10은 미토콘드리아의 에너지 생산에 필수 원료이기 때문에 강력한 이점을 가지고 있다.[24] 많은 연구들이 실험실에서 배양한 세포에 CoQ10을 첨가하면 ATP의 생산이 증가한다는 것을 보여 주었다.[25] 또 CoQ10은 미토콘드리아를 손상으로부터 보호하는 것으로 밝혀졌다.[26]

CoQ10은 에너지 생산을 지원하고 미토콘드리아를 보호하는 이 중요한 역할을 수행하기 위해 난소여포에서 자연적으로 발견된다. 연구원들은 심지어 난포 안에 자연적으로 존재하는 CoQ10의 양을 측정했다. 그들이 발견한 것은 아마도 놀랄 일이 아닐 것이다. 높은 수준의

CoQ10은 고품질의 난자와 높은 임신율과 관련이 있다.[27]

출산 상황에서 이 중요한 영양소의 공급을 증가시키기 위해 CoQ10 보충제를 복용함으로써, 우리는 난자 발달에 필요한 에너지 공급을 증대할 수 있다고 생각한다. 이것이 염색체 오류를 예방하고 난자와 배아의 생존 능력을 증대시킬 것으로 예상한다.

2014년 이 책이 처음 출판되었을 때 CoQ10으로 난자 품질을 향상시키겠다는 아이디어는 비교적 새로운 것이었다. 벤토프 박사와 그의 동료인 로버트 캐스퍼(Robert Casper) 박사(토론토 '트리오 불임클리닉' 설립자)의 선구적인 연구를 기반으로 한 보충제 사용은 분명한 과학적 근거가 있었다.[28] 그러나 여전히 효과가 있을 것이라는 것을 확인하는 통제연구가 부족했다.

2018년에 체외수정 시술 전 한두 달 동안 CoQ10을 복용하면 난자의 질이 크게 향상된다는 사실을 확인한 두 건의 통제연구가 발표되었다.[29] CoQ10을 복용하는 여성들의 경우 난자가 더 많이 수정되고 양질의 배아 비율이 더 높았다. 아마도 가장 중요한 차이점은 취소된 시술 횟수와 얼릴 수 있는 배아의 수였을 것이다. CoQ10을 복용하는 여성의 경우 난자 발달이 좋지 않다는 이유로 취소된 시술이 8%인 반면, 대조군은 23%였다. 또 CoQ10 그룹 여성의 18%가 냉동할 수 있는 배아를 가지고 있었지만 대조군은 4%에 불과했다.

벤토프 박사와 캐스퍼 박사의 이중 맹검, 위약 조절 연구도 CoQ10을 복용하는 여성들의 배아에서 염색체 이상 비율이 더 낮다는 것을 발견했다.[30]

CoQ10 함유 보충제

CoQ10은 신체의 거의 모든 세포에서 만들어진다. 그러나 나이가 들면서 신체는 세포 에너지를 만들기 위한 수요를 따라 잡을 만큼 충분한 CoQ10을 만들 수 없을지도 모른다. 음식으로부터 상당한 양을 얻는 것은 매우 어렵기 때문에 보충제가 최선의 해결책이다.

지금까지 실시된 임상시험에서, CoQ10 복용량은 체외수정 1~2개월 전부터 하루 400~600mg에 달했다. 이것은 사실 상당히 보수적인 복용량인데, 출산 상황이 아닐 때의 연구는 훨씬 더 많은 복용량도 안전하다고 보고했다. 최근 한 이중 맹검 연구는 5년간 매일 2,400mg 복용은 안전성에 우려가 없다고 보고했다.[31]

난자의 품질을 위해 필요한 최소 복용량은 사용된 CoQ10의 정확한 형태에 달려 있는 것 같다. 보충제의 표준 형태는 유비퀴논(ubiquinone)이라고 한다. 이 형태는 용해성이 별로 없어서 대부분 흡수되지 않는다. 흡수되는 것은 활성 항산화제가 되기 위해 CoQ10의 두 번째 형태로 전환된다(화학적으로 말하면 '환원된다'). 이 두 번째 형태는 유비퀴놀(ubiquinol)이라고 불린다. 순환 중인 CoQ10의 95% 이상은 이 환원된 유비퀴놀 형태이다.[32]

흡수가 잘 되지 않는 유비퀴논의 문제를 해결하기 위해 이미 유비퀴놀 형태의 보충제를 구입할 수 있다. 양질의 브랜드로는 '자로우 유비퀴놀 QH Absorb' 등이 있다.

유비퀴놀은 일반적으로 전통적인 CoQ10보다 비싸지만, 적은 복

용량으로 활성 성분을 훨씬 더 많이 흡수할 수 있기 때문에 가치가 더 크다.[33]

또 다른 선택은 더 쉽게 흡수되도록 고안된 특별한 형태의 유비퀴논이다. 유비퀴논을 작은 물방울 안에 부유(浮遊)시키는 등 흡수를 증가시키기 위한 다양한 솔루션이 개발되었다.[34]

연구들은 이런 첨단 기술을 적용한 것들 중 일부가 전통적인 유비퀴논 보충제보다 훨씬 잘 흡수된다는 것을 보여 주었다.[35] 추천 브랜드에는 바이오퀴논, 쿠놀 울트라 CoQ10 등이 있다.

제약회사 파마노드가 덴마크에서 제조한 바이오퀴논은 유비퀴놀보다 더 쉽게 흡수될 수 있다. 그것은 2019년 〈영양학(Nutrition)〉 저널에 발표된 연구의 발견이었다. 연구자들은 젊고 건강한 14명에게 $100mg$의 CoQ10을 함유한 서로 다른 형태의 보충제 7종을 시험했다.[36] 그들은 신체에서 CoQ10 수준을 높이는 데 가장 좋은 두 가지 형태는 유비퀴놀 '카네카 QH'(예를 들면, 자로우의 유비퀴놀에서 발견됨), 파마노드가 만든 콩기름 결합체의 연질 젤 형태 유비퀴논이라는 것을 발견했다.

두 번째 제품은 유럽에서 미요퀴논, 미국에서 '바이오퀴논 Q10 골드'라는 이름으로 판매된다. 참가자들은 다른 보충제에 비해 이런 형태에서 CoQ10을 두 배 이상 흡수했다.

파마노드의 지원을 받은 이 연구는 유비퀴놀이 세포에 더 오래 유지되었다는 증거가 있음에도 불구하고, 그들 자신의 CoQ10 브랜드가 실제로 유비퀴놀보다 훨씬 더 잘 흡수되었다고 지적했다.

파마노드의 CoQ10은 실제로 난자 품질 향상을 보여주는 2018년 연구 중 하나에 사용된 특정 형태였으며, 현재 불임클리닉에서 널리 권장하고 있다. 하지만 이 형태의 사용이 결코 필수적인 것은 아니다. 기존의 CoQ10을 이용한 다른 연구들에 따르면, 기존의 CoQ10은 비록 더 많은 용량을 사용해야 했지만 이점이 있었다. 그리고 우리는 유비퀴놀도 쉽게 흡수되고 매우 효과적이라는 것을 알고 있다.

연구	형태	제품명	하루 총 복용량
Casper (2014)	미세화된 유비퀴논	AOR	하루 한 번 600mg
Gianubillo (2018)	흡수력 향상된 유비퀴논	파마노드 바이오퀴논	400mg (2회로 나눠서)
Xu (2018)	표준 유비퀴논	GNC	600mg (3회로 나눠서)

현재까지의 연구를 바탕으로 판단할 때 체외수정을 통해 임신을 시도하거나 유산·불임 이력이 있는 사람들에게 권장되는 복용량은 바이오퀴논 400mg 또는 유비퀴놀 400mg이다. 대안으로 600mg의 표준 CoQ10 복용하는 방법도 있다. 비록 체외수정 아닌 상황에서의 연구는 이 방법이 권장된 형태보다 효과가 적다는 점을 보여주었지만, 여러분은 이 방법을 선택할 수 있다.

일부 체외수정 클리닉은 이제 훨씬 더 공격적인 접근법을 취하면서 600mg의 바이오퀴논이나 유비퀴놀을 권장한다. 이런 고용량에는 추가 비용 외에는 거의 단점이 없을 것 같다.

만약 여러분이 이제 막 임신을 시도했거나 임신에 문제가 있을 것이라고 걱정할 이유가 없다면, 200mg의 유비퀴놀이나 바이오퀴논을 복용하는 것으로 충분할 것이다.

CoQ10의 바람직한 형태를 선택하는 것 외에도, 투여량을 나눔으로써 이익을 극대화할 수 있다. 한 번에 흡수할 수 있는 양에 한계가 있기 때문이다. 복용량이 200mg을 넘을 때 흡수되는 비율이 떨어지기 시작한다. 따라서 매일 400mg을 복용하는 경우, 보충제를 2회로 나누어 먹는 것이 도움이 된다. 아침식사에 곁들인 200mg 캡슐과 점심에 곁들인 캡슐이다.[37] (일부 사람들은 밤에 CoQ10을 복용하면 잠을 자지 못한다.) CoQ10은 지방 용해성이 높기 때문에 식사와 함께 복용할 때 가장 잘 흡수된다.

안전성과 부작용

CoQ10은 미토콘드리아 기능 손상과 관련된 다양한 질병을 치료할 가능성을 가지고 있다. 이 때문에 대규모 임상시험에서 광범위하게 연구되어 왔다. 이러한 이중 맹검, 위약 조절 임상 연구의 일환으로 수천 명의 사람들이 수년에 걸쳐 높은 용량으로 유비퀴논 CoQ10을 복용했다. 그리고 이를 신중하게 관찰했다. 연구자들은 매일 3,000mg까지의 복용량에서도 안전성 우려가 없다고 보고했다.[38] 임상 연구들에서 보고된 유일한 중요한 부작용은 소수의 사람들에게 가벼운 위장

증상이 나타났다는 것이다.[39]

연구 결과 CoQ10이 고혈압을 낮추는 데 도움이 된다는 사실이 밝혀졌기 때문에, 혈압이 정상보다 낮은 사람들은 이 보충제를 꺼릴 수 있다. 이 문제와 관련해서는 반드시 여러분의 의사에게 이야기해야 한다. 하지만 고혈압을 낮추는 능력이 반드시 이미 정상 또는 저혈압인 사람의 혈압을 감소시킨다는 것을 의미하지는 않는다는 점을 명심하라.

기립성 저혈압(일어설 때 혈압이 떨어지는 것)에 관한 2018년 연구는 이 보충제가 실제로 상태를 개선하고 혈압 감소를 예방하는 데 도움이 되는 것을 발견했다.[40] 이것은 적어도 어떤 경우에는 CoQ10이 문제를 유발하지 않으며 실제로 도움이 될 수 있다는 것을 암시한다. (저혈압은 불임 문제가 있는 사람들에게 더 흔할 가능성이 높다. 왜냐하면 두 가지 모두 부신 기능 장애에서 비롯될 수 있기 때문이다. 이는 DHEA에 관한 장에서 더 자세히 논의한다.)

알아야 할 CoQ10의 한 가지 가능한 효과는 제2형 당뇨병 환자에게서 혈당 조절을 점진적으로 개선한다는 것이다.[41] 그러나 이 점에 대한 연구는 일관성이 없었다.[42] 만약 여러분이 당뇨병을 앓고 있다면 CoQ10을 함께 복용하는 것을 의사와 논의하는 것이 좋다. 결국 의사는 여러분의 당뇨병 약의 복용량을 줄일 수 있을 것이다.

시작과 중단 시점

자연임신을 하려고 하든, 자궁내정자주입술(IUI)이나 체외수정의 도움을 받든, 가능한 한 빨리 CoQ10 복용을 시작하는 것이 최선이다. 이상적으로는 계획된 자궁내정자주입술(IUI)이나 체외수정 시술을 최소 3개월 앞둔 시점이 바람직하다. 난자가 완전히 발달하는 데 약 3개월이 걸린다. 따라서 이 기간 동안 보충제를 복용하면 난자는 최적의 환경에서 성숙할 수 있다. 또 염색체를 정확하게 처리할 수 있는 에너지를 충분히 공급할 수 있다. 그럼에도 불구하고, 가장 최근의 임상 연구는 체외수정 전 한두 달 동안 CoQ10을 복용해도 매우 도움이 될 수 있다는 것을 보여준다.

언제 CoQ10 복용을 중단해야 하는지에 관해서는 의사들마다 다른 조언을 한다. 자연임신을 하거나 IUI를 통해 임신을 시도하고 있다면 임신 테스트에서 양성을 받을 때 CoQ10을 중단하는 것이 전형적이다. 체외수정 상황에서 많은 불임클리닉들은 난자 채취 전날 CoQ10과 다른 보충제를 중단할 것을 권고한다. 더 이상 보충제가 필요하지 않기 때문이다.

다른 클리닉들은 임신 테스트 양성을 받을 때 멈추라고 충고한다. 그래서 만약 다음 시술을 추가로 받아야 한다면 보충제의 혜택을 계속 누릴 수 있다. 난자 채취 후 CoQ10을 계속 복용하는 것은 제11장에서 논의한 바와 같이 배아 이식에 적합한 자궁내막을 준비하는 데 잠재적으로 도움이 될 수 있다.

궁극적으로 정확한 타이밍은 그다지 중요하지 않을 것이다. 그러나 합리적인 중도 접근법은 배아 이식 후 그 성공 여부를 기다리는 동안 보충제 복용을 중단하는 것이다. 만약 여러분이 임신하지 않았다면, 단지 2주간의 휴식기만 가진 뒤 보충제 복용을 다시 시작할 수 있다.

의사들은 단지 데이터 부족 때문에 환자들에게 임신 중 CoQ10 복용을 중단하라고 충고한다는 점을 명심하라. 임신 중 안전성을 입증하는 큰 연구는 없었고, 당연히 의사들은 이 기간 동안 보충제에 관해 매우 보수적인 입장을 취한다. 그러나 임신 중 CoQ10 복용이 해롭다고 예상할 이유는 거의 없다. 반대로 지금까지의 연구는 CoQ10이 실제로 자간전증(위험할 정도의 고혈압을 수반하는 심각한 임신 합병증) 위험을 줄일 수 있다는 점을 보여준다.

임신 초기 소량의 CoQ10 복용을 정당화하는 한 가지 구체적인 상황은 습관성 유산이다(안정성 자료가 없다는 점은 인정한다). 연구자들이 임신부 약 500명의 CoQ10 수치를 측정했을 때, 보통 3개월마다 CoQ10 수치가 상승하는 것을 발견했다. 다른 경향도 분명했다. CoQ10 수준이 낮은 여성들은 유산할 가능성이 더 높았다.

그 이유는 분명하지 않다. 하지만 새로운 연구는 난자의 품질을 뛰어넘어 CoQ10과 유산 사이에 적어도 하나의 흥미로운 연관성이 있음을 시사한다. 구체적으로 CoQ10은 유산의 일반적 원인 중 하나인 항인지질증후군에 관여하는 면역 및 응고 매개물질을 감소시키는 것으로 보인다. 2017년에 발표된 무작위, 위약 조절 연구에서 항인지질증후군을 가진 환자 36명은 무작위로 하루 $200mg$의 유비퀴놀 또는 위약을 받았다.[43] 한 달 후에 항인지질증후군에 관련된 면역 및 응고 매개물질이 현저하게 감소했다. 우리는 이것을 유산과 관련하여 어떻게 해석해야 할지 알지 못한다. 하지만 그것은 연구의 유망한 방법이다.

결론

CoQ10이 미토콘드리아에서 어떻게 에너지 생산을 증가시키는지를, 이 에너지 생산이 난자와 배아 발달에 얼마나 중요한지를 이해하고, 지금까지 임상 연구에서 도출된 긍정적인 결과를 놓고 종합적으로 판단할 때, 현재의 증거는 CoQ10 보충제를 첨가하는 것이 난자 품질을 향상시키는 가장 좋은 방법 중 하나라는 것을 시사한다.

제7장
멜라토닌과 다른 항산화제

"모든 진리는 세 단계를 거친다. 첫째, 그것은 우스꽝스럽다.
둘째, 그것에 격렬하게 반대한다.
셋째, 그것은 자명한 것으로 받아들여진다."

아서 쇼펜하우어Arthur Schopenhauer

추천: 중급 및 심화 출산 계획

항산화제는 산화(酸化)스트레스로 알려진 상태로부터 난자를 보호함으로써 난자 품질에 중요한 역할을 한다. 난소여포는 자연적으로 항산화 비타민과 효소를 많이 함유하고 있다. 하지만 설명되지 않는 불임, 다낭성난소증후군 및 연령 관련 불임 여성에서는 종종 감소한다.

만약 여러분이 젊고 건강하고 불임 문제가 없다면, 임신 중 종합비타민과 건강한 식단(제13장에서 더 자세히 설명)은 필요한 모든 항산화제를 제공할 것이다. 그러나 30대 중반 이상이거나, 특정한 출산 장애나 유산의 이력이 있다면, 난자의 품질을 최적화하기 위해 추가적인 항산화 보충제가 필요할 수 있다.

항산화제란 무엇인가?

항산화제는 오랫동안 출산에 역할을 하는 것으로 알려져 왔다. 비타민 E 즉, 토코페롤의 화학적 명칭은 이 중요한 역할을 기반으로 했다. 실제로 '출산'을 의미하는 그리스어 '토코스(tocos)'와 '낳다'를 의미하는 그리스어 'phero'에서 유래했다.[1] 그러나 비타민 E는 출산과 관련된 많은 항산화제 중 하나에 불과하다.

용어에 관한 일부 설명은 무대를 세우는 데 유용하다. '항산화제'라는 용어는 반응성 산소 분자를 중화하는 분자를 말한다. 반응성 산소 분자는 정상적인 신진대사 중에 형성되며, 각 산소 분자가 짝이 없는 전자를 가지고 있기 때문에 특히 반응성이 있는 '활성산소'를 포함한다. 활성산소와 같은 반응성 산소 분자의 문제는 그들이 다른 분자와 반응할 때 산화를 일으킨다는 것이다.

산화 과정은 금속이 녹슬거나 은이 변색되는 것처럼 일상생활에서 볼 수 있다. 유사한 화학반응이 세포 내에서 일어난다. 산화를 억제하지 않으면 DNA, 단백질, 지질, 세포막, 미토콘드리아를 손상시킬 수 있다. 그곳에 항산화제가 들어간다. 항산화제는 화학적 산화 반응에 대한 보호제로 간주될 수 있다. 이는 사과가 갈색으로 변하는 것을 막기 위해 레몬주스를 사용하는 것과 유사하다.

세포 손상을 유발하는 산화제의 잠재력 때문에 각 세포는 활성산소 중화를 목적으로 생성된 항산화 효소 등 항산화 방어군(軍)을 가지고 있다. 항산화 방어 시스템의 다른 중요한 구성 요소는 비타민 A, C, E

이다. 이러한 항산화제는 각각 발달하는 난자에서 발견되며 산화 손상을 방지하는 역할을 한다.

항산화제는 어떻게 난자의 질에 영향을 미치나?

나이가 들면서 산화적 손상은 난자에 점점 더 많은 문제를 일으킨다.[2] 이것은 부분적으로 나이 든 난자의 항산화 효소 방어 체계가 약화되었기 때문이다. 연구자들은 노년층 여성의 난자에서 항산화 효소 생산이 감소하는 것을 목격했다. 이로 인해 더 많은 분자들이 산화하여 자유롭게 손상을 야기한다.[3] 또 나이 든 여성의 난자는 안타깝게도 산화 분자를 우선적으로 더 많이 생성한다. 노화한 미토콘드리아는 전자가 손상되면 전자를 '누출'하고, 이로 인해 반응성 산화 분자가 만들어지기 때문이다.[4]

미토콘드리아는 신체의 모든 세포에 존재하는 작은 발전소로서, 실제로 반응성 산소 분자의 주요 공급원이며, 또한 주요 희생자이기도 하다.[5] 미토콘드리아는 손상 시 산화적 손상에 특히 민감하고 산화제를 더 많이 방출한다. 이것이 악순환을 일으켜 더 많은 손상과 더 많은 활성산소를 만든다.[6]

미토콘드리아에 대한 이 모든 산화적 손상은 세포 에너지의 생산 능력을 감소시킨다. ATP 형태의 이 에너지는 난자 발달과 배아 생존 능력에 매우 중요하다. 미토콘드리아의 산화적 손상은 이제 노화가 난자의 질에 영향을 미치는 주요한 방법 중 하나로 생각된다.

이 산화적 손상은 나이든 여성의 난자에 국한되지 않는다. 연구자들은 또한 설명되지 않는 불임 여성에게서 항산화 효소 수치가 감소하고 반응성 산소 분자 수치가 더 높다는 사실을 발견했다.[7] 최근 연구에서 설명되지 않는 조기폐경 여성의 70%가 산화 수준이 높았다.[8] 어린 쥐의 난자에서도 산화 스트레스는 에너지 생산을 감소시키고 염색체 처리를 불안정하게 만든다.[9]

간단한 여담으로, 산화 스트레스의 수치 증가는 다낭성난소증후군, 유산, 자간전증, 자궁내막증의 이력을 가진 여성들에게서도 나타났다.[10]

자궁내막증의 특정 사례에서, 불임 유발과 관련하여 산화스트레스 및 난자의 나쁜 품질의 정확한 역할은 여전히 논란이 되고 있다.[11] 체외수정 시술을 받고 있는 여성에게서 자궁내막증은 채취된 난자의 수를 감소시킬 뿐이라는 연구 결과도 여럿 있다(이에 대한 가능한 이유는 DHEA에 관한 장에서 논의할 것이다).

따라서 난자의 품질에 큰 영향을 미치지 않는다는 것이다. 일부 연구자들은 자궁내막증이 있는 여성에게서 얻은 난자가 다른 체외수정 환자만큼이나 건강한 임신을 유도할 가능성이 높다고 보고했다.[12] 그러나 다른 연구들은 자궁내막증과 관련하여 난자의 질이 저하한다는 것을 보여주었다.[13]

만약 난자의 질이 정말로 자궁내막증에 의한 불임의 구성 요소라면, 그것은 산화적 손상 때문일 수 있다는 새로운 연구 결과가 나왔다. 2018년에 발표된 두 건의 연구는 자궁내막증 여성의 난포에서 더 높은 수준의 산화적 손상을 보고했다.[14] 이 연구들 중 하나는 산화 수준이 더 높을 때 난자가 배반포 단계에 도달할 가능성이 더 낮다는 것을 발견했다.

PCOS(다낭성난소증후군)를 가진 여성들의 경우 산화스트레스의 역할이 더 명확하다. 이 질환은 종종 인슐린 저항성과 고혈당을 동반한다. 이 고혈당의 결과 인체는 더 많은 반응성 산소 분자를 생성하여 산화스트레스를 증가시킨다.[15] (같은 이유로 제13장에서 논의한 바와 같이 식이요법을 통해 혈당 수치를 조절하는 것은 특히 근원적으로 산화스트레스를 제한하는 데 도움이 된다.)

이러한 PCOS의 산화제 증가 문제를 더하면, PCOS는 항산화제의 활성화 저하와도 관련이 있다.[16] 이 두 가지 충격의 결과 PCOS를 가진 여성들은 산화 수준이 더 높아 미토콘드리아를 손상시키고 염색체 처리를 방해하는 것으로 생각된다.[17] 산화스트레스의 결과로 인한 난자 품질의 저하는 PCOS에 의한 불임 문제의 주요 구성 요소일 가능성이 높다.[18]

과학적 연구에 의하면, 나이든 여성과 불임 문제가 있는 여성들의 난자와 배아는 항산화 방어 시스템을 약화시켰고 산화적 손상에 더 민감한 것이 명백하다.[19] 이 산화적 손상은 미토콘드리아를 손상시켜 에너지 생산과 난자의 품질을 저하하는 것으로 여겨진다.[20]

다행히도 항산화제는 이러한 손상의 일부를 예방할 수 있을 것이다.[21] 그로 인해 수정 가능성을 향상시킨다.[22] 연구자들은 체외수정 시술 기간에 총 항산화 수치가 높은 여성들이 임신할 가능성이 더 높다는 것을 발견했다.[23] 가장 최근에는 '보스턴 IVF'와 '하버드 뱅가드 의사협회'에서 불임 치료를 받는 여성들을 대상으로 한 대규모 연구 결과는 항산화제 사용이 임신에 걸리는 기간을 단축시킨다고 결론지었다.[24] 아직 조사할 것이 훨씬 더 많고 지금까지의 결과와 상충되는 것들도 많다. 하지만 균형감각을 가지고 현재의 증거들을 살펴보면, 잘 무장된 항산화 방어제는 난자를 보호하고 출산 능력을 향상시킬 것으로 보인다.

구체적으로 어떤 항산화 보충제가 출산에 가장 유용할까? 이 궁금증에 관한 한, 초기 연구는 비타민 C, 비타민 E, 알파-리포산, N-아세틸시스테인, 멜라토닌이 가장 좋은 선택이라고 제안한다. 이 장의 나머지 부분에서 설명하듯이, 이들 보충제는 각각 약간 다른 목적을 가지고 있으며 서로 다른 상황에 적합할 수 있다.

멜라토닌

멜라토닌은 밤에 뇌 깊숙한 송과선에서 분비되는 호르몬이다. 여러분은 그것을 자연적인 수면 보조제로 알고 있을 수도 있다. 멜라토닌은 순환 리듬을 조절하기 때문에 이 목적으로 사용되며, 인체가 밤에 자고 아침에 일어나도록 지시한다. 수면 조절에 매우 중요하기 때문에 밤에 밝은 빛에 노출되면 뇌가 멜라토닌 생성을 억제하여 수면의 질을 저하시키고 불면증을 일으킬 수 있다.

멜라토닌은 단순히 수면 조절제일 뿐 아니라 출산에도 관여한다.

어떤 종에서는 멜라토닌이 양, 송아지, 그리고 다른 아기 동물들이 봄에 태어나도록 계절적 출산을 조절하는 데 관여한다.[25] 멜라토닌은 또한 인간의 출산에도 놀랄 만큼 중요한 역할을 한다.

멜라토닌이 인간의 생식에 중요한 단서 중 하나는 난소여포의 액체에서 그 양이 특히 높다는 것이다.[26] 또 난포가 자라면서 난포액에서 멜라토닌의 양이 증가한다는 것이다. 이것은 체외수정을 받는 여성들에게서 관찰되었다, 즉, 멜라토닌은 작은 난포보다 더 크고 발달된 난포에서 그 수치가 더 높았다.[27] 연구자들은 이에 관해 난포가 자라면서 증가된 멜라토닌의 수치는 배란에 중요한 역할을 한다고 설명한다.[28]

멜라토닌과 출산

난소에서 멜라토닌이 정확히 무엇을 하는지는 아직도 완전히 이해하지 못하고 있다. 멜라토닌은 전통적으로 특정 수용체에 결합하여 세포에 메시지를 보내는 호르몬 메신저 분자로 여겨져 왔다. 즉, 직접적인 생물학적 영향을 주기보다 단지 의사소통하는 분자로 생각되었다. 그러나 1993년에 멜라토닌은 활성산소를 직접 중화하는 강력한 항산화제이기도 하다는 사실이 발견되었다.[29] 이는 이후 여러 연구에서 확인됐다.[30] 어떤 면에서는 멜라토닌이 비타민 C와 비타민 E보다 훨씬 강력한 항산화제다.[31]

불행하게도 멜라토닌 수치는 나이를 먹음에 따라 감소한다.[32] 그 결과 난소는 산화스트레스에 대한 이 자연 보호제를 상실한다. 2017년과 2018년에 두 그룹의 연구자들은 난소여포와 멜라토닌 수치와 난소 예비력 표지자 사이에 상당한 상관관계가 있음을 발견했다.[33]

멜라토닌 수치가 높은 여성은 항뮬러관호르몬(AMH)이 더 많고 난포 수가 더 많았다. 또 멜라토닌 수치와 체외수정 시술 결과 사이에는 상관관계가 있었다. 멜리토닌 수치가 높은 경우 더 많은 수의 난자를 채취할 수 있었고, 체외수정 후 배아의 품질도 더 좋았다. 이 연구는 또한 멜라토닌 수치는 나이가 들수록 낮아진다는 것을 발견했다.

따라서 멜라토닌 감소는 나이 관련 불임의 한 가지 원인이 될 수 있다. 그러나 그것은 바꿀 수 있는 요인이다. 멜라토닌 보충제가 난자 내부의 항산화 방어력을 회복하고 난자의 품질을 향상시킬 수 있다는 분명한 증거가 있다.

지난 20년 동안 동물 연구 및 실험실 연구에 따르면, 멜라토닌은 난자가 제대로 성숙하고 양질의 배아로 발전하는 데 도움을 준다.[34] 이 모든 연구들에 의해 의사들은 멜라토닌이 체외수정을 받는 여성의 난자와 배아의 질을 향상시킬 수 있다고 믿는다. 그래서 사람에 대한 임상시험이 시작되었다.

체외수정을 받는 여성들에게 멜라토닌을 주는 첫 연구들 중 하나에서, 연구원들은 멜라토닌이 난소여포의 산화스트레스와 세포의 산화적 손상 수준을 낮춘다는 것을 발견했다.[35] 이것은 매우 유망한 발견이다. 연구자들은 멜라토닌을 보충하면 산화 손상을 줄일 뿐 아니라 난자와 배아의 질을 향상시키는 것을 발견했다.

타무라 히로시 박사가 이끄는 연구에서, 체외수정 시술을 시작할 때부터 9명의 여성에게 멜라토닌을 투여했고, 그들의 난자의 질을 각 여성의 이전 시술과 비교했다. 멜라토닌 투여 후, 난자의 평균 65%가 양질의 배아로 발달하는 등 극적인 개선이 있었다. 이전 시술에서는 27%에 불과했다.[36]

다음 단계는 멜라토닌이 실제로 임신 가능성을 증가시키는지 알아보기 위해 체외수정에서 멜라토닌이 실제 임신율에 미치는 영향을 조사하는 것이었다. 이를 위해 타무라 박사와 일본의 한 의사 집단은 이전에 체외수정 시술에서 실패하여 수정률이 낮은 여성 115명을 대상으로 선구자적인 임상 연구를 수행했다.[37] 추가 체외수정 시술을 수행하기 전에 이들 여성의 절반에게 멜라토닌을 투여했다. 이들 여성은 이전 시술 때보다 훨씬 높은 수정률을 보였으며 멜라토닌 치료 여성의 약 20%가 임신하였다.

이와는 대조적으로 멜라토닌을 투여하지 않은 여성들은 이전 시술 때와 같은 낮은 수정률을 보였다. 이들 여성 중 10%만이 임신하게 되었다. 이런 결과는 멜라토닌이 수정률을 향상시키고 체외수정의 임신 가능성을 거의 두 배로 높인다는 것을 보여주었다.

타무라 박사는 "우리 연구는 불임환자 대상 멜라토닌 치료의 첫 임상 적용을 의미한다. 이 연구는 확인이 필요하지만, 난모(卵母)세포의 질이 좋지 않아 임신을 못하는 여성의 난모세포의 질 개선에 중요한 선택이 될 것으로 믿는다."라고 말했다.[38]

이제 체외수정에서 멜라토닌 보충제의 난자의 질 개선 능력은 이중 맹검, 위약 조절 실험을 포함한 다양한 연구에서 관찰되었다.[39] 이 연구들은 멜라토닌을 보충하면 양질의 난자와 배아를 더 많이 생성하고, 체외수정에서 임신율을 높이는 결과를 초래하거나 두 가지 결과를 동시에 낳는다고 보고한다. 그 이점은 난자 품질 불량이나 난소예비력 감소로 인해 체외수정에서 실패하는 여성들에게 종종 명백하다.

멜라토닌과 자궁내막증

자궁내막증으로 인한 불임 문제를 피하기 위해 체외수정을 받고 있다면 멜라토닌은 난자의 질을 유지하는 것 이상의 이점을 주었을 것이다. 무작위, 이중 맹검, 위약 조절 연구 결과에서 자궁내막증을 앓고 있는 여성들에게 8주 동안 비교적 많은 멜라토닌(10mg)을 보충했을 때 통증이 거의 40% 감소한 것으로 나타났다. 멜라토닌은 또한 수면의 질을 향상시켰고 통증 치료의 필요성을 현저히 감소시켰다.[40] 동물 연구 결과 멜라토닌은 자궁내막증 병변을 줄이는 데 도움이 될 수 있음이 명백해졌다.[41]

체외수정 상황 밖의 멜라토닌

기존에 멜라토닌은 체외수정을 받는 여성들에게 유용한 불임 보충제로만 여겨져 왔다. 2014년에 이 책을 처음 출간했을 때, 나는 자연임신을 하려는 여성들은 멜라토닌을 복용해서는 안 된다고 제안했다.

멜라토닌이 배란 주기를 조절하는 호르몬의 생산에 직접적인 역할을 할 수 있다는 것을 근거로 제시했다.[42] 결과적으로 멜라토닌 보충제는 자연적인 호르몬 균형을 저해하고 배란을 방해하는 것이 가능하다.

그런 우려는 체외수정 상황에서는 발생하지 않는다. 왜냐하면 인위적인 시술을 위해 많은 양의 호르몬을 투여하고, 배란은 자연 호르몬 수준에 의해 세심하게 조정할 필요가 없기 때문이다. 멜라토닌은 체외수정 시술을 받으려는 여성들의 난자 품질에 매우 유익해, 호르몬에 대한 어떤 사소한 영향도 의미가 없어 보인다.

자연임신을 하려는 여성들에게는 그 반대가 사실일 수 있다. 따라서 멜라토닌에 의한 배란 방해는 그 항산화 이점에 비해 너무 큰 희생일 수 있다.

그러나 새로운 연구는 멜라토닌이 자연임신을 하려는 특정 여성들에게 도움이 될 수 있는 한 가지 예외가 있다는 것을 보여준다. 구체적으로 멜라토닌은 PCOS(다낭성난소증후군)를 가진 여성의 배란을 조절하는 호르몬에 유익한 영향을 미칠 수 있다.

2018년 연구진은 PCOS를 가진 여성 40명에게 6개월 동안 멜라토닌을 투여하는 시험을 했다.[43] 멜라토닌은 PCOS의 특징인 호르몬 이상을 부분적으로 교정할 수 있었던 것으로 밝혀졌다. 실제로 생리주기의 정상화를 경험한 여성이 95%에 달했다. 이것은 PCOS를 가진 여성들의 출산에 큰 도움을 줄 것으로 예상된다.

연구진은 멜라토닌이 PCOS 환자를 돕는 방식이 인슐린과는 무관한 것 같기 때문에 인슐린에 초점을 둔 전략을 보완할 수 있을 것이라고 논평했다. 가령 미오이노시톨(다음 장에서 논의) 보충이 그 한 가지 예이다. 한 다른 연구에 따르면, 실제로 PCOS를 가진 여성에게 멜라토닌과 미오이노시톨을 결합한 효과는 각각 사용한 것보다 더 큰 효과를 보여주었다. 난자와 배아 품질에 시너지 효과를 발휘한 것이다.[44]

멜라토닌 보충제 첨가

과학 연구와 보조를 같이 하는 불임클리닉은 체외수정 시술을 준비하는 여성들에게 멜라토닌 보충제를 일상적으로 추천한다. 그런데 특히 난자 품질이 좋지 않은 경우에는 우려가 된다.

일반적인 복용량은 하루 $3mg$으로, 잠자리에 들기 직전에 복용한다. 미국에서 멜라토닌은 보충제 형태로 처방전 없이 판매되며 특정 브랜드나 특정 형식은 중요하지 않다. 영국에서는 처방전이 필요할 것이다.

체외수정 전 언제 멜라토닌 보충제 복용을 시작할지는 아직 결론이 나지 않았다. 기존에 의사들은 환자들에게 난자 채취 수주 전에, 또는 주사 가능한 약물 투여를 시작할 때 시작하라고 충고했다. 이 짧은 시간조차도 유익하다는 증거가 있다. 수정률과 양질의 배아 비율을 향상시킨다는 것이다.[45]

하지만 더 일찍 시작하면 더 좋을 수 있다. 2017년 한 이중 맹검 연구에서 체외수정 전 시술의 5일차에 멜라토닌 투여를 시작했다.[46] 이 연구에서 난자 품질에 미치는 영향은 특히 두드러졌다. 멜라토닌을 복용하는 여성들은 위약 그룹에 비해 최고 품질의 배아를 가질 가능성이 두 배나 높았다. (그러나 그 연구는 규모가 너무 작아 임신율에 어떤 영향도 미치지 못했다.)

이 연구와 우리가 난자 발달에 관해 알고 있는 것들을 감안할 때, 난자를 채취하기 전 적어도 한 달 동안 멜라토닌을 복용하는 것이 타당하다. 대부분의 다른 난자 품질 개선 보충제와 마찬가지로, 클리닉들은 전형적으로 환자들에게 난자 채취 전날 멜라토닌 복용을 중단하라고 충고한다.

멜라토닌 보충제는 주간 졸음, 현기증 및 과민성을 유발할 수 있으며 우울증을 악화시킬 수 있다. 부작용이 귀찮으면 더 적은 용량으로 전환하는 것이 도움이 될 것 같다.

만약 여러분이 미국 밖에 있다면, 멜라토닌 보충제의 한 가지 대안은 타트체리 주스 농축액이나 타트체리 주스 보충제를 사는 것이다. 이 특정한 종류의 체리는 자연적으로 다른 유익한 항산화제와 함께 소량의 멜라토닌을 함유하고 있다.

유익한 기타 항산화제

만약 여러분이 체외수정 없이 임신하려고 하고, 따라서 멜라토닌이 적합한 보충제가 아니라면, 대체 항산화 보충제가 비슷한 이점을 가질 수 있다. 이 항산화제들은 비록 광범위하게 연구되지는 않았지만, 그 중 하나를 여러분의 보충요법에 추가하는 것은 고려할 가치가 있다. 만약 체외수정을 준비하면서 특별히 난자 품질을 우려한다면, 이 항산화제들은 멜라토닌과 함께 사용될 수 있다.

비타민 E

비타민 E는 견과류, 씨앗, 기름에서 발견되는 지용성 항산화제다. 동물과 인간을 대상으로 한 예비 연구는 비타민 E가 난자의 질에 유익한 영향을 미칠 수 있다는 것을 보여준다.[47]

가장 흥미로운 사례 중 하나는 난소의 활성산소 손상을 줄이기 위해 비타민 E와 멜라토닌의 능력을 비교한 인간 대상 연구이다. 연구진은 두 가지 보충제가 모두 효과적이라는 사실을 발견했다. 하지만 활성산소에 대한 동일한 수준의 보호 작용을 위해 비타민 E는 200배의 양이 필요했다.[48] 즉, 비타민 E $600mg$은 멜라토닌 $3mg$과 비슷한 효과를 보였다.

이 연구는 하루 최대 권장량의 약 두 배인 비타민 E를 고용량으로 사용했다. 이를 실용적으로 설명하기 위해 비타민 E 보충제는 국제단위인 'IU'로 표시되는 경우가 많으며 $600mg$은 900IU에 해당한다. 전형적인 임신부 종합비타민은 30~60IU를 함유하고, 전형적인 비타민 E 보충제는 400IU를 함유할 것이다.

비타민 E는 일반적으로 매우 안전하다고 여겨지지만, 유럽식품안전청은 성인이 매일 $300mg$ 이상을 복용해서는 안 된다고 밝혔다.[49] 이는 450IU에 해당한다.[50] (매우 많은 복용량은 장기간에 걸쳐 전체 사망률을 약간 증가시킬 수 있기 때문이다. 이는 아마도 출혈 위험의 사소한 증가에 의한 것으로 보인다).

콜로라도 생식의학센터(CCRM)는 미국서 최고 체외수정 클리닉으로 꼽힌다. 이 센터는 체외수정을 준비하는 여성들이 비타민 E 200IU를 복용할 것을 권고한다. 연구들이 400IU는 전반적인 건강에 좋지 않을 수 있다고 시사하기 때문이다.[51] 또 CCRM은 아스피린을 복용하는 사람들은 비타민 E를 사용해서는 안 된다고 경고한다. 왜냐하면 그것은 아스피린의 항응고 효과를 강화하기 때문이다.

비타민 E 보충제만으로는 난자의 질을 극적으로 향상시키기에 충분하지 않을 수 있다. 하지만 난자 품질이 조금씩 향상되는 것도 도움이 된다.

엘리자베스 루더(Elizabeth Ruder) 박사와 피츠버그대, 에모리대, 다트머스 메디컬센터의 연구원들이 2014년에 발표한 연구는 비타민 E 보충제가 설명되지 않는 불임 여성들에게 특히 유용하다는 견해를 추가적으로 지지한다.[52] 이 연구는 자궁내정자주입술(IUI)과 체외수정을 통해 임신을 시도하던, 설명할 수 없는 불임 문제를 가진 여성 400여 명을 대상으로 했다. 연구원들은 35세 이상 여성의 경우 보충제를 통한 비타민 E 섭취가 임신 성공에 걸리는 기간의 단축과 관련 있다는 것을 발견했다.

비록 추가 연구가 필요하지만, 전문가들은 이제 비타민 E가 여성 연령에 따라 자연적으로 발생하는 항산화제의 감소를 보상할 수 있다고 믿는다.[53] 만약 여러분이 태아의 임신부 종합비타민에 있는 소량의 비타민 E 외에 비타민 E 보충제를 복용하기로 결정한다면, 매우 세심하게 200IU 이하의 보충제를 찾는 것이 가장 좋다.

제11장에서 논의하겠지만, 비타민 E는 배아 이식에 대비하여 자궁

내막의 발달을 지원하는 것으로 보인다. 결과적으로 난자 채취 후 배아 이식 시점까지 비타민 E를 계속 섭취하는 것이 도움이 될 것으로 보인다.

비타민 C

비타민 C는 난소여포에서 자연적으로 다량 발견되는 수용성 항산화제다.[54] 나이 든 쥐에서 비타민 C와 E는 적어도 나이와 관련된 난소 기능 감소의 일부를 막는 것으로 밝혀졌다.[55] 또 실험실 연구에서 비타민 C 유도체는 돼지 배아의 질을 향상시켰다. 그러나 인간 연구에서 비타민 C를 추가로 복용하면 여성의 출산력이 향상된다는 증거는 여전히 제한적이다.

비타민 C 보충제 사용의 긍정적인 결과를 보여주는 몇 가지 연구 중 하나는 비타민 E의 맥락에서 위에서 설명한 것과 동일한 2014년 연구이다. 이 연구는 비타민 E 보충제의 가치를 조사하는 것 외에도 비타민 C 보충제가 설명되지 않는 불임 여성에게 도움이 되는지를 조사했다.

연구진은 적어도 건강한 체중의 여성과 35세 미만 여성의 경우 비타민 C 보충제 복용이 임신 성공까지의 소요 기간이 더 짧은 것과 관련 있다는 점을 발견했다.[56] 이는 비타민 C가 나이 든 여성이나 과체중인 여성에게 도움이 덜 된다고 간주하는 것이 아니다. 오히려 이들 그룹들에게는 복용량이 너무 적었을 수 있기 때문에 그 연구에서 효과를 보이지 않았다는 것을 의미한다. 연구원들은 과체중 여성과 대부분의 나이든 연령대의 여성에게서 비타민 C 섭취는 이미 높은 수준인 산화를 막기에 충분하지 않을 것이라고 설명했다.

2018년 연구진은 체외수정을 통해 임신을 시도하던 자궁내막증 여성을 대상으로 비타민 C 보충제의 무작위 통제 시험을 시행했다.[57] 체외수정 시술 전 두 달 동안 여성들을 무작위로 나눠, 추가로 보충제를 복용하지 않게 하거나 또는 매일 1,000mg의 비타민 C를 복용하게 했다. 비타민 C 복용 그룹에 속한 사람들은 결국 훨씬 더 많은 수의 양질의 배아를 갖게 되었다. 또 비타민 C 복용 여성들은 임신 가능성이 약간 높았지만, 이 결과에 대한 통계적 유의성을 보여주기에는 연구 규모가 너무 작았다.

만약 여러분이 비타민 C 보충제를 추가하기로 선택한다면, 일반적인 복용량은 하루 500mg, 그리고 자궁내막증 환자의 경우 하루 1,000mg이다.

알파리포산

알파리포산은 항산화 특성이 확실해 난자 품질에 도움이 될 수 있는 또 다른 보충제다.[58] 그것은 자연적으로 몸에서 생산되며 수용성과 지용성 항산화제 역할을 동시에 하는 희귀한 능력을 가지고 있다.[59] 대조적으로 비타민 C는 수용성이고 비타민 E는 지용성이므로 이들 항산화제는 도달 범위가 제한적이다.

알파리포산은 미토콘드리아에서 자연적으로 발견되고 그곳에서 에너지 생산을 돕기 때문에 유망한 보충제이기도 하다.[60] 동물 연구에 따르면 알파리포산은 노화의 영향으로부터 미토콘드리아를 보호할 수 있다.[61] 알파리포산 보충제를 복용하면 혈류의 총 항산화 수준이 크게 증가하고 항산화 효소의 활성도 증가한다.[62]

알파리포산이 생식력을 향상시킨다는 증거도 있다. 예를 들어 실험실 연구에 따르면, 이 항산화제는 난자 성숙과 배아 생존율을 향상시킬 수 있다.[63]

제14장에서 논의한 바와 같이, 이 항산화제는 정자의 질도 향상시킨다. 무작위, 이중 맹검, 위약 조절 연구에서 남성이 매일 $600mg$의 알파리포산을 12주 동안 복용했을 때, 총 정자 수, 정자 농도, 운동성 수준이 현저하게 향상되었다.[64]

알파리포산은 CoQ10, 비타민 C, 비타민 E를 활성 항산화제 형태로 재활용하는 것을 돕기 때문에 특히 유익한 항산화제다. 또 알파리포산은 글루타티온이라고 불리는 또 다른 중요한 항산화제의 수치를 높이는 데 도움이 된다.

여성의 경우 알파리포산의 불임 관련 이점은 특히 다낭성난소증후군(PCOS)을 가진 사람들에게서 명백하다. 예를 들어 연구원들은 알파리포산과 미오이노시톨의 결합물은 미오이노시톨 단일물보다 우월하여, 결과적으로 체외수정 이후 양질의 배아를 더 많이 형성하는 것을 발견했다.[65]

2017년에 발표된 별도의 연구에서, PCOS를 가진 여성들이 6개월 동안 알파리포산과 미오이노시톨의 결합물을 복용했을 때, PCOS의 특징인 호르몬 이상이 정상화되었다.[66] 또 다른 연구는 PCOS를 가진 여성들이 16주 동안 하루에 두 번 $600mg$을 복용한 결과 인슐린 민감도가 향상되고 정상 배란을 시작했다는 것을 발견했다.[67]

불임 상황에서 알파리포산에 관한 대부분의 인간 연구들은 정자 질이나 PCOS에 초점을 맞추었다. 하지만 이 분자가 작용하는 방식은 난자의 질이 문제가 될 때마다 전반적으로 도움이 된다는 것을 암시한다. 그것은 알파리포산이 미토콘드리아의 에너지 생산을 지원하는 강력한 항산화제이기 때문이다.

또 알파리포산은 염증을 감소시켜 자궁내막증이나 습관성 유산 환자들에게 훨씬 큰 혜택을 준다.[68] 연구에 따르면 염증은 자궁내막증이 불임을 유발하는 주요한 방법 중 하나일 수 있다. 새로운 연구들은 또한 염증이 설명되지 않는 유산의 주요 원인이 될 수 있다는 것을 발견했다. (이 주제는 다이어트에 관한 장에서 깊이 논의할 것이다.)

알파리포산의 안전성과 부작용

알파리포산의 임상시험에서는 유의한 부작용이 보고되지 않았다. 가장 흔한 부작용은 메스꺼움이지만, 이마저도 하루에 $600mg$의 용량으로는 드문 현상이다.[69]

알파리포산이 갑상선호르몬을 낮출 수 있다는 주장이 제기되었다.[70] 따라서 갑상선 질환이 있다면 의사와 상의하기 전에 이 보충제를 복용해서는 안 된다. 알파리포산은 또한 당뇨병 환자의 혈당 수치를 개선할 수 있다.[71] 따라서 당뇨병을 앓고 있다면 이 보충제 복용을 시작할 때 주의 깊게 관찰해야 한다. 궁극적으로 의사는 여러분의 당뇨병 약 복용량을 줄일 수 있을 것이다.

알파리포산의 복용량과 형태

임상 연구는 알파리포산이 일반적으로 하루 400~600mg의 용량에서 효과적이라는 것을 보여준다(일부는 PCOS 때문에 하루 1,200mg을 사용했다). 만약 R-알파리포산 형태의 보충제를 선택하면 하루 200~300mg을 섭취하면 충분할 것이다. R-알파리포산은 자연적으로 몸에서 만들어지는 생물학적 활성의 형태이기 때문이다.[72]

보충제가 R 형태임을 명시하지 않았으면 알파리포산과 거울상(像) 분자의 반반 혼합물일 가능성이 높으며, 이는 덜 효과적이다. 알파리포산의 R 형태를 선택하면 적은 용량을 사용할 수 있어 이 보충제로 인해 가끔 발생할 수 있는 위 불편함을 줄일 수 있다.

알파리포산은 빈속에 더 잘 흡수될 수 있으므로, 표준적인 조언은 그것을 식사 30분 전이나 식후 두 시간에 복용하라는 것이다.[73] 만약 빈속 복용이 불편하거나 메스꺼움 또는 속쓰림을 유발한다면, 식사와 함께 복용해도 흡수량이 약 20~30% 줄어들 뿐이다.

민감한 위를 가진 사람들의 경우 식사와 함께 하루에 두세 번 100mg R-알파리포산(순수 캡슐화 R-리포산 등)을 복용하는 것이 가장 좋다. 다른 사람들은 하루에 한 번 빈속에 200mg 또는 300mg의 R-알파리포산을 복용할 수 있다.

N-아세틸시스테인

난자의 질과 생식력에 도움이 될 수 있는 또 다른 항산화제는 N-아세틸시스테인이라고 불린다. 이 아미노산 유도체는 항산화제 역할을 하며 세포 내부의 또 다른 중요한 항산화제인 글루타치온의 활성을 증가시킨다.[74] 이것은 아세트아미노펜(타이레놀 또는 파라세타몰로 알려져 있다)의 과다복용에 의한 중독의 해독제로 흔히 사용된다.[75]

N-아세틸시스테인과 PCOS

N-아세틸시스테인의 출산율 향상 능력을 보여주는 가장 명백한 증거는 다낭성난소증후군(PCOS) 임상시험에서 나온 것이다. 일련의 무작위, 이중 맹검, 위약 조절 연구들에 따르면, PCOS 환자에게 N-아세틸시스테인을 보충한 결과 배란이 회복되고 난자와 배아의 질이 향상되었다. 그 결과 임신 가능성이 높아지고 유산율이 낮아졌다.[76] 이런 현상은 자연임신을 시도하는 여성, 클로미드나 레트로졸 같은 약물을 복용하는 여성, 체외수정으로 임신을 시도하는 여성에게서 나타났다.

N-아세틸시스테인이 만드는 차이점은 아마도 불임으로 가장 오래 고군분투해 온 PCOS 여성들에게 가장 극적일 것이다. 한 임상시험에서 평균 4년 이상 불임으로 고생한 PCOS 여성들은 N-아세틸시스테인과 배란 자극 약물 클로미드를 5일 동안 복용했다. 치료 후 N-아세틸시스테인을 복용한 여성들의 21%가 임신하게 되었고, 이에 비해 위약을 복용한 여성들은 9%가 임신하게 되었다.[77]

PCOS를 넘어선 N-아세틸시스테인

지금까지 대부분의 연구가 PCOS에 초점을 맞추고 있지만, 연구원들은 그것이 일반적으로 난자의 질과 생식력을 향상시킬 수 있다고 믿는다. 특히 항산화제 역할을 하고 해독을 지원함으로써, 노화와 산화스트레스가 난자의 품질에 미치는 악영향을 상쇄할 수 있다.

이런 현상은 체외수정을 준비하는 여성들에게 위약과 N-아세틸시스테인을 무작위로 배정한 최근의 연구에서 나타났다.[78] 보충제를 복용한 집단에서 더 많은 난자를 채취했고 임신율이 훨씬 높았다(74% 대 50%). 또 난소여포에서 독소 호모시스테인의 수치가 훨씬 낮았다.

만약 N-아세틸시스테인이 난소여포의 호모시스테인 수치를 감소시킬 수 있다면, 이는 불임의 다양한 원인과 관련한 광범위한 의미를 갖는다. 호모시스테인은 미토콘드리아를 손상시키기 때문에 난자 발달에 믿을 수 없을 정도의 해를 끼친다. 엽산이 출산력을 향상시키는 주요 방법 중 하나는 호모시스테인을 해독하는 것이다. 이 중요한 해독 작업을 돕고 발달하는 난자의 에너지 생산을 지원하는 또 다른 도구를 갖는 것은 분명히 도움이 된다.

따라서 N-아세틸시스테인은 엽산 대사 유전자(MTHFR 포함)의 유전적 변이처럼 높은 호모시스테인 수치와 관련된 위험인자를 가진 사람들, 그리고 조기폐경 또는 습관성 유산 이력을 가진 사람들에게 특히 중요할 수 있다.

N-아세틸시스테인의 유산 예방

우리가 염증과 호모시스테인을 줄이는 능력에서 기대하는 것처럼, N-아세틸시스테인은 유산 위험을 줄이는 것 같다.

이는 설명되지 않는 습관성 유산 여성 그룹에 엽산과 함께 하루에 N-아세틸시스테인 $600mg$을 투여한 시험에서 나타났다. 그 결과를 엽산만 복용한 여성들과 비교하였더니 N-아세틸시스테인과 엽산의 조합에서 유산 가능성이 매우 극적으로 감소하였다. 궁극적으로 N-아세틸시스테인을 복용하는 여성은 아기를 집에 데려갈 확률이 두 배나 높았다.[79]

다른 연구들은 N-아세틸시스테인이 PCOS를 가진 여성의 유산율을 60% 감소시킨다는 것을 보여주었다.[80]

N-아세틸시스테인과 자궁내막증

N-아세틸시스테인은 특히 자궁내막증 환자들에게 도움이 될 수 있다. 최근 실험실 연구에서 연구진은 이 항산화제가 자궁내막증이 난자의 질에 미치는 부정적인 영향을 억제하는 데 도움이 된다는 사실을 입증했다.[81] 게다가 이탈리아의 한 임상연구에서 자궁내막증 여성이 N-아세틸시스테인을 복용하면 자궁내막증과 관련된 통증과 낭종을 실제로 줄일 수 있다는 사실이 밝혀졌다.[82] N-아세틸시스테인을 복용한 환자의 3분의 1이 3개월의 치료 후 수술을 취소한 것으로 나타났다. 연구 저자들의 말에 따르면, "우리는 N-아세틸시스테인이 실제로 부작용 없이 간단하고 효과적인 자궁내막증 치료, 그리고 임신

을 원하는 여성들에게 적합한 접근법을 의미한다는 결론을 내릴 수 있다."

N-아세틸시스테인의 안전성과 부작용

N-아세틸시스테인은 다양한 상황에서 의사들이 널리 사용하고 있다.[83] 하지만 알레르기와 부작용이 때때로 발생한다. 진통제 과다 복용을 치료하기 위해 N-아세틸시스테인을 고농도로 사용한 후 드물게 알레르기 반응이 일어났다.[84] 어떤 사람들에게는 N-아세틸시스테인이 메스꺼움, 설사, 복통을 일으킨다. 만약 이런 부작용이 여러분에게 발생한다면, 그 보충제 복용을 중단하고 이 장에서 논의한 다른 항산화제에 초점을 맞추는 것이 타당할 것이다.

N-아세틸시스테인 복용량

N-아세틸시스테인을 여러 달 복용하는 임상시험에서 일반적인 복용량은 하루 $600mg$이었다. N-아세틸시스테인을 5일 동안만 투여한 다낭성난소증후군(PCOS) 연구에서 사용된 복용량은 하루 $1,200mg$이었다. 난자의 품질과 난자가 발달하는 데 걸리는 시간으로 보아, 가급적 더 긴 시간 동안 적은 양을 복용하는 것이 타당할 것이다.

N-아세틸시스테인 대 아세틸-L-카르니틴

아세틸-L-카르니틴은 종종 N-아세틸시스테인과 혼동되는 또 다른 항산화 분자지만, 전적으로 다른 분자들이다. 간은 아미노산 라이신으로부터 카르니틴을 생산한다. 그 중 일부는 아세틸-L-카르니틴으로 전환된다.

카르니틴(L-카르니틴이든, 아세틸-L-카르니틴이든)은 지방을 세포 에너지로 전환시키는 데 도움이 된다. 그래서 스포츠 보충제와 체중 감량 보충제로 자주 복용한다. 연구에 따르면 이 보충제는 정자의 질에도 도움이 될 가능성이 높다. 미토콘드리아의 에너지 생산에 관여하는 항산화제이기 때문이다. 그러나 난자 품질에 미치는 영향은 꽤 불확실하다.

여성 출산의 맥락에서, 현재까지 대부분의 연구는 L-카르니틴 형태에 초점을 맞추고 있다. 특히 PCOS의 맥락에서 그러하다. 무작위 임상시험에서 L-카르니틴은 체중 감량을 지원하고, 인슐린 수치를 조절하고, 배란을 회복하고, 난자가 성숙하도록 도와주고, 임신 성공률을 향상시킨다.[85] 이러한 연구들은 PCOS 여성들에게서 L-카르니틴 수치가 흔히 현저하게 낮다는 발견과 상통한다.[86] 만약 PCOS 환자라면 L-카르니틴은 일반적으로 고려해야 할 추가 보충제 중 하나다. 전형적으로 그 복용량은 하루 3g이다.

PCOS가 없는 여성의 경우, L-카르니틴 또는 아세틸-L-카르니틴의 사용을 뒷받침할 충분한 증거가 현 단계에서는 없다. 대부분의 동물 연구는 그것들이 여성 출산에 유익한 효과를 준다는 사실을 발견했다. 하지만 다른 연구들은 그 반대 결과를 보고했다.[87] 2017년에 발표된 인간에 관한 한 연구는 배아의 질에 미치는 유익한 효과를 발견했다.[88] 그러나 이 보충제가 여성에게 유익한지 여부를 확신하기에는 시기상조이다. 제14장에서 논의한 바와 같이, 남성에게는 그 증거가 훨씬 강력하다.

결론

많은 전문가들은 산화스트레스가 난소 노화의 주요 메커니즘이라고 믿는다.[89] 난자의 산화적 손상을 막기 위해 활성화한 산소 분자(활성산소 등)는 난자의 자연 항산화제에 의해 지속적으로 억제되어야 한다. 그러나 연령과 관련된 불임, 자궁내막증, PCOS 또는 설명되지 않는 불임증을 가진 여성의 경우, 이러한 자연 항산화 방어 시스템이 손상되어 더 많은 항산화제가 필요할 수 있다.

여러분의 보충제 범위에 얼마나 많은 그리고 어떤 항산화제를 첨가해야 하는지는 직면한 특정 불임 문제에 달려 있다. 하지만 여러분의 특정 관심사에 도움이 될 가능성이 가장 높은 항산화제 두세 가지를 선택하는 것이 합리적이다. 그 옵션은 아래에 요약되어 있다. 다양한 시나리오에 대한 보충제 범위의 구체적인 사례는 제12장에 나와 있다.

- 멜라토닌
  - 최적 적응증: 체외수정 또는 PCOS
  - 일반적인 복용량: 잠자리에 들기 전에 $3mg$

- 비타민 E

  - 최적 적응증: 설명되지 않거나, 나이와 관련된 불임, 배아 이식
    준비
  - 일반적인 복용량: 200IU

- 비타민 C

  - 최적 적응증: 설명되지 않거나, 나이와 관련된 불임, 자궁 내막
    증
  - 전형적인 복용량: 500~1,000mg

- 알파 지방산

  - 최적 적응증: PCOS, 나이 관련 불임, 난소예비력 감소, 자가면
    역, 습관성 유산, 자궁내막증
  - 일반적인 복용량: 200~300mg R-알파리포산 (또는 600mg 표
    준형태)

- N-아세틸시스테인

  - 최적 적응증: PCOS, 나이 관련 불임, 난소예비력 감소, 자궁내
    막증, MTHFR 변이 및 습관성 유산
  - 전형적인 복용량: 600mg

항산화제는 일반적으로 난자 채취 직전에(체외수정의 경우) 또는

임신 테스트 양성을 받을 때 중단할 수 있다. 체외수정으로 임신을 시도하고 있다면, 제11장에서 다루었듯이 배아 이식 때까지 비타민 E 복용을 계속하는 것이 가치가 있을 것이다.

제8장
미오이노시톨을 이용한 배란 회복

"종종 질문은 복잡하지만 답은 간단하다."

수스 박사Dr. Seuss

추천: 중급 및 심화 출산 계획

미오이노시톨은 특히 배란을 회복시키고 다낭성난소증후군(PCOS) 또는 인슐린 저항성을 가진 여성의 난자 품질 향상에 도움이 된다. 어떤 경우에는 PCOS가 없더라도 도움이 될 수도 있다. 이전 체외수정에서 많은 난자가 미성숙했거나, 설명되지 않는 습관성 유산의 이력을 가지고 있거나, 불규칙 배란인 경우, 미오이노시톨은 구체적으로 고려할 가치가 있다.

비추천

많은 연구 결과 미오이노시톨은 부작용이 거의 또는 전혀 없고 매우 안전한 것으로 나타났다. 그러나 조현병이나 조울증이 있는 경우

이론적으로 상태를 악화시킬 수 있는 위험성이 있기 때문에 조심스럽게 사용해야 한다.[1]

미오이노시톨이란 무엇인가?

미오이노시톨은 과일, 야채, 곡물 및 견과류 같은 다양한 식품에서 자연적으로 발견되는 설탕 분자의 일종이다. 일반적으로 비타민 B(비타민 B_8)의 일종으로 간주된다. 하지만 신체가 포도당으로 비타민을 생산할 수 있기 때문에 진정한 필수 비타민은 아니다. 미오이노시톨은 분자에 신호를 전달하는 핵심 구성 요소 역할 등 신체에서 다양한 역할을 한다.

미오이노시톨은 최근 출산 보충제로 널리 추천된다. 하지만 난자 품질에서 미오이노시톨의 역할에 관한 이야기는 수년 전에 시작되었다. 2002년 토니 치우(Tony Chiu) 박사와 홍콩의 한 연구진은 미오이노시톨을 난자 및 배아 품질과 직접 연결한 첫 연구 결과를 발표했다.[2] 그들은 체외수정 시술을 받고 있는 여성 53명을 대상으로 난소여포 내 미오이노시톨의 수치를 추적했다. 그리고 난포의 미오이노시톨 양을 내부 난자의 품질 및 추후 수정 여부와 비교했다.

결과는 명확했다. 나중에 성공적으로 수정된 성숙한 난자가 포함된 난소에서 더 높은 수준의 미오이노시톨이 발견되었다. 또한 난포의 높은 미오이노시톨 수치와 높은 품질의 배아 사이에는 분명한 연관성이 있었다.

훨씬 초기 연구는 이 화합물이 이노시톨 인지질로 불리는 중요한 신호전달 분자의 전구물질이라는 것을 보여주었다. 치우 박사는 이 초기 연구로부터 미오이노시톨 연구의 영감을 받았다. 이런 신호전달 분자는 메시지를 전달함으로써 발달하는 난자를 포함한 세포들 내에서 광범위한 생물학적 활동을 조절한다.

미오이노시톨과 난자 품질의 연관성은 연구자들에게 흥미로운 가능성을 불러일으켰다. 보충제 형태로 미오이노시톨을 보충하는 것은 아마도 체외수정에서 성공 가능성을 향상시킬 것이다. 이 가설을 검증하는 데 수년이 걸렸다. 현재 미오이노시톨 보충제가 적어도 PCOS나 인슐린 저항성을 가진 여성들에게는 출산력을 향상시킬 수 있다는 확실한 증거가 있다(아래에서 더 논의할 것이다).

PCOS가 없으면 어떻게 될까?

PCOS나 인슐린 저항성이 없는 여성의 경우 미오이노시톨의 가치는 여전히 불확실하다. 지금까지 PCOS가 없는 여성에 관한 연구는 극히 적었고 그 결과는 크게 인상적이지 않았다.[3]

이 연구들 중 첫 번째 연구에서 의사들은 체외수정 시술 전에 3개월 동안 PCOS가 없는 여성들에게 미오이노시톨을 주었다. 미오이노시톨은 실제로 성숙한 난자·배아의 수를 줄이는 것 같았다. 위약을 투여한 그룹에 비해 미오이노시톨 그룹에서 이식 성공률과 임신 성공률이 약간 높았다. 하지만 그 차이가 실제인지 우연에 의한 것인지를 판단하기에는 연구 규모가 너무 작았다.

이와 유사한 연구에서 이전에 체외수정 실패 후 '저(低) 반응자'로 분류된, PCOS가 없는 여성들에게 이번에는 미오이노시톨이 성숙한 난자의 실제 획득 수를 크게 증가시켰다.[4] 그리고 미오이노시톨을 복용한 여성들은 양질의 배아 수, 이식 성공률, 임신 성공률도 약간 증가했다.

이 제한된 증거는 아마도 일반적인 상황에서 이 보충제 사용을 정당화하지 못할 것이다. 그러나 PCOS의 맥락에서 아래 논의된 증거에 근거할 때에는 고려해 볼 가치가 있을 것이다.

- 이전 체외수정 시술에서 많은 난자가 미성숙했다.
- 인슐린 저항성이 있다.
- 생리주기가 불규칙하거나 길다(30일 이상).
- 일반적으로 PCOS와 관련된 호르몬 장애(높은 테스토스테론이나 높은 AMH 등)를 가지고 있다.

아래에서 더 논의한 것처럼, 미오이노시톨은 일부 경우에 유산을 예방하는 역할을 할 수도 있다.

미오이노시톨과 PCOS
미오이노시톨이 PCOS에서 왜 그렇게 유익한지를 이해하기 위해서는 이 상태에서 호르몬 불균형의 근본적인 원인으로 돌아갈 필요가 있다. 의사들은 30년 이상 PCOS가 건강한 체중의 여성에게도 높은 인슐린 수치와 관련이 있다는 것을 알고 있었다.[5] 높은 인슐린 수치는 난소에서 테스토스테론 같은 호르몬 수치를 증가시킴으로써 PCOS에서 불임을 야기하는 직접적인 역할을 하는 것으로 보인다.[6]

이러한 이해에 기초하여 PCOS는 신체를 인슐린에 더 반응하게 만드는 다양한 약물로 치료되어 왔다. 이 약물들은 혈류의 포도당을 섭취하라는 인슐린의 메시지에 세포들이 더 민감하게 반응하도록 만든다. 그 결과 혈당 수치를 더 잘 조절하고 인슐린 수치를 낮추는 것을 목표로 한다. 그 한 가지 사례는 메트포르민(경구용 혈당 강하제)이다. 이 약물은 PCOS와 당뇨병에서 혈당 조절을 개선하기 위해 널리 연구되어 왔다.[7]

PCOS에서 출산력을 개선하기 위해 메트포르민을 사용한다는 이론은 인슐린 수치를 정상 회복함으로써 생식 호르몬의 균형을 재조정하고 배란을 회복할 수 있다는 것이다. 그러나 메트포르민은 메스꺼움과 구토 같은 몇 가지 심각한 부작용을 가지고 있으며[8], 그것이 얼마나 잘 작용하는지 명확하지 않다.

이런 배경에서 과학자들은 궁극적으로 출산력 향상을 목표로 PCOS를 가진 여성들의 인슐린 기능을 개선하기 위한 대안을 찾기 시작했다. 여기서 이야기는 미오이노시톨로 되돌아간다. 이노시톨 계열의 일부 분자가 인슐린 기능과 설탕 대사에 관여한다는 것이 이미 알려져 있었다. 또 PCOS에서 미오이노시톨이 고갈될 수도 있다는 것이 알려져 있었다. 퍼즐의 마지막 부분은 치우 박사의 연구였다. 그 연구는 양질의 난자와 관련된 난포에서 더 높은 수준의 미오이노시톨을 보여주었다.

연구자들은 이제 이노시톨 계열 분자의 처리 결함이 PCOS의 인슐린 저항성을 조장할 수 있다고 믿는다.[9] 미오이노시톨 보충제는 난자 발달 과정에서 인슐린 재균형 및 필요한 수준의 미오이노시톨 회복과 관련한 이 문제점을 모두 없앨 수 있다.[10]

많은 연구들은 현재 미오이노시톨 보충제 복용이 PCOS를 가진 여성들에게 실제로 유익하다는 것을 지속적으로 보여주었다. 2007년에 발표된 첫 연구들 중 하나에서 PCOS 여성 25명이 6개월 동안 미오이노시톨 보충제를 복용했다. 이 연구가 시작되기 전 이들 여성 모두는 적어도 1년간의 불임과 매년 6회 미만의 생리를 경험했다. 따라서 불임의 가장 유력한 원인은 배란 기능 장애라고 판단되었다. 미오이노시톨을 복용한 6개월 동안 이 여성들 중 72%가 정상적으로 다시 배란을 시작했다.[11] 이 여성들 중 절반 이상이 임신을 했다.

이와 유사한 결과가 이후 여러 연구들에서도 나왔다.[12] 이들 중 한 연구에서는 특정 환자에게 미오이노시톨과 위약 중 무엇이 배정되었는지를 의사와 환자 모두가 알지 못하게 하여, 편견과 플라시보 효과의 가능성을 최소화했다.[13] 결과는 극명했다. 위약 복용 여성들은 21%가 배란한 반면 미오이노시톨 복용 여성들의 경우 약 70%가 배란했다.

배란이 회복되고 자연임신 가능성이 향상되었다는 이 모든 연구들은 이야기의 한 부분일 뿐이다. 더 구체적인 수준에서 말하자면, 체외수정 시술에서 의사들은 PCOS 여성의 난자와 배아 품질에 대한 미오이노시톨의 긍정적인 영향을 직접 관찰할 수 있게 되었다.

이런 긍정적인 영향을 보여주는 첫 체외수정 연구에서 여성들은 체외수정 약물 복용일부터 미오이노시톨을 투여 받았다. 미오이노시톨을 받지 않은 여성들과 비교했을 때, 미오이노시톨은 성숙한 난자의 채취 비율을 증가시키고 미성숙했거나 변질된 난자의 수를 감소시킨 것으로 나타났다.[14] 게다가 난소 과(過)자극에 대한 우려로 인해 시술이 취소되는 경우는 더 적었다.

미오이노시톨 보충제 복용을 일찍 시작했을 때 그것은 PCOS 여성들의 체외수정 결과에 훨씬 큰 영향을 미쳤다.[15] 이중 맹검 시험에서 의사들은 여성들에게 하루에 두 번 엽산과 2g의 미오이노시톨을 3개월간 투여했다. 그리고 두 번째 그룹에게는 엽산만 주었다. 이들 여성이 체외수정 시술을 받았을 때, 엽산·미오이노시톨 복용 여성들은 엽산만 복용한 여성들에 비해 성숙한 난포를 더 많이 가지고 있었고, 더 많은 난자가 채취되었으며, 채취 난자들 중 미성숙한 난자가 더 적었다. 흥미롭게도 이 연구는 엽산·미오이노시톨 복용 여성들은 최고 품질의 배아 비율이 68%로 엽산만 복용한 여성의 29%보다 훨씬 높다는 것을 발견했다.

요컨대 미오이노시톨은 인슐린을 낮추고 혈당 조절을 향상시킬 뿐 아니라 PCOS 여성의 난자 발달과 배아 품질을 개선하는 것으로 보인다. 그리고 혜택을 받을 수 있는 대상은 인슐린 민감성이 낮은 여성들뿐이 아니다. 이탈리아에서 시행되어 2011년 발표된 연구에 따르면,

정상적인 인슐린 반응을 보이는 PCOS 환자들도 체외수정 기간 동안 미오이노시톨 치료를 통해 난자와 배아의 품질이 향상되었다.[16]

PCOS와 임신성 당뇨병

만약 PCOS를 가지고 있다면 미오이노시톨 복용은 임신성 당뇨병의 위험을 줄이는 추가 이점을 누릴 수 있다. 임신 중 고혈당을 수반하는 이 질환은 PCOS 여성들에게서 훨씬 흔하다.

2012년 연구자들은 임신 중에 미오이노시톨 보충제를 복용하는 PCOS 여성들이 임신성 당뇨병에 걸릴 위험이 훨씬 낮다는 것을 발견했다. 보충제를 복용하지 않는 여성이 임신성 당뇨병에 걸릴 확률 54%와 비교하여 17%에 불과했다.[17] 다른 여러 임상시험에서도 비슷한 긍정적인 결과가 보고되었다. 2015년 코크란(Cochrane: 국제 비영리 의료단체)은 당시 활용 가능한 시험들을 검토하여, 미오이노시톨이 임신성 당뇨병 발생을 줄이는 잠재적인 이점이 있다고 결론지었다. 만약 여러분이 PCOS나 임신성 당뇨병의 다른 위험 요인을 가지고 있다면, 의사에게 임신 중 미오이노시톨을 계속 복용할 것인지 여부를 물어봐야 한다.

미오이노시톨과 유산

미오이노시톨은 또한 반복적인 임신 손실을 가진 여성의 유산을 예방하는 역할을 할 수 있다. 여러 연구에서 여러 번 유산 이력이 있는 여성들은 인슐린 저항성이 훨씬 높은 것으로 밝혀졌다.[18] 한 연구에서

인슐린 저항성은 이 집단에서 2~3배 흔했다.[19]

이론적으로 인슐린 저항성이 유산 위험을 가중시킨다면, 미오이노시톨처럼 인슐린 저항성을 역전시키는 보충제가 유익할 수 있다. 이 보충제가 여러분의 경우에 도움이 될 수 있는지 판단하기 위해, 의사에게 당부하검사를 요청할 수 있다. 이 검사는 금식하여 혈당을 측정하고, 포도당 용액을 마신 지 2시간 후에 혈당을 측정하는 것이다. 만약 인슐린 저항성을 가진 것으로 밝혀진다면, 이론적으로 유산 위험을 줄이기 위해 미오이노시톨 보충제를 추가하는 것이 도움이 될 수 있다.

안전성, 부작용 및 복용량

미오이노시톨은 하루 12g의 고(高)용량만 메스꺼움 같은 가벼운 위장 증상을 유발할 뿐 매우 안전한 것으로 설명되어 왔다.[20] 임상 연구에서 효과적으로 여겨지는 일반적인 권장량은 하루 4g이다. 아침과 밤 2회 분할 복용한다. 이것은 매일 몸에서 자연적으로 생산되는 미오이노시톨의 양과 유사하다. 이상적으로는 체외수정 전 최소 3개월 동안 미오이노시톨을 복용해야 한다. 보충제를 언제 중단할지는 의사와 상의하라. 많은 의사들은 임신성 당뇨병을 예방하기 위해 PCOS 여성들이 임신 내내 미오이노시톨을 복용할 것을 권고한다.

D-카이로이노시톨은 어떤가?

발음이 비슷한 관련 화합물인 D-카이로이노시톨은 출산력 향상을 위해 PCOS 여성들이 자주 사용한다. 하지만 고용량으로는 난자의 수와 품질을 떨어뜨리는 역효과를 낼 수 있다.[21] 불행히도 이 부정적인 효과는 널리 알려져 있지 않다.

D-카이로이노시톨의 가능한 이점을 보여주는 초기 연구들은, 그 보충제가 단순히 효과가 없거나 이점보다 해가 더 클 수 있다는 최근의 연구를 무색하게 했다.[22] 단지 한 예로서, 한 연구는 위약 대신 D-카이로이노시톨을 투여 받은 PCOS 여성들에게서 난자의 수가 적고 양질의 배아가 적다는 것을 발견했다.[23]

연구원들은 이제 D-카이로이노시톨이 왜 PCOS에는 도움이 되지 않는지 이해하기 시작했다. 몸에서 효소는 신체 다른 부위를 위한 적절한 비율을 유지하기 위해 소량의 미오이노시톨을 D-카이로이노시톨로 전환시킨다. 간과 근육에서 정상 비율은 약 40대1, 즉 미오이노시톨 40과 D-카이로이노시톨 1의 비율이다. 난소에서 미오이노시톨의 정상 비율은 훨씬 크다. 약 100대1이다.

밀접하게 관련된 두 분자는 실제로 난소에서 하는 일이 뚜렷하게 구분된다. 미오이노시톨은 난포자극호르몬(FSH)의 기능을 지원하고, D-카이로이노시톨은 테스토스테론 생산을 지원한다.[24] PCOS는 미오이노시톨을 과도하게 D-카이로이노시톨로 전환시키는 것과 관련 있을 수 있다. 그래서 정상 수준 미오이노시톨의 격감, 테스토스테론

과다 생산을 유발할 수 있다.[25] 이것은 결과적으로 난자 품질을 저하시킬 수 있으며, 왜 미오이노시톨이 난자 품질을 향상시킬 수 있는지를 설명한다. 다량의 D-카이로이노시톨 보충은 문제를 쉽게 악화시킬 수 있다.

'오바시톨'처럼 임신 목적으로 판매되는 인기 있는 미오이노시톨 보충제에는 소량의 D-카이로이노시톨이 포함되어 있다. 이런 조합의 이면에 있는 아이디어는 신체에서 자연적으로 발견되는 D-카이로이노시톨에 대한 미오이노시톨의 비율 40대1을 모방한 것이다. 이 조합 보충제는 PCOS 여성의 대사 기능과 배란을 향상시키는 것으로 밝혀졌지만[26] 최근에는 미오이노시톨만의 사용을 뒷받침하는 증거가 훨씬 많다.

결론

미오이노시톨은 정상 배란을 회복하고 난자의 질을 향상시키고 임신성 당뇨병을 예방하는 것처럼 보인다. 이 때문에 PCOS 여성들에게 일상적으로 권장된다. 만약 여러분이 PCOS를 가지고 있다면, 수주 또는 수개월 동안 매일 미오이노시톨 보충제를 복용하는 것은 믿을 수 없을 정도로 도움이 될 수 있다. 미오이노시톨은 배란하지 않거나 인슐린 저항성이 있는 여성의 출산력을 향상시킬 수도 있다. 미오이노시톨도 인슐린 저항성과 연계된 유산 위험을 줄일 가능성이 있다. 하지만 이에는 추가 연구가 필요하다.

제9장
난소예비력 감소와 DHEA

"용기를 잃지 마라. 그것이 열쇠 꾸러미 중에서 자물쇠를 여는
마지막 열쇠가 되는 경우가 많다."
성명 미상

추천: 심화 계획

DHEA는 현재 난소예비력 감소 여성, 체외수정을 준비 중인 나이 관련 불임 여성을 위해 불임클리닉에서 널리 추천한다.[1] DHEA 사용을 지지하는 과학은 논란이 되고 있지만, 연구는 그것이 난자 수와 질을 향상시킬 수 있음을 보여준다. DHEA는 또한 염색체 정상 난자의 비율을 증가시킴으로써 유산 위험을 줄일 수 있다.

비추천

DHEA는 처방전 없이 영양 보충제로 판매되지만 실제로는 호르몬이기 때문에 복용 전 불임전문가와 상담해야 한다. 그것은 일부 약물과 상호작용할 수 있으며, 일반적으로 PCOS나 호르몬에 민감한 암의

이력을 가진 사람들에게 권장되지 않는다. 자궁내막증 여성에게는 광범위한 연구가 없었다.

DHEA 도입

DHEA 이야기는 뉴욕 소재 체외수정 클리닉의 한 결단력 있는 여성 환자로부터 시작한다. 40세를 넘긴 그녀는 자신의 확률을 높일 수 있는 모든 방법을 찾고 있었다. 그녀는 스스로 연구하면서 체외수정에서 난자의 수를 늘리는 DHEA에 관한 과학 기사를 발견하고 그 보충제를 복용하기 시작했다. 그 결과는 너무 놀라워 그녀의 클리닉은 체외수정 결과를 향상시키기 위해 DHEA를 사용하는 선구자가 되었다.

그로부터 수년 뒤 DHEA는 이제 난자·배아의 수 및 품질 향상을 위해 특정 체외수정 환자에게 일상적으로 권장된다. 대표적인 불임전문가 노버트 글리처(Norbert Gleicher) 박사는 "DHEA는 나이 든 여성과 조로(早老)한 난소를 가진 젊은 여성의 불임 치료를 혁신하고 있다."라고 말한다.[2]

DHEA란 무엇인가?

DHEA는 디하이드로에피안드로스테론을 의미한다. 부신과 난소에서 생성되는 호르몬 전구체다. DHEA는 난소여포의 초기 발달에 매우 중요하다. 어떤 이유로든 부신이 충분한 DHEA를 생산하지 못하면, 언제든 발달 초기 단계를 거치는 난자의 수가 줄어들 것이다. 그 결과 초음파와 호르몬 수치 상 난포의 수가 감소해 전형적으로 난소예비력 감소 또는 난소 노화를 나타낼 것이다(예: 낮은 AMH).

DHEA의 수준은 일반적으로 나이가 들수록 감소한다. 이것은 나이와 관련된 불임의 한 가지 원인일 수 있다고 생각된다.[3] DHEA 수준은 갑상선 질환, 류마티스 관절염, 부신을 공격하는 항체 등 자가면역 질환을 가진 젊은 여성들에게서도 낮을 수 있다. 자가면역은 젊은 여성의 조기 난소부전(조기폐경)의 흔한 원인으로 이해된다.[4] 검사 결과 DHEA 수치가 낮은 것으로 나타났다면, 이 결핍을 바로잡는 것은 출산력에 극적인 변화를 가져올 수 있다. 잠재적으로 체외수정에서 채취할 수 있는 난자의 수와 질을 모두 증가시킬 수 있다.

DHEA의 출산력 향상

출산력 제고를 위해 DHEA를 사용한 선구자는 인간생식센터(CHR)의 생식 내분비학자들이다. 뉴욕 소재 대형 체외수정 클리닉인 이 센터는 난소예비력 감소를 가진 나이 든 환자들에게서 놀랄 만큼 높은 성공률을 보여주었다. DHEA에 관한 그들의 연구는 한 43세 여성이 자신의 난자 수 증가에 도움 되는 것을 찾기 위해 의학 문헌을 샅샅이 뒤지는 일에서 시작되었다.

DHEA를 복용하기 전 첫 체외수정 시술에서 그녀는 단 하나의 난자와 배아를 생산했다. 의사들은 그녀의 난자를 사용하는 체외수정에 대해서는 더 이상의 시도를 단념시켰다. 그러나 자기 난자로 아이를 갖기로 결심한 그녀는 도움이 될 수 있는 과학 문헌을 샅샅이 찾기 시작했다.

그러다가 그녀는 베일러대 연구진의 논문에서 우연히 도움이 되는 내용을 발견했다. 그것은 체외수정 시술에서 DHEA의 이점을 제시한 것이었다.[5] 베일러 연구는 두 달간 DHEA를 복용한 여성 5명의 난자 수가 증가했다고 기술했다. 하지만 그것이 재발견되어 수년 뒤 뉴욕의 이 개인 환자가 시험할 때까지는 거의 관심을 받지 못했다.

베일러대의 논문을 읽은 후 그녀는 의사들에게 알려지지 않은 DHEA 보충제를 복용하기 시작했다. 두 번째 체외수정 시술에서 그녀는 3개의 난자와 배아를 생산했다.

놀랍게도 그녀가 DHEA를 계속 복용하자 난자와 배아의 수는 점차 증가했다.[6] 그녀는 "내가 뭔가에 빠져 있다는 걸 깨닫기 시작했다."라고 설명했다.[7] 그녀의 의사들은 "그녀 나이에 상태가 더 나빠졌어야 하는데 더 좋아져 깜짝 놀랐다."라고 보고했다.[8] 그녀는 결국 9번째 체외수정 시술에서 16개의 배아를 생산했다.[9]

난자의 지속적인 개선은 DHEA의 유익한 효과가 누적되었음을 암시했다. 이 장기적인 효과는 DHEA가 배란에서 여러 달 전인 매우 초기 단계의 난포에 작용하기 때문인 것으로 이해된다.

2011년 DHEA가 처음으로 비범한 결과를 낸 지 6년 만에, 전 세계 체외수정 클리닉의 상당수가 난소예비력 감소 여성을 위해 DHEA 보충제를 추천하기 시작했다.[10] 이제 더 많은 임상 증거가 제시됨에 따라 훨씬 더 많은 클리닉들이 체외수정 결과를 개선하기 위해 이 전략을 채택했다.

누가 DHEA를 먹어야 할까?

DHEA에 관한 대부분의 연구는 '난소예비력 감소'라는 조건을 가진 여성에 초점을 맞추고 있다. 종종 그 원인은 나이다. 30대 중후반에 접어들면서, 성숙을 시작하기 위해 매달 보충되는 난포 집단은 수적으로 줄어든다. 결과적으로 약물의 자극에 의해 다음 체외수정 시술에서 채취할 수 있는 난자의 수가 감소한다. 이것은 30대 후반과 40대 여성의 체외수정 성공률에 제한 요소가 되며, 40세 이상 여성들은 일반적으로 난소예비력 감소를 가진 것으로 추정된다.

난소예비력 감소는 때때로 훨씬 젊은 여성들에게 영향을 미친다. 이 경우 '조기 난소 노화' 또는 '조기 난소부전'이라는 용어가 때때로 사용된다. 젊은 여성의 경우 이 상태는 AMH(항뮬러관호르몬)의 수준을 측정하여 진단되는 경우가 많다. 이 호르몬은 성숙 초기 단계의 난포 수를 반영한다. 의사들은 초기 난포의 수를 측정하기 위해 초음파 검사를 시행한다. AMH가 낮거나 난포 수가 적으면(또는 둘 다) 난소예비력 감소로 진단을 받을 수 있다.

난소예비력 감소 여성은 종종 '저 반응자'로 불리는 환자 집단과 겹친다. 이 집단은 난소가 체외수정 시술에서 약물 자극의 예상대로 반응하지 않고 성숙한 난자의 채취가 매우 적다.

저 반응자, 난소예비력 감소나 조기 난소 노화를 가진 여성은 전형적으로 체외수정 성공률이 매우 낮고 시술이 종종 취소된다. 채취할 충분한 난자가 없기 때문이다. DHEA에 관한 연구는 이런 특수한 환자들에게 초점을 맞추었다. 이런 유형의 불임은 믿을 수 없을 정도로 치료하기 어렵기 때문이다. DHEA는 체외수정 시술에서 생산되는 난자의 수를 증가시킴으로써 문제의 핵심에 도달하는 것처럼 보인다.

현재의 연구에 따르면, 불임 전문가들은 전형적으로 난소예비력 감소 진단을 받았거나, 40세(일부 클리닉에서는 35세) 이상이거나, 체외수정 시술에서 난자를 매우 적게 생산하는 경우에만 DHEA를 추천한다. 만약 여러분이 이들 그룹 중 하나에 속하면, DHEA는 다음 연구에서 설명한 바와 같이 임신 가능성을 크게 향상시킬 수 있다.

DHEA 임상 연구

뉴욕 인간생식센터(CHR)의 불임전문가들은 DHEA를 복용한 첫 환자의 특별한 결과를 목격한 후, DHEA가 성공적인 체외수정 시술에 충분한 난자를 생산할 가망이 없는 난소예비력 감소 여성들에게도 동일한 혜택을 제공하는지 알아보기 위해 초기 연구를 시작했다.

연구진은 체외수정을 계획하고 있던 난소예비력 감소 환자 25명에게 DHEA 보충제를 주었다. 체외수정 시술이 끝날 때 각자의 난자 및 배아의 수를 DHEA를 사용하지 않았던 이전 체외수정 시술과 비교하였다.[11] 결과는 인상적이었고, 난자와 배아 수가 증가했을 뿐 아니라 난자의 질도 향상되었다.

이 초기 연구는 더 큰 연구로 이어졌다. 난소예비력 감소 여성에게 4개월 동안 DHEA를 투여하고 체외수정 결과를 대조군과 비교했다. 이 연구에서 난자와 배아에 대한 DHEA의 유익한 효과는 다시 분명하게 나타났고 훨씬 더 높은 임신 성공률을 보였다. 특히 DHEA 치료 여성은 28%가 임신을 했고, 대조군의 임신은 10%에 불과했다.[12]

이후 다른 많은 연구들에서도 체외수정 전에 DHEA 보충제를 복용한 난소예비력 감소 여성들은 임신 가능성이 훨씬 높다는 사실을 확인했다. 이는 체외수정을 준비하는 여성들에게 체외수정 전 2~4개월 동안 무작위로 DHEA를 복용 또는 복용하지 않게 한 많은 무작위 통제 연구에서 나타났다.[13]

2015년 코크란(Cochrane: 국제 비영리 의료단체)은 이러한 연구를 검토하여 다음과 같은 결론에 도달했다.

"우리는 17개[무작위 통제 시험]에서 총 1,496명의 참가자와 함께 했다. 두 번의 시험과 별개로 시험 참가자들은 표준 체외수정 프로토콜에서 '저 반응자'로 확인된 여성이었다. 포함된 시험은 테스토스테론이나 DHEA 치료군을 위약이나 비치료군과 비교하는 것이었다. DHEA를 위약 또는 비치료와 비교했을 때, DHEA 사전 치료는 정상 출산이나 임신 지속의 높은 성공률과 관련이 있었다…. 증거의 전반적인 질은 양호했다."

그 검토 후 수년간 증거는 강화되었다. 예를 들어 2016년에 발표된 통제 시험에서 체외수정 전 DHEA를 먹은 여성이 대조군보다 임신 성공률이 훨씬 높았다(33%대16%).[14] 2018년의 한 연구도 비슷한 결과를 보여주었다.[15]

모든 최고 품질의 연구에서 나온 현재 데이터를 모아 철저한 통계 분석(소위 '메타 분석')을 실시하면, 명확하고 일관된 답이 있다. 체외수정 전 DHEA 치료는 임신 가능성을 훨씬 높인다.[16]

체외수정 외의 DHEA

DHEA는 또한 자연임신이나 자궁내정자주입술(IUI)을 통한 임신 가능성을 높일 것으로 보인다. IUI의 경우 토론토의 불임전문가들은 클로미드(배란촉진제의 일종) 치료와 함께 수정 전 몇 달간 DHEA를 복용한 여성의 긍정적인 결과를 보고했다. DHEA 치료를 받은 여성들은 대조군에 비해 난포 수가 더 많고 임신율이 향상되었다. 대조군의 8.7%보다 훨씬 높은 29.8%의 임신율을 보였고, 정상 출산 비율도 21.3%로 대조군 6.5%에 비해 높았다.[17]

또 연구자들은 체외수정을 기다리는 동안 DHEA를 복용한 여성들의 놀라운 자연임신 횟수를 보고했다. 이탈리아의 한 의사 그룹은 DHEA를 복용하면서 자연임신한 여성의 수에 너무 흥미를 느껴, 이 현상을 구체적으로 조사하기 위한 연구를 수행하기로 결정했다. 2013년에 발표된 논문에서 이 의사들은 체외수정 전 3개월 동안 DHEA를 복용한 39명의 젊은 '저 반응자' 집단에서 10명이 체외수정 시술 전

에 자연임신을 했다고 보고했다.[18]

40세 이상의 여성에게서도 같은 현상이 나타났다. 체외수정을 준비하면서 DHEA를 복용하는 동안 임신한 비율은 21%로 대조군 4%보다 훨씬 높았다. 이것은 추가적인 확인이 필요한 특별한 발견이지만, 몇몇 다른 불임클리닉의 일화적인 보고와 일치한다.[19] 만약 정확하다면, 이러한 결과는 DHEA가 난소예비력 감소 여성들이 체외수정 없이도 임신할 수 있을 만큼 출산력을 향상시킬 수 있음을 보여준다.[20]

DHEA와 유산

이런 측면에서 증거는 여전히 다소 불확실하지만, DHEA는 난자의 염색체 이상을 줄여 유산 예방에 도움이 될 것으로 보인다. 뉴욕과 토론토의 개별 불임클리닉 두 곳에서 체외수정 환자를 대상으로 한 연구는 DHEA를 복용하는 여성들이 놀라울 정도로 유산율이 낮다고 보고했다.[21] 이 연구에서 임신 손실은 미국 체외수정 임신율과 비교할 때 50~80%나 감소하여 유산율을 임신의 15%로 낮췄다.

난소예비력 감소 여성은 다른 원인을 가진 불임 여성보다 유산율이 훨씬 높은 것으로 알려져 있기 때문에 이처럼 낮은 유산율은 더욱 놀랍다.[22] DHEA 치료 후 난소예비력이 감소하지 않은 여성에게서 나타나는 정상 수준으로 유산율이 떨어졌다.[23]

유산율은 난소예비력 감소 여성에게서 매우 높은 것으로 생각된다. 대부분의 난자가 염색체 이상(이수체)이기 때문이다. 인간생식센터

(CHR) 그룹은 DHEA가 염색체 이상을 크게 줄이지 않고는 설명할 수 없는 정도로 유산율을 감소시키는 것으로 보인다고 언급했다.[24] 달리 말해서 이수성 비율을 줄이지 않고는 유산율을 단 15%로 줄이는 것은 수학적으로 불가능하다는 설명이다.

그런 다음 CHR 그룹은 체외수정을 받고 배아의 염색체 이상에 관한 검사를 한 여성들의 데이터를 살펴봄으로써 그 질문을 더 탐구하기 시작했다. 이 환자 집단 내에서 연구원들은 DHEA 치료를 받은 난소예비력 감소 여성들을 확인한 뒤 이들을 DHEA 치료를 받지 않은 대조군과 비교했다.

난소예비력 감소는 매우 높은 수준의 이수체와 관련이 있다. 따라서 대조군보다 난소예비력 감소 집단에서 훨씬 높은 이수체 비율을 기대할 수 있다. 하지만 그 반대 현상이 일어났다. 대조군에서는 배아의 61%가 염색체 이상인 반면 DHEA 치료를 받은 난소예비력 감소 여성은 배아의 38%만이 염색체 이상이었다.[25] 매우 유망한 이 결과는 DHEA가 실제로 염색체 이상 비율을 줄여 유산 위험을 감소시킬 수 있음을 암시한다.

DHEA에 관한 모든 연구에서 유산율의 감소를 볼 수 있는 것은 아니었다. 하지만 최근 연구자들이 체외수정을 받은 저(低) 반응자들 대상 DHEA 통제 시험의 모든 데이터를 조사했다. 그들은 DHEA를 복용한 여성들의 유산율이 낮은 것이 일반적 추세임을 발견했다.[26]

사실이라면, 이것은 우리가 난자의 질과 나이 관련 불임을 이해하는 방식에 큰 영향을 미친다. 이것은 나이와 난소예비력 감소에 따른 염색체 이상 증가는 기정사실이 아님을 암시한다. 호르몬 같은 외부 요인들이 어느 정도 문제를 바로잡을 수 있다.

DHEA는 어떻게 작용할까?

DHEA는 테스토스테론처럼 호르몬 생산에 필요하기 때문에 난자 발달에 중요한 역할을 하는 것 같다. 테스토스테론은 보통 남성호르몬으로 여겨지지만 실제로는 난소에서도 중요한 일을 한다. 난소 세포 표면의 안드로겐 수용체에 결합하여 매달 더 많은 초기 난포가 발달하도록 촉진한다.

테스토스테론 수치가 낮으면 적은 난포 수, AMH 부족을 유발할 수 있다. DHEA를 보충하면 테스토스테론을 다시 채움으로써 부분적으로 출산력을 향상시킬 수 있다. 결국 난자 발달의 초기 단계를 지원하는 것이다.

그럼 왜 테스토스테론을 직접 보충하지 않는가? 이 질문은 최근 CHR의 글리처(Gleicher) 박사, 바라드(Barad) 박사 및 쿠시니르(Kushnir) 박사가 대답했다.

"안드로겐 수치는 장기(臟器)에 따라 변한다. DHEA 보충제는 난소를 포함한 각 장기가 바람직한 테스토스테론 수준에 도달하도록, 장기별로 전구물질의 구체적인 양을 끌어낼 수 있게 해준다. 약 15%의 사례에서 테스토스테론의 직접 투여가 필요하다.

특히 나이든 여성들은 DHEA를 테스토스테론으로 잘 전환하지 못하기 때문이다. 그러나 DHEA와는 달리 테스토스테론은 모든 장기에서 균일하게 흐른다. 따라서 일부 장기는 과대 노출시키고 다른 장기는 과소 노출시킨다. 따라서 직접 테스토스테론 투여로 인한 부작용이 더 뚜렷하다."

DHEA는 언제 어디서든 테스토스테론 생산을 지원함으로써 배란 수개월 전 매우 초기 단계 난포들의 성장을 촉진한다.[27] 그것은 주어진 시점에서 성숙 초기 단계에 들어가는 난포의 수를 증가시키거나, 이 단계에서 살아남는 비율을 늘린다. 어느 쪽이든 그 결과 체외수정에 사용할 수 있는 난자의 수를 증대시킨다.[28]

아직 명확하게 확립되지 않았지만, DHEA는 염색체 이상 비율을 줄임으로써 난자 품질을 향상시킬 수도 있다.[29] 이 결과는 지금까지 한 연구에서만 보고되었다. 하지만 난소에서의 염색체 오류, 난소여포에서의 DHEA 및 테스토스테론의 낮은 수치 사이의 연관성을 발견한 초기 연구와 일치한다.[30]

DHEA 활용 현황

일부 추정에 따르면 체외수정 클리닉의 3분의 1은 현재 난소예비력 감소 환자에게 DHEA를 권하고 있다. DHEA가 임신 가능성을 높인다는 데이터의 일관성을 감안할 때, 아직 DHEA를 추천하지 않은 다른

3분의 2의 클리닉은 어떻게 설명할 것인가?

그것은 현재 연구의 자료에 의존하지 않는 의사, 또는 극도로 보수적이어서 논란의 여지없는 증거를 제공하는 완벽한 대규모 임상시험을 기다리는 의사로 귀결될 가능성이 있다. 현재 우리는 DHEA의 분명한 이점을 보여주는 무작위 및 위약 조절 임상시험을 보았다. 그러나 이런 연구들 중 다수는 '이중 맹검' 연구가 아니다. 이는 환자들이 무작위로 DHEA 그룹 또는 대조군에 소속되었다는 것을 알고 있다는 의미이다.

이론적으로 이것은 우리가 현재까지 많은 연구에서 플라시보 효과를 배제할 수 없다는 것을 의미한다. 하지만 플라시보 효과가 임신율이 16%에서 33%로 증가한 것을 정말로 설명할 수 있을까? 긍정적인 사고는 강력하지만 그렇게 강력하지도 않다.

역사는 플라시보 효과에 대한 우려가 과대평가되면 환자들이 고통을 받을 수 있다는 것을 보여주었다. 엽산에 관한 논쟁이 하나의 예가 된다. 엽산이 선천적 결함을 예방할 수 있다는 초기 연구는 같은 유형의 비판을 받았고 여러 해 동안 가열된 논쟁으로 이어졌다.[31]

엽산의 이점이 처음 발견된 지 30년이 지난 지금, 우리는 엽산의 출산 기형 예방 효과에 관한 초기의 의심으로 인해 많은 비극적인 결과가 초래되었다는 것을 안다. 이런 비극은 의학적 조언이 연구와 보조를 맞추었더라면 피할 수 있었을 것이다.

만약 DHEA가 현재의 연구에서 알 수 있는 것만큼 유익하다면, 이 보충제의 가치에 의문을 제기하는 것은 일부 여성들에게 자신의 난자로 임신할 기회를 박탈할 수 있다. 또 성공률이 매우 낮을 때 체외수정 시술을 수없이 반복하게 만들어 재정적, 감정적 부담을 초래할 수 있다. 체외수정을 받는 여성들은 성공 가능성을 높일 수 있는 모든 가능한 수단을 사용할 자격이 있다.

'DHEA 운동'을 시작한 체외수정 클리닉인 CHR은 2007년부터 모든 난소예비력 감소 환자에게 DHEA를 일상적으로 권장해 왔다.[32] 이것은 AMH(항뮬러관호르몬)가 적거나 FSH(난포자극호르몬)가 많은 여성, 또는 40세 이상 여성이 체외수정을 준비할 때 DHEA를 복용하는 것이 일반적으로 권장된다는 의미이다. 이 클리닉은 테스토스테론 수치를 모니터링하여 DHEA가 테스토스테론 수치를 최적 범위로 끌어올렸을 때 체외수정 시술을 시작한다. 많은 다른 체외수정 클리닉들도 체외수정을 준비하는 난소예비력 감소 여성들에게 DHEA를 일상적으로 권장한다.[33]

검사

DHEA가 여러분의 경우에 도움이 될 수 있는지 여부를 결정하기 위해서는 현재 수치를 검사하는 것이 유용하다. 주어진 시간에 혈류의 DHEA의 양은 크게 변동한다. 따라서 의사들은 저장 형태를 반영하고 시간이 지남에 따라 덜 변하는 황산화 버전인 DHEA-S를 검사한다. 또 동시에 테스토스테론을 검사하는 것도 유용하다. DHEA-S가 중간 범위에 있지만 테스토스테론이 낮다면, 의사는 테스토스테론 생산을 지원하기 위해 DHEA 보충을 여전히 충고할 수 있기 때문이다.

보충제를 정당화하는 DHEA-S와 테스토스테론의 정확한 수준은 명확하지 않다. 이런 결정을 안내하는 명백한 자료가 없는 경우, 클리닉은 일반적으로 젊은 여성의 정상 범위에서 상단의 두 단계를 선호한다(일부에서는 DHEA-S의 경우 $350mcg/d\ell$처럼 훨씬 더 높은 수준을 선호하지만).

여성의 정상 DHEA-S 범위:

- 18~29세: 44~$332mcg/d\ell(1.19$~$9.00\mu mol/\ell)$
- 30~39세: 31~$228mcg/d\ell(0.8$~$6.78\mu mol/\ell)$
- 40~49세: 18~$244mcg/d\ell(0.49$~$6.61\mu mol/\ell)$

여성의 정상 테스토스테론 범위:

- 생물학적 이용 가능 테스토스테론: 0.8~$10.0ng/d\ell$

   $(0.03$~$0.35nmol/\ell)$
- 유리 테스토스테론: 0.3~$1.9ng/d\ell(0.01$~$0.07nmol/\ell)$
- 총 테스토스테론: 8~$60ng/d\ell(0.3$~$2.1nmol/\ell)$

만약 의사가 DHEA 복용을 권고하면 DHEA-S 및 테스토스테론 수치를 정기적으로 검사하여 최적의 수준을 유지하기 위한 올바른 용량을 복용해야 한다.

안전성과 부작용

DHEA는 테스토스테론을 증가시키는 것으로 생각된다. 따라서 지방성 피부, 여드름, 탈모, 얼굴의 모발 성장 등 남성호르몬과 관련된 부작용을 일으킬 수 있다.[34] 또 일부 여성들에게서 생리주기가 더 길어질 수 있다. 일부 연구자들은 DHEA 사용이 인슐린 감수성 손상, 포도당 내성 저하, 간 문제, 조증(躁症) 에피소드 및 기타 희귀한 부작용을 초래할 수 있다고 지적했다.[35] 그럼에도 불구하고 이러한 부작용은 출산과 관련한 DHEA 검사 연구에서는 볼 수 없었다.

CHR 그룹은 DHEA를 보충한 환자 1,000명 이상에게서 임상적 의미가 있는 합병증을 단 한 건도 보지 못했다고 보고했다.[36] DHEA를 복용한 CHR 환자들 사이에서 가장 흔하게 보고된 부작용은 에너지 증가였다.[37] 이스라엘에서 수행된 무작위 임상 연구도 중요한 부작용을 발견하지 못했다.[38] 그리고 불임 영역 밖의 추가 연구들은 DHEA의 장기적인 사용이 안전하다고 보고했다.[39]

그러나 DHEA는 약물과 상호작용할 수 있다. 예를 들어 당뇨병 약물과 상호작용하여 인슐린 감수성을 증가시킬 수 있다. DHEA는 조울증이나 호르몬에 민감한 암의 이력 등 특수한 의학적 상태에 있는 사람들에게는 적합하지 않다.

또 수개월간 최대 용량으로 보충할 경우 발생할 수 있는 높은 수준의 DHEA-S도 주목할 필요가 있다. 이것은 프로게스테론에 대한 실험실 테스트를 덜 정확하게 만들 수 있다. 그 결과 프로게스테론 수치

가 실제보다 더 높게 나타날 수 있다.[40]

DHEA와 자궁내막증

자궁내막증 여성의 DHEA 사용에 관한 연구는 거의 없었다. 결과적으로 장기간의 DHEA 사용은 다양한 다른 호르몬의 생산을 촉진함으로써 이론상 자궁내막증의 상태를 악화시킬 수 있음을 완전히 배제할 수는 없다. 그럼에도 불구하고 일부 체외수정 클리닉들은 자궁내막증이 난소예비력에 미치는 악영향을 되돌리기 위해 DHEA의 단기 사용을 권하기 시작했다. 그런데 분명히 좋은 결과를 보였다.

최근 사례 보고서에서 의사들은 자궁내막증과 난소예비력 감소를 가진 24세 여성에 관해 설명했다. 그녀는 AMH 수치가 낮고(0.64ng/㎖) 난포 수가 적었다(동난포 3~4개). DHEA, 엽산, 비타민 D로 3개월 동안 치료한 후 그녀의 AMH는 1.2ng/㎖로 증가했다. 그녀는 다른 체외수정 시술을 거쳤고 16개의 난자가 채취되었다. 이들 난자 중 많은 수가 수정되었고 그녀는 첫 배아 이식에서 성공적으로 임신했다.[41]

다른 사례 보고서도 결과가 비슷했다. 이번에는 자궁내막증을 앓고 있는 29세 여성으로 매번 단 두 개의 난자만 채취되는 등 체외수정에서 네 번 실패한 이력이 있었다. 그녀는 AMH가 0.6ng/㎖이고 난포 수는 3~6개이었다. 테스토스테론 수치도 상당히 낮았다. 6주간 CoQ10과 DHEA를 보충한 후 그녀의 테스토스테론은 정상 범위의 중간에 올라섰다. 다섯 번째 체외수정 시술에서 결과가 현저하게 달랐다. 8개의 난자가 채취되었고 그 중 6개가 수정 되어 5개의 배아가 탄생했다. 그녀는 첫 배아 이식에서 임신했고 결국 건강한 여자아이를 낳았다.[42]

DHEA와 PCOS

일반적으로 DHEA는 다낭성난소증후군(PCOS)이 있는 사람들에게는 권장하지 않는다. PCOS는 흔히 테스토스테론 수준이 높기 때문이다. 그러나 2017년 인간생식센터는 실제로 혜택을 받을 수 있는, 이전에 알려지지 않은 PCOS 환자 소집단을 보고했다. 이 환자들은 부신 자가면역으로 인해 AMH가 높았다. 반면 DHEA-S와 테스토스테론 수치가 낮은 특이한 조합이 특징이었다. 글리처(Gleicher) 박사는 DHEA가 이들 환자의 체외수정 결과를 개선할 수 있었다고 보고했다.[43]

제조와 투여

미국에서는 DHEA를 비타민 보충제로 쉽게 구할 수 있다. 10년 전한 연구에 따르면, 이 보충제의 순도와 효능은 심하게 일관성이 없었다. 각 브랜드들은 라벨 상 용량의 0~150%에 이르는 용량을 가진 것으로 나타났다.[44] 그러나 상황은 개선된 것으로 보인다. 다양한 브랜드에 대한 최근의 분석 결과, 모든 브랜드는 라벨에 나열된 용량을 적절히 함유한 것으로 나타났다.

브랜드를 선택할 때 '미량화된(미분화된)' DHEA가 포함된 브랜드를 찾는 것이 도움이 된다(그러나 필수적이지는 않다). 이것은 DHEA가 흡수를 향상시키기 위해 작은 미세입자로 제조되었다는 것을 의미한다.[45]

불임클리닉에서 가장 많이 추천하고 임상 연구에 사용되는 DHEA의 복용량은 하루에 세 번 $25mg$이다.[46] 연구들이 이 복용량을 매우 꾸준히 사용해 왔기 때문에, 유익한 효과를 얻기 위해 실제로 필요한 복용량이 정확히 얼마인지에 관한 연구는 거의 없다. 사실 더 적은 복용량이 필요할 수도 있다. 수개월간 하루에 $75mg$을 복용한 많은 여성들은 결국 DHEA 수치가 너무 높아진 것으로 나타났다는 일화가 있다.

따라서 DHEA-S 및 테스토스테론의 적당량을 복용하기 위해 지속적인 검사가 도움이 된다. 그래야 실제로 필요한 양보다 더 많이 또는 덜 복용하지 않게 된다. 더 신중한 선택은 하루에 한 번 $25mg$ 같은 낮은 복용량으로 시작하는 것이다. 많은 여성들은 이 용량만으로도 수개월 안에 테스토스테론 수치를 최적의 범위로 끌어들일 수 있다.

DHEA에 관한 연구는 이 보충제가 유익한 효과를 거두기 위해서는 여러 달이 걸릴 수 있다고 암시한다. 따라서 체외수정 시술을 불과 수주 앞두고 있다면, DHEA 복용을 시작할 것인가 말 것인가에 관한 의문이 자연스럽게 제기된다. 이것은 어려운 결정이므로 의사와 의논해야 한다.

명심해야 할 것은 만약 DHEA 복용을 시작한 뒤 첫 시술에서 실패한다면, 적어도 다음 시술에서는 성공할 가능성이 더 높다는 점이다. 왜냐하면 다음 시술 무렵에는 DHEA를 권장된 두세 달 동안 복용하고 있었기 때문이다.

체외수정을 통해 임신을 시도하고 있다면 난자 채취 전날이나 임신 테스트 양성이 나왔을 때 DHEA 복용을 중단할 수 있다. 일단 난자를 채취하면 보충제는 그 역할을 다했고 더 이상 그 시술에서는 필요하지 않다.

하지만 일부 환자들은 여러 번의 체외수정 시술이 필요할 수 있다. 따라서 일부 의사들은 환자들이 임신 테스트 양성을 받을 때까지 계속 복용하라고 충고한다. 자연적으로 또는 자궁내정자주입술(IUI)를 통해 임신을 시도하고 있다면, DHEA 복용은 임신하면 중단한다.

결론

DHEA는 우리가 나이와 관련된 불임, 난소예비력 감소를 다루는 데 가장 강력한 도구 중 하나이다. 난소예비력이 감소한 여성들에게 DHEA는 임신 가능성을 극적으로 증가시킬 수 있다는 점을 수많은 무작위 및 위약 조절 연구들이 보여주었다. 그것은 채취된 난자의 수를 증가시킬 뿐 아니라 난자 품질도 높여 유산 위험을 줄일 수 있다.

만약 여러분이 난소예비력 감소 진단을 받거나 연령 관련 불임, 자가면역 질환, 조기 유산 이력을 가지고 있다면, DHEA-S와 테스토스테론 수치를 검사하는 것이 도움이 된다. 만약 여러분의 수치가 정상 범위의 하반부에 있다면, 여러분의 가능성을 높이기 위해 DHEA 보충제 복용을 의사와 상의하라.

제10장
득보다 해가 많은 보충제들

"의사보다 구글을 더 신뢰한다면 의사를 바꿔야 할 때인지도 모른다."

자델르Jadelr와
크리스티나 코르도바Cristina Cordova

의료계가 여성에게 어느 보충제가 난자의 질을 향상시킬 수 있는지에 관한 완전한 정보를 주지 못한다고 가정해 보라. 그 자연스러운 결과 중 하나는 여성들이 덜 신뢰할 수 있는 정보원으로 눈을 돌려야 하고 종종 어떤 과학적 증거도 없는 보충제를 복용하게 된다는 것이다.

이 책은 특정 보충제가 출산력을 향상시킬 수 있다는 것을 보여주는 방대한 임상 및 실험실 연구를 특징으로 한다. 하지만 많은 여성들이 난자 품질 향상의 희망을 가지고 복용하지만 효과가 없거나 안전하지 않은 보충제에도 주의를 기울여야 한다. 그것들은 오히려 난자의 질과 출산력을 악화시킬 수 있다.

피크노제놀

피크노제놀은 항산화 특성을 가진 것으로 밝혀져 특허 받은 소나무

껍질 추출물이다. 이 항산화 능력으로 인해 일부 사람들이 난자 품질을 위한 보충제 목록에 피크노제놀을 포함하였다. 그러나 이런 항산화 능력은 양질의 임상시험에서 아무런 증거도 찾을 수 없었다. 피크노제놀은 체내에서 자연적으로 발견되지 않는 화합물의 혼합물이기 때문에 안전성에 대해 매우 신중할 이유가 있다.

글을 쓸 당시에는 피크노제놀이 난자 품질을 향상시킬 수 있거나 안전하고 부작용이 없다는 것을 보여주는 양질의 임상 연구가 없었다. 피크노제놀 제조사는 40년의 연구 결과를 담은 웹사이트를 운영하고 있다. 이 웹사이트에는 남성 불임을 포함한 다양한 조건에서의 피크노제놀 사용에 관한 수많은 연구가 제시되어 있다. 그러나 난자 품질이나 여성 출산에 관한 연구는 단 한 건도 없다.[1]

증거가 부족하기 때문에 피크노제놀을 복용해야 할 이유가 없다. 더구나 CoQ10, 비타민 E, 알파리포산 등 훨씬 더 나은 다른 항산화 보충제가 난자 품질 향상을 위해 이용될 수 있다. 이들 항산화제는 난소여포 내에서 자연적으로 발견되며, 이들의 보충제는 많은 대규모, 이중 맹검, 위약 조절 임상시험에서 안전과 부작용이 널리 연구되어 왔다.

로열젤리

로열젤리는 여왕벌에게 음식을 제공하기 위해 일벌이 분비하는 물질이다. 이 젤리는 여왕벌을 극도로 비옥하게 만들고 수명을 증가시키는 호르몬을 함유하고 있는 것으로 생각된다. 이러한 자연적인 역할에 근거하여 로열젤리는 오랫동안 출산 상황에서 대체의학으로 추천되어 왔다. 피크노제놀과 마찬가지로 로열젤리는 인체에서 자연적으로 발견되지 않는 화합물의 혼합물이다.

글 쓸 당시 양질의 임상 연구는 난자 품질 향상에 로열젤리의 사용을 지지하지 않았고 그것은 때로는 생명을 위협하는 알레르기 반응을 일으키는 것으로 밝혀졌다. 이 알레르기 반응은 로열젤리가 벌 독에서 발견되는 것과 같은 알레르겐을 일부 함유하고 있기 때문에 발생할 가능성이 높다.[2] 게다가 로열젤리는 호르몬처럼 작용하는 화학물질의 혼합물을 함유하고 있기 때문에 예측할 수 없는 효과를 가지고 자연 호르몬 균형을 방해할 수도 있다.[3] 불확실한 이점과 부작용을 고려할 때, 로열젤리는 자연적으로 출산력을 향상시키기 위한 방법의 일부로 추천될 수 없다.

L-아르기닌

L-아르기닌은 체외수정 전에 난자 품질 향상을 위해 많은 여성들이 복용하는 또 다른 보충제다. 피크노제놀이나 로열젤리와 달리 난소여포의 액체에서 자연적으로 발견된다. 그렇다고 보충 형태로 여분을 복용하는 것이 반드시 난자의 질에 이롭다는 뜻은 아니다.

난자 품질 향상을 위해 L-아르기닌을 사용하는 이면의 이론은 그것이 산화질소의 생산을 증가시켜 혈관을 확장하고 난소와 자궁으로 가는 혈류를 늘린다는 것이다. 그와 함께 난포 성장을 촉진하는 호르몬과 영양분을 더 많이 공급한다는 것이다.[4]

L-아르기닌을 이용하여 체외수정 결과를 향상시키기 위한 초기 연구 중 하나에서, 그 보충제는 혈류 개선이라는 의도된 효과를 가지고 있었다.[5] L-아르기닌 보충제는 체외수정에서 '저 반응자'로 간주되는 여성들에게 주어졌다. 이 상태는 종종 나이 때문에 난자 수와 질이 떨어지기 때문에 발생하는 것으로 여겨진다.[6]

L-아르기닌 복용 여성들 중에서 시술 취소는 줄고 난자 채취와 배아 이식의 수는 증가했다. L-아르기닌을 복용한 그룹에는 세 번의 임신이 있었고 미복용 환자에게서는 임신이 없었다. 그러나 세 번의 임신 모두 조기 유산되었다. 이는 난자와 배아의 품질에 문제가 있었을 수 있다는 명백한 징후였다. 그럼에도 불구하고 저자들은 L-아르기닌 보충제가 종종 혈류가 손상된 저 반응자들의 임신율을 향상시킬 수 있다고 결론지었다.[7]

이 연구가 좋은 소식을 전하는 것처럼 보였지만, 몇 년 후 같은 의사들의 후속 연구는 L-아르기닌 보충제가 실제로는 난자와 배아의 질을 떨어뜨릴 수 있다는 것을 보여주었다. 첫 연구와 달리 후속 연구는 저 반응자가 아닌 난관(卵管) 불임 여성을 대상으로 했다. 연구원들은 L-아르기닌이 체외수정 시술 동안 혈류를 개선함으로써 저 반응자들에게 보이는 것 같은 이점을 제공할 것이라고 생각했다.

그들이 발견한 것은 전혀 예상치 못한 것이었다. 위약 대신 L-아르기닌을 투여 받은 여성은 실제로 양질의 배아가 적었고 임신할 가능성이 낮았다.[8] 시술당 임신율은 거의 절반(16.6% 대 31.6%)으로 떨어졌고 배아 이식당 임신율(18.7% 대 37.5%)도 마찬가지였다. 배아의 외관을 기준으로 측정한 배아 품질에도 L-아르기닌은 부정적 영향을 미쳤다.

이 연구는 L-아르기닌 보충제가 난자와 배아 품질을 현저히 감소시킬 수 있다는 것을 보여주었다. 이러한 감소는 원래 L-아르기닌을 유익하게 만드는 것으로 생각되었던 투과성의 큰 증가에 기인한 것으로 생각되었다. 투과성 증가는 난포 성장 조건을 개선하는 대신, 난자 발달 과정에서 호르몬이 너무 쉽게 너무 일찍 난포에 들어가게 하였다. 그 결과 빠르고 강렬하며 일관성이 없는 난포 성장을 초래했다.

체외수정의 목표 중 하나는 난포 그룹이 동시에 꾸준히 성숙하여 난자 채취 당일에 모두 성숙의 적절한 단계에 도달하여 수정 준비가 되도록 하는 것이다. L-아르기닌은 일부 난포를 너무 빨리 그리고 혼란스럽게 성숙시키는 것으로 보인다.

또 연구들에 따르면, L-아르기닌 보충 후 상승하는 산화질소는 세포 에너지(ATP)의 수준을 감소시킬 수 있고 산화하는 분자의 수를 증가시킬 수 있다. 이 두 가지 모두 난자와 배아를 손상시킬 것으로 예상된다.[9] 이 연구를 담당한 의사들은 L-아르기닌 보충제가 배아의 질과 임신 가능성에 해로운 영향을 미친다고 결론지었다.

이 결과는 저 반응자에 관한 이전 연구에서는 분명하지 않았을 것이다. 아마도 저 반응자는 이미 정상보다 낮은 산화질소 수준을 가지고 있었고 L-아르기닌은 그 수준을 정상으로 끌어 올리는 역할을 했기 때문이다. 그러나 산화질소가 정상 수준인 사람에게는 L-아르기닌 보충제가 매우 해로웠다.

난자 수가 증가한 저 반응자에 관한 이전 연구에서도, 그 결과 발생한 임신은 각각 조기 유산으로 끝났기 때문에 난자의 질은 매우 낮았을 수 있다.

다른 그룹의 더 최근 연구는 L-아르기닌과 난자·배아의 품질 불량 사이의 연관성을 확인했다. 이 연구에서 연구자들은 여성에게 L-아르기닌 보충제를 주는 대신 체외수정을 받는 여성 100명의 난소여포 체액에서 자연적으로 발견되는 L-아르기닌 수치를 측정했다.[10]

이 연구는 난소여포의 과도한 L-아르기닌 수치와, 채취된 난자 및 배아 수가 적은 것 사이의 강한 연관성을 밝혀냈다. 이 연구의 여성들은 남성 요인 불임, 손상되거나 막힌 나팔관, 자궁내막증, 설명되지 않는 불임 등 다양한 불임 원인을 가지고 있었다. 이 연구의 분명한 의미는 높은 수준의 L-아르기닌이 난자·배아의 발달에 부정적인 영향을 미친다는 것이다. 또 다른 연구 결과 높은 산화질소 수치는 이식 실패 및 절편화된 배아와 관련이 있다는 사실이 밝혀졌다.[11]

이 연구를 염두에 두었을 때, 난자 채취 전에 L-아르기닌 복용을 고려해야 할 유일한 상황은 여러분이 저 반응자로 진단받고 난자 성숙이 불충분하여 체외수정 시술에서 여러 번 실패한 경우다. 그럼에도 불구하고, L-아르기닌이 난자 수를 향상시킬 수 있다는 증거는 매우 제한적이다. 실제로 난자의 질을 저하시킬 수 있다. 저 반응자가 아닌 경우에 L-아르기닌은 난자·와 배아의 수 및 품질을 저하시킬 수 있다. 따라서 그것은 난자 채취 전에 권장되는 보충제가 아니다.

난자 채취 후 그리고 배아 이식을 준비하는 동안, L-아르기닌 복용은 실제로 가치가 있을 수 있다. 그 시점에서 우리는 더 이상 L-아르기닌이 난자 성숙 과정에 해로운 영향을 미칠 수 있다는 점에 관해 걱정하지 않는다. 자궁으로의 혈류를 증가시키는 L-아르기닌의 능력을 이용할 수 있다. 다음 장에서 논의한 바와 같이, 이것은 자궁내막이 배아를 더 잘 수용하도록 만드는 데 도움이 될 수 있다.

결론

많은 여성들이 난자 품질이나 난자 수를 향상시키기 위해 피크노제놀, 로열젤리 또는 L-아르기닌 같은 보충제를 복용한다. 그러나 안전성이나 효능에 대한 증거는 거의 없으며, 입증되지 않은 이런 보충제는 실제로 난자 품질을 저하시킬 수 있다. 특히 L-아르기닌의 경우에 그렇다.

제11장
배아 이식 준비

"기다리면 안절부절 못한다. 나는 준비가 될 때 준비가 된다."

레바 매킨타이어Reba McEntire

    체외수정을 통해 임신을 시도하고 있다면, 배아 이식 가능성을 향상시키기 위해 난자 채취 후 또 무엇을 할 수 있을까? 이 장은 어떤 보충제가 자궁내막을 개선하는 데 도움이 될 수 있는지, 그리고 배아 이식을 유도하는 침의 잠재적 가치에 관해 설명한다.

    최근 수년 동안 난자 채취와 같은 주(週)에 신선 배아를 이식하지 않는 경향이 있었다. 많은 클리닉들은 대신 모든 배아를 동결하고 한 달간 기다린 뒤 첫 이식을 하길 선호한다. 이 접근법은 난자 채취 직후 자궁내막의 수용성이 떨어질 수 있다는 연구 결과에 의해 뒷받침된다. 냉동 배아에 비해 신선 배아의 이식 성공률은 현저히 낮다.[1] (이것은 자극 약물의 부정적인 영향 때문일 가능성이 있다.) 모든 배아를 동결시킴으로써 자궁내막이 준비되고 배아 이식 준비가 되었을 때 이식을 시행할 수 있다.

    지금은 냉동 배아 이식의 경우 임신과 정상 출산 가능성이 높다는 연구들이 많다.[2] 이런 사실은 한 예로 미국의 일부 최고 클리닉들 (RMA와 셰이디 그로브 포함)이 시행한 약 3,000번의 체외수정 시술에 관한 2017년 연구에서도 나타났다.[3] 전체 냉동 시술의 임신율은 52%로 신선 배아 이식의 45%보다 높았다. 신선 배아보다 냉동 배아 이식의 이점은 35세 이상 여성들에게 훨씬 더 두드러졌다.

물론 어떤 경우에는 신선 배아 이식을 선호하는 특수한 상황이 있을 수 있다. 만약 배아가 매우 적고 잘 발달할 것처럼 보이지 않는다면, 클리닉은 배아가 동결에서 살아남지 못할 것을 우려할 수도 있다. 그래서 신선 배아 이식이 가능성이 가장 높을 것이라고 판단할 수도 있다.

만약 클리닉이 여러분에게 모든 배아를 냉동시킨 뒤 이식에 앞서 휴식을 취하라고 충고한다면, 어떻게 그 시간을 가장 잘 활용할 수 있을까? 배아 이식 전월에는 지금까지 논의된 보충제 중 어떤 것을 계속할 것이며, 자궁내막 개선을 위해 또 무엇을 할 수 있을까?

출발점과 마찬가지로 임신 전 보충제와 비타민 D를 계속 복용해야 한다. 임신 시작부터 이 비타민을 적정 수준으로 섭취하는 것은 아기의 건강에 중요하다. 특히 비타민 D는 유산과 조산의 위험을 줄이는 데 중요하다. 만약 다낭성난소증후군(PCOS)을 가지고 있다면, 의사는 또한 임신성 당뇨병 위험을 줄이기 위해 미오이노시톨을 계속 복용하라고 충고할지도 모른다.

이 장에서 설명한 것처럼, 이런 기본 보충제 외에도 배아 이식 준비에 특별히 도움이 될 수 있는 몇 가지 다른 보충제가 있다.

이식 준비 기간의 가장 중요한 목표

배아가 성공적으로 이식될 것인지를 결정하는 가장 중요한 두 가지 요인은 배아의 질과 자궁내막의 두께이다. 여러 달 동안 난자와 정자의 질에 초점을 맞추면서, 여러분은 이미 배아의 질 향상을 위해 가능한 모든 것을 했을 것이다. 그리고 자궁내막의 두께를 향상시키는 데 초점을 맞출 때가 되었다.

수많은 연구들이 내막이 정상보다 얇을 때 배아 이식의 성공 가능성이 훨씬 낮다는 것을 발견했다. 냉동 배아 이식에 관한 2016년 연구에서 내막 두께가 $9mm$ 이상인 여성의 정산 출산율은 32%를 넘었다. 반면 내막 두께가 $8mm$ 이하인 여성의 경우 출산 가능성은 24%에 불과했다.[4] 2018년 발표된 한 연구에 따르면, 내막 두께가 $7mm$ 미만인 여성에게서 가장 부정적인 영향이 발생했다.[5]

얇은 내막을 가진 것은 약물 처리되는 자궁내정자주입술(IUI)을 통해 임신하려는 여성에게 특히 흔한 문제다. 그것은 클로미펜구연산염과 레트로졸 같은 약들이 체외수정에 사용되는 약보다 내막을 훨씬 더 얇게 만들 수 있기 때문이다.

그러나 IUI 상황에서 이런 결과는 아직도 상당한 논란이 되고 있다. 약물 처리되는 IUI를 통해 임신하려는 여성에 관한 최근의 한 연구는 자궁내막 두께와 임신율 사이의 연관성을 발견하지 못했기 때문이다.[6] 그럼에도 불구하고 체외수정 상황에서 많은 연구들은 내막 두께가 중요하다는 것을 발견했다. 따라서 우리가 이 요인을 해결하기 위해 할 수 있는 일은 시도할 가치가 있을 것이다.

게다가 얇은 내막을 가진 여성들은 자궁외임신 가능성이 더 높은 것으로 보인다. 한 연구는 내막 두께가 $8mm$ 미만인 여성들의 자궁외임신 가능성은 5%로, 내막 두께 $15mm$ 이상인 여성의 2%에 비해 더 크다는 사실을 발견하였다.[7] 이것은 건강한 자궁내막 발달을 지원하는 보충제를 고려해야 하는 더 많은 이유를 제공한다.

내막 준비용 보충제

난자 품질에 관한 연구와 비교해 볼 때, 배아 이식을 위한 자궁내막 개선용 보충제에 관한 연구는 비교적 적었다. 그러나 비타민 E와 L-아르기닌이 도움이 된다는 증거가 있다.

2019년 반복적인 이식 실패 여성들을 대상으로 한 무작위, 위약 조절 연구에서 비타민 E를 보충한 결과 내막 두께가 현저히 개선되었다.[8] 얇은 내막 가진 환자 60명을 대상으로 한 이전의 연구에서도 비타민 E나 L-아르기닌을 보충한 결과 환자의 약 절반에서 자궁내막 두께가 개선되었다.[9]

이 연구에서 사용된 용량은 하루 비타민 E $600mg$, L-아르기닌 $6g$이었다. 이들 여성은 효과를 비교하기 위해 비타민 E와 L-아르기닌 중 한 가지가 배정되었다. 하지만 두 가지 보충제는 약간 다른 방식으로 작용하기 때문에 함께 복용하는 것이 훨씬 더 효과적일 수 있다.

비타민 E는 자궁내막의 세포 수를 증가시키고 새로운 혈관의 발달을 촉진하기 때문에 특히 유용한 것으로 보인다. L-아르기닌은 혈관을 확장시켜 혈류를 개선하는 효과가 있을 것이다.

비타민 E와 L-아르기닌 외의 다른 보충제에 대한 증거는 거의 없다. CoQ10이 자궁내막 두께를 개선할 가능성은 있지만 확실하지는 않다. 한 연구는 CoQ10 복용 여성의 자궁내막 두께가 증가했다고 보고했다.[10] 그러나, 이 여성들은 PCOS로 인해 클로미펜구연산염 치료를 받고 있었기 때문에 다른 여성들이 같은 혜택을 볼지는 확실하지 않다.

이론적으로 CoQ10은 미토콘드리아의 기능을 향상시킴으로써 내막 발달을 더 일반적으로 지원할 수 있다. 1960년대 이후 자궁내막의 특정 세포가 월경주기의 특정 단계에서 갑자기 소위 '거대한 미토콘드리아'를 발달시키는 것으로 알려져 왔다. 이것은 자궁내막 세포에서 에너지 생산의 필요성이 매우 크다는 것을 암시한다. 그리고 추가적인 CoQ10 제공이 이를 지원할 수 있다.

또한 CoQ10은 비타민 E를 활성 형태로 재생시키는 데 중요한 역할을 한다. 이것은 CoQ10이 내막 준비에 더 도움이 될 수 있는 또 다른 방법일 수 있다. 그러나 궁극적으로 CoQ10이 배아 이식을 준비할 때 도움이 된다는 것을 확인하는 연구는 거의 없기 때문에, 이 보충제는 난자 채취 후 우선순위가 낮아진다.

내막 준비에 관한 추가 방안

비타민 E와 L-아르기닌(그리고 아마도 CoQ10)을 복용하는 것 외에도, 의사는 자궁내막 지원을 위한 추가 조치에 관해 조언할 수 있어야 한다. 그들은 종종 추가 에스트로겐을 처방할 것이며, 이것은 내막 두께를 강화하는 데 효과적이라는 것이 입증되었다. 아스피린은 또한 자궁내막의 수용성(受容性)을 높이는 데 도움이 될 수 있다. 내막이 현저하게 얇은 사람들을 위해, 의사는 비아그라 좌약을 처방할 수 있다. 이것은 여러 연구에서 뒷받침되는 비교적 새로운 치료법이다.[11] 비아그라는 혈류를 증가시켜 내막 발달을 지원하는 것으로 여겨진다.

여러분의 확률을 더 높이기 위해, 의사는 건강한 염증을 유발하기 위해 '스크래치'라고 알려진 사소한 절차를 결정할 수 있다. 이는 이식에 필요한 것이다. 일부 의사들은 또한 배아 이식을 준비하기 위해 침술을 제안한다.

침술의 증거

침술은 오랫동안 불임 치료제로 사용되어 왔다. 연구원들은 여전히 침술이 실제로 체외수정 성공률을 향상시키는지 여부를 확인하려고 노력하고 있다. 독일 볼프강 파울루스(Wolfgang Paulus) 박사의 주도에 의해 세간의 이목을 끄는 연구가 발표된 후, 2000년대 초에 많은 체외수정 클리닉이 침술 치료를 권하거나 제공하기 시작했다.[12] 파울루스 박사는 배아 이식 전과 후 25분간 침을 맞은 여성들은 43%의 성공률을 보인 반면 침을 맞지 않은 여성들은 26%의 성공률을 보였다고 밝혔다. 그 후 많은 다른 그룹들이 이런 발견을 재현하려고 노력했지만 결과는 실망스러웠다.

거의 20년이 지난 지금, 모든 연구를 취합했을 때 배아 이식 전후의 한두 번 침술 치료는 임신 가능성에 거의 영향을 미치지 않는 것처럼 보인다.[13] 그러나 이 단절된 치료는 여전히 다른 이점이 있을 수 있다. 많은 의사들은 순수하게 침술이 스트레스와 불안감을 감소시킨다는 이유만으로 체외수정 환자에게 권한다. 스트레스가 실제로 일부 사람들이 생각하는 것만큼 출산에 영향을 미치는지는 분명하지 않다. 하지만 스트레스를 완화하는 것은 그 자체가 가치 있는 목표다.

스트레스 해소가 목표라면 침술이 효과가 있는 것은 분명하다. 연구자들은 체외수정을 받는 여성의 경우 침술이 스트레스 호르몬인 코르티솔의 수치를 감소시킨다는 사실을 지속적으로 발견했다.[14]

2009년 보스턴 체외수정클리닉의 정신·신체 서비스 책임자이자 출산력 향상의 자연적 접근으로 저명한 전문가인 앨리스 도마르(Alice Domar) 박사도 파울루스 박사와 같은 침술 프로토콜을 사용한 연구를 수행했다.[15] 환자들을 무작위로 선별하여 이식 전과 후 25분 동안 조용히 누워 있게 하거나 침술 치료를 받게 했다. 이 연구는 침술이 임신율에 영향을 미치지는 않았지만 "침술 환자들은 이식 후 불안감이 현저히 감소하고 자신의 시술에 대해 더 낙관적인 느낌을 가졌다고 보고했다."라고 결론지었다.

이 스트레스 완화 혜택은 체외수정 클리닉에서 침술을 받을 때에만 누릴 가능성이 있다. 한 연구에 따르면, 여성이 배아 이식 당일 첫 침술을 위해 체외수정 클리닉에서 새 장소로 이동해야 할 때에는 그 혜택이 사라지는 것 같았다.[16]

배아 이식 당일 단절된 침술 치료보다는 체외수정 시술 동안 그리고 냉동 배아 이식 전 달에 매주 여러 번 정기적인 치료를 받는 것이 훨씬 더 가치가 있을 수 있다.

그 점에 대한 증거는 아직 확정적이지 않지만, 일련의 침술 치료가 체외수정 시술의 확률을 향상시킬 수 있다는 초기 연구가 있다.[17] 한 번의 성공적인 시험에서 환자들은 난자 채취 전 4주 동안 일주일에 두 번 침술을 받았고, 배아 이식 전날과 직후에 추가 치료를 받았다.[18] 임신율은 침술 그룹이 53%로 대조군 41%에 비해 훨씬 높았다.

침술이 체외수정 성공률을 향상시킬 수 있다면 여기에는 몇 가지 설명이 가능하다. 하나는 침술이 난소와 자궁으로의 혈류를 촉진시켜 난포 성장과 자궁내막 발달을 촉진할 수 있다는 것이다. 또 침술은 유익한 엔돌핀 분비를 촉진하고 스트레스 호르몬을 감소시킴으로써 출산력을 향상시킬 수 있다는 것이다. 침술이 임신을 시도하는 사람들에게 이점을 주는 정확한 방법에 관계없이, 배아 이식 직전이나 직후의 단절된 시술이 아니라 일련의 정기적인 치료가 필요한 것으로 보인다.

결국 침술은 경제력이 허락하고 그것이 편안하다고 생각되면 시도하는 한 가지 접근법이다. 하지만 침술을 위한 시간과 비용 지출이 추가적인 부담이자 스트레스의 원천이 된다면, 그것은 여러분에게 맞지 않을 수도 있다. 요가, 명상 등 체외수정 관련 스트레스를 줄이는 다양한 방법이 있다. 좋은 온라인 자원도 많다. www.itstartswiththeegg.com/resources를 보라.

제12장
종합-완전한 보충제 계획

"과거의 실수는 잊어라. 실패도 잊어라.
현재 할 일을 제외하고는 모든 것을 잊어라. 그리고 그 일을 하라."

윌리엄 듀란트William Durant

보충제 시기

다양한 출산 시나리오에 대비하여 보충제 계획의 개요를 제공하기 전에, 각 보충제를 언제 시작하고 중단할지에 관한, 일반적으로 적용 가능한 원칙이 있다. (항상 의사와 보충제 계획을 먼저 논의한다.)

언제 시작할 것인가

- 자연임신을 시도하는 경우, 가능한 한 빨리 관련 보충제를 시작하라.
- 만약 자궁내정자주입술(IUI)이나 체외수정을 통해 임신을 시도한다면, CoQ10, 알파리포산, N-아세틸시스테인, 비타민 E, DHEA를 가능하면 난자 채취나 수정의 적어도 2~3개월 전에 시작하라. 그러면 최대 이익을 얻을 것이다. 멜라토닌의 경우, 최근

의 성공적인 연구는 난자 채취 한 달에서 두 주 전 보충제 시작을
권한다.

- 체외수정 시술이 채 두 달도 남지 않았다면, 지금이라도 보충제
를 시작하는 것이 이점이 있을 것이다. 일부 연구는 단기 보충의
이점을 발견했다. 다른 것이 없다면 보충제는 다가오는 시술에
성공하지 못하더라도 그 다음 체외수정 시술을 준비하는 데 도움
이 될 수 있다.

- L-아르기닌은 난자 채취 후 배아 이식을 준비하기 위해 시작할
수 있다.

- 습관성 유산의 이력이 있다면 다시 임신하기 전 3개월 동안의 보
충제 복용을 고려하라.

언제 중단할 것인가

- 체외수정 클리닉들은 각각 난자 채취 전날, 배아 이식 전, 또는 임
신 테스트 양성을 받은 때 CoQ10 중단을 권고한다. 어느 쪽이든
별 차이가 없을 것이다. 하지만 배아 이식 전날까지 CoQ10을 계
속 복용하는 것이 가장 좋은 선택이다. 왜냐하면 이것이 자궁 내
막 발달에 도움이 될 수 있기 때문이다. 임신 초기를 지나서 계속
CoQ10을 복용하면 항인지질증후군으로 인한 유산을 예방하는
데 도움이 될 수 있다. 이는 아직 추측에 근거한 것으로, 현재 임
신 중 CoQ10의 안전성에 대한 데이터가 부족하기는 하다.

- 대부분의 다른 난자 품질 보충제는 난자 채취 전날에 중단할 수

있다. 그 시점에서 더 이상 필요하지 않기 때문이다. 여기에는 멜라토닌, 알파리포산, 비타민 C, N-아세틸시스테인, 미오이노시톨, DHEA가 포함된다.

- 난소예비력 감소인 경우 여러 차례의 연속 체외수정 시술이 필요할 수 있으므로, 의사는 임신 테스트 양성일 때까지 CoQ10 및 DHEA를 계속 복용하라고 조언할 수 있다.

- 비타민 E는 자궁내막을 준비하는 데 도움이 되기 때문에 배아 이식 때까지 계속 복용할 수 있다.

- 임신부 영양제와 비타민 D는 임신 기간 내내 그리고 수유를 중단할 때까지 계속 복용할 수 있다. 임신 중에 가끔 비타민 D 수치를 모니터링 하여 올바른 복용량을 유지하는 것이 현명하다.

- 자연적으로 또는 IUI를 통해 임신을 시도하는 경우, 임신 테스트 양성을 받을 때 보충제를 중단한다(임신부 영양제 및 비타민 D 제외).

- PCOS가 있는 경우 의사는 임신 중 임신성 당뇨병을 예방하기 위해 미오이노시톨의 계속 복용을 권고할 수 있다.

일단 임신한 후 추가할 보충제(그리고 다른 많은 주제)에 관한 자세한 지침은 내 후속책 〈Brain Health From Birth〉(2019)를 참조하라.

보충제 계획의 본보기

새 보충제를 시작하기 전에 의사와 함께 확인하라.

추천 브랜드는 다음 사이트에서 제시했다.

www.itstartswiththeegg.com/supplements

기본계획

임신에 관해 막 생각하기 시작하고 어려움을 예상할 이유가 없다면, 다음과 같은 접근법으로 임신에 걸리는 시간을 단축하고 유산 위험을 줄일 수 있다.

- 가능한 한 빨리 임신 전 종합비타민을 매일 복용하라. 활성 엽산 또는 천연 식품 엽산이 $800mcg$ 이상 포함되어 있는 것이 이상적이다.
- 발달 중인 난자 내부의 에너지 생산을 향상시키고 염색체 오류를 예방하기 위해 매일 CoQ10 보충제를 추가하는 것을 고려하라. CoQ10의 가장 효과적인 형태는 유비퀴놀 또는 바이오퀴논이다. 기본 용량은 $200mg$이며, 아침에 음식과 함께 복용하는 것이 바람직하다.
- 비타민 D 수치를 검사하여 최적 목표 수준($40ng/m\ell$ 또는 $100nmol/\ell$)에 미달하면, 하루 4,000~5,000IU의 비타민 D_3 보충

을 고려하라. 상당한 결핍이 있다면 2주 동안 하루 1만 IU로 시작
할 수 있다.

중급 계획: 임신의 어려움

임신에 어려움을 겪고 있지만 아직 IUI나 체외수정 같은 치료법으
로 옮겨가지 않았다면, 항산화제에 역점을 두어라. 그리고 절충적 접
근법을 취하면서 몇 가지 기본 보충제를 추가할 수 있다. 연구에 따르
면 설명되지 않는 불임 여성들은 종종 난소여포의 항산화 방어력을
손상시켰다. 따라서 항산화 보충제는 임신에 걸리는 시간을 줄일 수
있다. 만약 체외수정을 하기로 결정하면 이 장의 뒷부분의 심화 계획
으로 이동할 수 있다.

- 다음 보충제를 추가하는 것을 고려하라.
    - 활성 엽산 또는 천연 식품 엽산을 800mcg 이상 함유한 임신
      전 종합비타민
    - 유비퀴놀: 하루 400mg—아침 식사와 함께 200mg 캡슐 한
      개, 점심 식사와 함께 또 한 개
    - 추가적인 비타민 C(500mg)와 비타민 E(200IU). 그리고 더
      강한 항산화 촉진을 위해 알파리포산이나 N-아세틸시스테
      인을 첨가하는 것을 고려할 수 있다.
- 의사에게 비타민 D 결핍, 셀리악병, 그리고 갑상선 기능 저하에

관해 검사해 달라고 요청하라. 이 세 가지 조건은 종종 설명되지 않는 불임을 유발하며 일반적으로 불임 전문가가 간과한다. 그것들은 또한 비교적 다루기 쉽다.

- 비타민 D가 최적 목표 수준($40ng/m\ell$ 또는 $100nmol/\ell$) 미만이면 하루에 4,000~5,000IU의 비타민 D_3 보충을 고려하라. 상당한 결핍이 있다면 2주 동안 하루 1만 IU로 시작할 수 있다.

중급 계획: PCOS 또는 불규칙 배란

다낭성난소증후군(PCOS)은 불임의 가장 흔한 원인 중 하나이다. 증상으로는 체중 증가, 여드름, 얼굴 털, 불규칙한 생리 주기 또는 35일 이상의 생리주기가 있다. PCOS는 정상적인 배란을 방해하고 난자의 질을 떨어뜨려 불임을 일으킨다. 난자 품질 향상과 호르몬 재균형이 필요하다.

- 임신을 시도하기 전에 다음의 보충제를 두세 달 동안 복용할 것을 고려하라.
  - 천연 식품 엽산 또는 활성 엽산 $800mcg$ 함유한 임신 전 영양제
  - 미오이노시톨: 하루에 4g, 아침 반, 밤 반씩으로 나눠 2회 복용한다.
  - 유비퀴놀: 하루에 $400mg$—아침 식사와 함께 $200mg$ 캡슐 한

개, 나머지 한 개는 점심 식사와 함께.

- R-알파리포산: $200mg$―식사 30분 전 복용이 바람직하다
- N-아세틸시스테인: $600mg$―언제든지
- L-카르니틴: 하루에 $3g$―언제든지
- 멜라토닌: $3mg$―잠잘 시간(PCOS가 있는 여성은 체외수정 상황에서도 유용해 보인다)
- 비타민 D 수준을 검사하여 최적 목표 수준($40ng/ml$ 또는 $100nmol/ℓ$) 미만인 경우 하루 $4,000{\sim}5,000IU$의 비타민 D_3 보충을 고려하라. 상당한 결핍이 있다면 2주 동안 하루 1만 IU로 시작할 수 있다.

심화 계획: 자궁내막증

자궁내막증은 다양한 방법으로 출산력에 영향을 미친다. 두 가지 주요 요인은 염증과 난자 발달에 대한 산화적 손상이다. 연구에 따르면 이런 문제는 올바른 보충제로 상당 부분 대응할 수 있다.

- 다음 보충제 복용을 고려하라.
  - 천연 식품 엽산 또는 활성 엽산이 $800mcg$ 이상인 임신 전 영양제
  - CoQ10(유비퀴놀 또는 바이오퀴논으로): 하루에 $400mg$―아침 식사와 함께 $200mg$ 캡슐 1개, 점심 식사 때 1개. 일부 체외

수정 클리닉은 어려운 환자에게는 하루 600*mg*을 추천할 수
있다.

- R-알파리포산: 300*mg*—식사 30분 전이 바람직
- N-아세틸시스테인: 600*mg*—언제든지
- 비타민 C: 1,000*mg*—언제든지
- 체외수정을 통해 임신을 시도하고 있다면: 멜라토닌, 잠자리
  에 들 때 3*mg*, 난자 채취 2주에서 1개월 전부터.

- 만약 여러분이 채취된 난자가 적어 이전의 체외수정 시술에
  서 실패했거나, 적은 AMH 또는 적은 난포 수를 가지고 있다면,
  DHEA-S와 테스토스테론 수치를 검사해 보라. 만약 여러분의 수
  준이 젊은 여성들의 정상 범위의 상단에 있지 않다면, 다음 체외
  수정 시술 전 2~3개월 동안 DHEA 보충제 복용에 관해 의사에
  게 말하라. 자궁내막증이 있는 여성의 DHEA 사용에 관한 연구
  는 거의 없었다. 초기 보고에 따르면 DHEA는 자궁내막증이 난
  소 예비력에 미치는 부정적인 영향을 해결하는 데 도움이 될 수
  있다.

- 비타민 D 수준을 검사한 결과 최적 목표 수준(40*ng/ml* 또는
  100*nmol/ℓ*)에 미달하면 하루 4,000~5,000IU의 비타민 D_3 보충
  을 고려하라. 어떤 사람들은 60*ng/ml*라는 훨씬 더 높은 수치를
  목표로 하는 것이 자궁내막증 관련 염증을 줄이는 데 도움이 될
  수 있다. 상당한 결핍이 있다면 2주 동안 하루 1만 IU로 시작할
  수 있다.

심화 계획: 습관성 유산

습관성 유산은 혈액 응고와 면역 장애를 포함한 다양한 의학적 원인이 있다. 하지만 모든 초기 유산의 거의 절반이 난자의 염색체 오류에 의해 야기된다. 난자 품질을 향상시킴으로써 염색체 오류의 발생 가능성을 줄이고 유산 위험을 줄일 수 있다.

- 임신을 시도하기 전에 2~3개월 동안 다음 보충제의 복용을 고려하라.
  - 활성 엽산을 최소 800mcg 함유한 임신 전 영양제
  - CoQ10(유비퀴놀 또는 바이오퀴논으로): 하루 $400mg$—아침 식사와 함께 $200mg$ 캡슐 1개, 나머지 1개는 점심 식사와 함께
  - R-알파리포산: $200\sim300mg$—식사 30분 이상 전이 바람직
  - 비타민 E: 200IU—언제든지
  - N-아세틸시스테인: $600mg$—언제든지
  - (인슐린 저항성이 있는 경우) 미오이노시톨: 하루에 $4g$, 용량을 2회로 나눠 아침과 밤에 복용.
  - 체외수정을 통해 임신을 시도하고 있다면, 잘 때 멜라토닌 보충제 첨가를 고려해보라. 난자 채취 2주~1개월 전에 시작하라.
- 습관성 유산의 주요 원인인 갑상선 기능 저하를 검사해 달라고 의사에게 요청하라. 연구 결과 자가면역 갑상선 질환을 앓는 여

성들의 경우, 레보티록신이라고 불리는 갑상선호르몬 투여 치료는 유산율을 50% 이상 감소시킨다.

- 특히 어떤 증상이나 셀리악 또는 자가면역 질환의 가족력이 있는 경우 셀리악병에 대한 검사를 고려하라.

- 비타민 D 수준을 테스트하여 최적 목표 수준($40ng/m\ell$ 또는 $100nmol/\ell$) 미만인 경우 하루 $4,000\sim5,000$IU의 비타민 D_3 보충을 고려하라. 상당한 결핍이 있다면 2주 동안 하루에 1만 IU로 시작할 수 있다.

- 특히 나이가 요인이거나 AMH가 적거나 난포 수가 적은 경우 DHEA-S와 테스토스테론 수치 검사를 고려하라. DHEA를 보충하면 매달 제대로 성숙하는 난자의 수를 늘리는 데 도움이 될 수 있고, 유산을 유발하는 염색체 오류를 예방할 수 있다.

- 남성 파트너가 활성 엽산를 포함한 종합영양제, CoQ10 보충제(유비퀴놀 또는 바이오퀴논 최소 $200mg$), 제14장에서 논의한 고급 정자 품질 개선제를 매일 복용하고 있는지를 확인하라.

심화 계획: IUI 또는 체외수정을 통해 임신 시도

난소예비력 감소 또는 나이 관련 불임 진단을 받았다면, 다른 이유(자궁내막증 등)로 체외수정이나 IUI를 추구해야 한다면, 난자 품질 향상을 위한 공격적인 계획에서 가장 많은 것을 얻을 수 있다.

- 다음 체외수정 시술 전 $2\sim3$개월 동안 다음 보충제 복용을 고려

하라.

- 천연 식품 엽산 또는 활성 엽산이 $800mcg$ 이상 함유된 임신 전 영양제
- CoQ10(유비퀴놀 또는 바이오퀴논으로): 하루에 $400mg$—아침 식사와 함께 $200mg$ 캡슐 1개, 점심 식사와 함께 1개. 일부 클리닉에서는 어려운 환자에게는 하루 $600mg$을 추천할 수 있다.
- R-알파리포산: $200 \sim 300mg$—최소한 식사 30분 전이 바람직
- N-아세틸시스테인: $600mg$—언제든지
- 비타민 E: 200IU—언제든지. 항산화 방어를 더 강화하기 위해 비타민 C($500mg$) 첨가를 결정할 수도 있다.
- 체외수정을 위해: 멜라토닌, 잠자리에 들 때 $3mg$, 난자 채취 전 2주에서 1개월에 시작
- 선택적 추가 사항으로서 비타민 C: $500mg$—언제든지

- DHEA-S와 테스토스테론 수치를 검사하라. 만약 젊은 여성들의 정상 범위의 상단에 있지 않다면, 다음 체외수정 시술 전에 $2 \sim 3$개월 동안 DHEA 보충제 복용을 고려해보라. 미세화된 브랜드를 찾으라. 일반적인 복용량은 $25mg$ 하루 세 번이지만 덜 필요할 수 있다.
- 젊은 여성의 난소예비력 감소의 흔한 원인인 갑상선 기능 저하를 검사해 달라고 의사에게 요청하라.
- 비타민 D 수준을 검사하여 최적 목표 수준($40ng/m\ell$ 또는 $100nmol/\ell$) 미만이면 하루 $4,000 \sim 5,000$IU의 비타민 D$_3$ 보충을

고려하라. 상당한 결핍이 있다면 2주 동안 하루에 1만 IU로 시작할 수 있다.

- 남성 파트너가 활성 엽산이 포함된 종합영양제, CoQ10 보충제 (유비퀴놀 또는 바이오퀴논 최소 $200mg$) 및 제14장에서 논의한 고급 정자 품질 개선제를 매일 복용하고 있는지 확인하라.

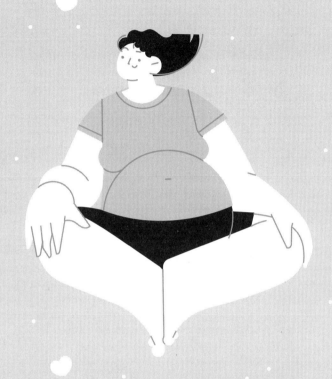

제3부

더 큰 그림

제13장

난자 품질 향상 식단

"실제로 우리는 먹는 것 이상의 존재이다.
그러나 우리가 먹는 것은 우리를 그 이상의 존재가 되도록 도울 수 있다."

아델 데이비스Adelle Davis

많은 사람들에게, 식단이 출산력에 강력한 영향을 미칠 수 있다는 것은 놀랄 일이 아니다. 이 주제에 관해 수많은 책이 쓰였지만 불행히도 이 풍부한 영양 조언은 전형적으로 확고한 과학 연구보다는 '건강한 식단'에 대한 일반적인 아이디어를 기반으로 한다. 우리가 식사가 출산에 어떤 영향을 미치는지에 관한 실제 연구를 조사하면 몇 가지 놀라운 패턴이 나타난다.

이 장은 여러분이 식단에 줄 수 있는 가장 강력한 변화로 시작한다. 그것은 정제 탄수화물의 감소이다. 첫 단계는 난자의 질과 출산력을 높이는 데 매우 중요하다.

탄수화물과 출산력

출산 식단의 주요 목표 중 하나는 혈당과 인슐린 수치를 균형 잡는 것이다. 우리는 올바른 종류의 탄수화물 선택, 탄수화물 섭취량 감소, 단백질 섭취 증가를 통해 이것을 할 수 있다. 이것이 왜 중요한지 이해하기 위해서는 탄수화물을 먹을 때 어떤 일이 일어나는지 간단히 탐구할 필요가 있다.

흰 빵 같은 정제된 탄수화물을 섭취한 후, 전분은 소화 시스템에서 효소에 의해 빠르게 분해된다. 전분은 끝과 끝을 잇는 포도당 분자의 긴 사슬에 지나지 않는다. 따라서 전분을 소화하면 포도당이 혈류로 방출되어 혈당 수치가 급격히 상승한다.

정제 탄수화물에서는 곡물이 밀가루를 만들기 위해 분해되어 작은 입자로 분쇄되어 있다. 전분 분자는 소화효소에 쉽게 접근할 수 있으므로 매우 빨리 분해될 수 있다.

이와 대조적으로 퀴노아 같은 정제되지 않은 곡물과 씨앗은 분해하는 데 훨씬 더 오래 걸린다. 녹말이 여전히 곡물이나 씨앗 안에 싸여 있기 때문이다. 그 결과 탄수화물은 더 천천히 소화되고 포도당 분자는 시간이 지남에 따라 서서히 방출된다. 이것은 정제되지 않은 곡물을 통째로 먹은 후 혈당 반응이 훨씬 느리고 안정적이라는 것을 의미한다. 포도당 수치의 급상승 대신 느린 상승이 있다.

혈당 수치 급상승의 문제점 중 하나는 근육 세포가 혈류에서 포도당을 섭취하도록 하기 위해 췌장이 엄청난 양의 인슐린을 방출하게 된다는 것이다. 이 시스템이 중요하다. 만약 여분의 포도당이 모두 혈류에 머무른다면 그것은 빠르게 몸 전체에 손상을 입힐 것이기 때문이다. 포도당은 근육 안에 안전하게 저장되거나 지방으로 전환될 필요가 있다. 인슐린은 근육과 지방 세포에 포도당을 담으라고 말함으로써 이 과정을 지시한다.

혈당 수치가 높을수록 인슐린이 더 많이 방출된다. 시간이 흐르면서 높은 수치의 설탕과 인슐린이 반복되면서 세포는 포도당을 흡수하라는 인슐린의 메시지에 저항하게 된다. '인슐린 저항성'이라는 상태이다. 혈당 수치는 여전히 높고, 신체는 인슐린을 더 많이 만들어 상쇄하며, 혼란이 뒤따른다.

이 모든 설탕과 인슐린은 생식체계를 조절하는 다른 호르몬의 균형을 방해하기 때문에 출산의 큰 문제점이다.

이 사실을 보여주는 첫 연구 중 하나는 1999년 덴마크의 한 연구진에 의해 발표되었다.[1] 임신을 시도 중인 165쌍을 대상으로 연구진은 3~4개월 동안 평균 혈당 수치를 나타내는 지표인 A_1C를 조사했다. 그 결과 A_1C 수치가 높지만 여전히 정상 수치를 가진 여성들은 A_1C 수치가 낮은 여성들에 비해 6개월 동안 임신할 확률이 절반에 불과했다. 이것은 잦은 고혈당은 출산력을 손상시킬 수 있다는 것을 암시한다.

이것은 어떻게 영양이 출산에 영향을 미치는지에 대한 가장 귀중한 정보원 중 하나를 우리에게 제시한다. '간호사 건강 연구'. 이 특별한 연구는 출산에 영향을 미치는 몇 가지 요인을 밝혀냈다. 그 중 가장 강력한 요인은 식사의 탄수화물 유형에서 나왔다. 간호사 건강 연구의 구체적인 결과에 관해 논의하기 전에, 이 연구가 얼마나 큰 규모인지 언급할 필요가 있다.

간호사 건강 연구는 1975년에 시작되어 수십 년 동안 수천 명의 간호사를 추적했다. 그것은 원래 산아제한의 장기적 효과를 결정하기 위해 고안되었다. 하지만 생활습관 요인이 건강과 질병에 미치는 영향에 관한 훨씬 큰 조사로 빠르게 진화하여 지금까지 수행된 가장 포괄적인 건강 연구 중 하나가 되었다.

1989년에 제2차 간호사 건강 연구가 시작되어 더 상세한 질문에 답하고 출산처럼 구체적 건강 문제를 탐구하였다. 이는 연구 초기에 완전히 분석할 수 없었던 이슈들이다. 2차 조사에는 10만 명 이상의 여성이 참가했다. 2년마다 이 여성들은 임신 및 유산 여부에 관한 기록과 함께 식단, 운동 그리고 많은 다른 생활습관 요인에 관한 상세한 질문에 대답했다.

하버드대 보건대학원 과학자들은 이 10만 명의 여성 집단에서 임신을 시도하고 있으나 이전에 불임 문제를 보고하지 않았던 1만 8,000명 이상의 하위 집단을 선정했다.[2] 연구자들은 영양이 출산에 어떤 영향을 미칠 수 있는지에 관한 실상을 파악하기 위해 이 하위 집단의 8년 데이터를 분석했다. 그들은 하위 그룹을 두 개의 차하위 그룹으로 더 세분화했다. 배란성 불임(불규칙 배란 또는 배란 실패로 인한 불임)을 보고한 사람들과 그렇지 않은 사람들. 그리고 연구자들은 두 그룹 사이의 식이 패턴을 비교했다.

이 모든 분석의 끝에서, 간호사 건강 연구는 식단의 탄수화물 총량이 배란성 불임과 관련 없지만 탄수화물의 유형은 매우 중요하다는 것을 밝혀냈다. 빠르게 소화되어 빠르게 혈당을 올리는 탄수화물을 많이 섭취하는 여성들은 천천히 소화되는 탄수화물을 섭취한 여성들보다 배란성 불임 가능성이 78% 더 높았다. 특히 불임 위험성이 가장 높은 특정 탄수화물은 차가운 아침 시리얼, 흰 쌀 및 감자였다. 반면 현미와 흑빵은 낮은 불임 위험성과 관련이 있었다.

연구의 목적을 위해 탄수화물은 혈당지수를 기준으로 '느린' 또는 '빠른'으로 분류했다. 이것은 일정량의 탄수화물을 섭취한 후 일정 시간에 걸쳐 혈당 수치 상승을 측정한 것이다. 일반적으로 고도로 정제된 고혈당 탄수화물은 혈당 수치를 너무 많이 그리고 너무 빨리 올리는 '빠른' 탄수화물이다. 저혈당 탄수화물은 보통 최소 가공된 '느린' 탄수화물이다.

간호사 건강 연구의 극적인 발견은 저혈당-'느린' 탄수화물 식단을 따르는 여성의 배란성 불임 확률이 훨씬 낮다는 것이다.

이는 높은 인슐린 수치가 난소에서 호르몬의 섬세한 균형을 깨뜨려 배란을 방해하기 때문일 것이다.[3] 최종 결론은 정상적이고 건강한 여성일지라도 인슐린 증가는 배란에 문제에 야기할 수 있다는 것이다.

감자처럼 빠른 탄수화물보다 정제되지 않은 곡물 같은 느린 탄수화물을 선택하기 위해 식단을 수정하라. 그러면 여러분은 혈당과 인슐린 수치의 균형을 맞출 수 있다. 따라서 배란을 조절하는 중요한 호르몬의 균형을 재조정할 수 있을 것이다.

하지만 배란 회복만이 식이요법에서 탄수화물의 양과 종류에 주의를 기울이는 유일한 이유는 아니다. 높은 인슐린과 혈당 수치는 난자의 질을 손상시킨다.

혈당, 인슐린, 그리고 난자의 질

난자 품질에 미치는 인슐린의 부정적인 영향은 체외수정 상황에서 특히 명백하다. 이는 연구자들이 '최종당화산물'의 수치를 측정했을 때 관찰되었다. 최종당화산물은 시간이 지남에 따라 혈당 수치가 높아져 혈액에 축적되는 분자이다.[4] 연구자들은 이 분자의 수치가 높은 여성들은 채취된 난자가 적고 수정된 난자가 적으며 양질의 배아가 적다는 것을 발견했다. 임신율도 매우 달랐다. 정상 혈당치 여성의 경우 23%로 혈당치가 높은 여성의 3.4%에 비해 높았다.[5]

이 연구는 인슐린 저항성의 위험 요인이 있는 것으로 알려진 여성을 검사한 것이 아니다. 나팔관 관련 인자와 설명되지 않는 불임 등 다양한 불임 원인을 검사한 것이었다. 이 점이 중요하다. 이것은 그 결과가 임신을 시도하는 모든 여성들에게 관련이 있을 가능성이 높다는 것을 의미한다. 이는 최상의 난자 품질을 위해서는 혈당을 조절할 필요가 있음을 시사한다.

고혈당과 인슐린이 정확히 어떻게 난자 품질을 하락시키는지에 관한 질문을 더 깊이 파고들면, 우리는 미토콘드리아라는 이전 장의 주제로 바로 되돌아간다. 앞서 설명했듯이 미토콘드리아는 ATP 형태로 에너지를 생산하는, 모든 세포 안에 있는 작은 발전소다. ATP는 난자 발달에 매우 중요하다. 결과적으로 미토콘드리아의 기능 붕괴는 그것이 어떤 것이든 난자가 성숙하고 염색체를 적절히 처리하는 능력을 손상시킨다.

불행하게도 고혈당과 높은 인슐린 수치는 미토콘드리아 기능을 손상시킨다.[6] 이것은 ATP 수치를 감소시켜 염색체를 처리하는 세포 내 기관이 오작동하게 만든다. 따라서 우리는 염색체 이상의 비율이 증가할 것으로 예상할 것이다. 연구원들은 동물 연구에서 그 현상을 보았다. 당뇨병 쥐의 난자는 잘못된 염색체를 가질 가능성이 훨씬 높다.[7]

이 모든 정보는 체외수정을 받는 고혈당-고(高)인슐린 여성의 경우 배아 발달 장애와 배아 이식 실패의 위험이 증가한다는 것을 의미한다. 그들은 또한 유산 위험이 더 높을 수 있다.

인슐린과 유산 위험

의사들이 놓치는 경우가 흔하지만 인슐린 저항성과 유산 위험 사이에는 분명한 연관성이 있다. 10여 년 전 과학자들은 재발성 임신 손실을 가진 여성의 경우 인슐린 저항성을 가진 비율이 정상인의 거의 3배라고 밝혔다.[8] 이 연관성의 정확한 메커니즘은 잘 알려져 있지 않다. 하지만 연구는 고혈당이나 고(高)인슐린이 유산 위험을 크게 증가시킬 수 있다는 것을 보여준다.[9]

하나로 모으기

이 모든 연구의 분명한 메시지는 통제 불능 혈당과 인슐린 수치가 임신을 시도하는 모든 여성의 출산에 나쁜 소식이라는 점이다. 하지만 좋은 소식도 있다. 우리는 높은 인슐린 수치의 부정적인 영향을 이해하게 되었다. 또 그것을 통제함으로써 출산에 상당한 차이를 만들 기회를 갖게 되었다.

첫 단계는 전체 탄수화물 섭취량을 약간 줄이는 것이다. 이것은 체외수정 성공률에 큰 영향을 미치는 것으로 보인다. 이는 눈에 띄는 인슐린이나 혈당 문제가 없는 여성들도 마찬가지이다. 한 연구에서 연구자들은 체외수정 시술에 실패한 젊고 건강한 여성 12명에게 탄수화물을 적게 섭취하고 단백질을 더 많이 섭취할 것을 요청했다.[10] 평균적으로 그 여성들은 단백질 섭취를 칼로리의 15%에서 27%로 늘렸다. 그들은 또한 탄수화물 섭취를 49%에서 40%로 줄였다. 여성들은 다음 체외수정 시술 전 두 달 동안 이 식단을 따랐고 연구원들은 그 결과를 여성 각자의 이전 체외수정과 비교했다.

개선 효과는 확실했다. 특히 채취 난자에서 배아 5일차 단계가 된 비율에서 개선이 명백했다. 여성들이 각자의 일상 식단을 따르는 동안 19%의 난자가 배반포로 발전했다. 하지만 두 달간 저 탄수화물-고 단백질 식사를 한 후 45%의 난자가 배반포 단계까지 살아남았다. 12명의 여성 중 10명이 임신했다.

이로부터 연구자들은 "배아 발달이 좋지 않아 보이는 젊고 건강한 환자들은 체외수정 시술 2개월 전에 매일 단백질을 늘리고 탄수화물을 줄임으로써 배반포 형성 비율을 높일 수 있을 것"이라고 결론지었다.

중요한 것은 난자 및 배아 품질 향상을 위해 탄수화물 감소와 단백질 증가가 극단적이지 않아도 된다는 점이다. 좋은 비율은 전체 칼로리 중 탄수화물 약 40%, 단백질 약 30%, 지방 약 30%로 보인다.[11] 이 것은 건강하고 균형 잡힌 식단을 의미한다. 많은 사람들은 하루에 한 끼만 바꾸면 이 비율에 쉽게 도달할 수 있을 것이다. 한 예로 아침에 토스트나 시리얼보다 계란을 먹으면 된다.

자신이 예상 범위 내에 있는지 확인하기 위해 며칠 동안 대량영양 소 추적 전화기 앱을 사용하는 것도 도움이 될 수 있다. 또는 식사당 탄수화물 약 50g에다 1회 탄수화물 간식 20~30g을 목표로 할 수 있 다. (이렇게 하면 1일 탄수화물 170~180g에 이르는데, 이는 하루에 1,800kcal를 먹는 여성의 경우 칼로리의 40%에 해당한다.)

탄수화물이 훨씬 적은 식단은 지나친 과체중이거나 PCOS, 당뇨병 또는 인슐린 저항성이 있는 사람들에게 도움이 될 수 있다. 그러나 탄 수화물이 매우 적은 식단을 채택하는 것은 아마도 대부분의 여성들에 게 필요하지도 않고 심지어 이롭지도 않을 것이다. 어떤 경우에 키토 제닉 식단(ketogenic diet)은 코티졸 수치를 높이고 갑상선 기능을 억제 함으로써 출산에 부정적인 결과를 초래할 수도 있다.[12]

대부분의 경우 목표는 단순히 균형 잡힌 혈당치를 유지하고 매우 높은 혈당 및 인슐린 수치의 잠재적 악영향을 피하는 것이다. 전체 탄 수화물 섭취량을 줄이는 것이 이것을 성취하기 위한 첫 단계이다. 물 론 우리는 모든 탄수화물이 동등하게 생성되는 것은 아니라는 점을 기억해야 한다. 올바른 종류의 탄수화물을 선택함으로써 발달하는 난 자를 보호하기 위해, 혈당과 인슐린 수치를 관리하기 위해, 훨씬 더 많 은 것을 할 수 있다.

최적의 출산을 위한 탄수화물 선택법

출산의 관점에서 볼 때, 가장 좋은 탄수화물은 천천히 소화되고 혈당을 적당히 상승시켜 인슐린의 갑작스런 폭발을 막는 것들이다. 여기에는 콩류, 견과류, 씨앗, 채소, 그리고 퀴노아, 줄풀, 현미, 자른 귀리, 메밀처럼 최소 가공 통곡물이 포함된다. 이런 음식을 많이 선택하고 고도로 가공·정제된 곡물로 만든 음식을 최소화하는 것은 혈당 균형을 맞추고 안정된 에너지 수준을 유지하는 데 도움이 될 것이다.

다음 단계는 모든 형태의 설탕을 줄이는 것이다. 과도한 설탕 소비가 출산력을 손상시킨다는 분명한 증거가 있다. 하버드대 보건대학원 연구진이 실시한 2017년 연구에 따르면, 평소 탄산음료를 마시는 체외수정 여성들은 채취된 난자와 양질의 배아가 적었다.[13] 일반적으로 하루 한 잔 이상의 탄산음료를 마시는 여성들은 체외수정 시술당 정상 출산 가능성이 16% 낮았다.

체외수정의 상황이 아닌 경우에도 설탕은 출산력을 저하시킨다. 2018년 연구진은 설탕이 들어간 음료를 하루 한 잔 이상 마신 여성은 임신에 걸리는 기간이 더 길다는 사실을 입증했다.[14] 흥미롭게도 상황은 남성도 마찬가지였다. 남성의 탄산음료 소비는 파트너의 임신 시기를 지연시켰다.

당분이 든 음료와 사탕은 임신을 시도하는 동안 피해야 하는 것이 분명하다. 문제는 과일 등 다른 설탕 공급원을 어디까지 피해야 하는가이다.

과일, 꿀, 설탕, 고과당 옥수수 시럽에서 발견되는 당 종류 사이의 화학적 차이는 미미하다. 글루코오스, 과당, 자당 모두 혈당과 인슐린의 비슷한 증가를 일으킨다.[15] 이 때문에 설탕을 많이 첨가한 모든 종류의 감미료와 식품을 최소화하는 것이 타당하다.

생과일은 설탕이 좀 들어 있지만 적당히 포함돼 있어 괜찮을 것 같다. 과일의 설탕은 섬유질과 함께 들어 있다. 이는 설탕 흡수를 늦추고 혈당 수치에 미치는 영향도 어느 정도 줄인다. 과일은 또 출산에 강력한 이점이 있는 다양하고 유익한 항산화제와 비타민을 제공한다.

이와는 대조적으로 설탕이 든 음료와 감미료는 영양학적 혜택을 제공하지 못한다. 그것들은 포만감을 주지 않고 비타민이나 다른 영양소를 제공하지 않은 채 혈당과 인슐린 수치를 높인다.

따라서 가장 좋은 방법은 첨가된 설탕을 피하고 소량의 과일을 먹는 것이다. 대부분의 사람들은 하루에 2회분의 과일을 먹을 것이다. (여기서 1회분은 작은 사과나 바나나 한 개, 또는 딸기류 한 컵) 만약 PCOS가 있어서 혈당 수치를 세밀하게 조절해야 한다면, 과일을 하루에 한 끼만 먹도록 제한하고 딸기류 같은 저당을 선택하는 것이 현명할 것이다.

만약 여러분이 달콤한 간식을 필요로 하지만 과일로는 충족할 수 없다고 생각한다면, 다크 초콜릿을 소량 먹는 것이 좋은 선택이다. 가장 중요한 것은 장기적인 생활습관이라는 점을 명심하라. 여러분이 정말로 필요할 때 가끔씩의 면죄부는 죄책감을 느낄 필요가 없다.

고탄수화물 채소는 어떨까?

거의 모든 채소는 출산에 슈퍼푸드이다. 잠시 멈춰야 하는 유일한 것들은 감자, 겨울호박, 호박, 고구마, 당근, 얌, 옥수수 같은 녹말 또는 단 것들이다. 이 채소들은 다른 채소들보다 혈당에 큰 영향을 미친다. 하지만 그 영향은 일반적으로 그들이 제공하는 영양 가치에 의해 보상된다. 따라서 그것들은 여전히 합리적인 종류에 포함될 수 있다.

감자와 옥수수는 비타민이나 항산화제를 많이 제공하지 않으면서 포도당 수치에 두르러진 영향을 미치기 때문에 예외일 수 있다. 이와는 대조적으로 고구마, 당근, 겨울호박, 호박은 출산에 매우 중요한 비타민 A 전구체인 베타카로틴이 풍부하다. 밝은 색 채소들은 또한 많은 다른 비타민이 풍부하고 좋은 영양 선택이다.

혈당 균형의 다른 이점

설탕을 줄이고 빠른 탄수화물보다 느린 탄수화물을 선택하면 부수적인 이점이 있다. 더 오래 배부름을 느끼고 탄수화물을 덜 갈망하는 것이다. 고혈당에 대처하기 위해 분비되는 인슐린의 갑작스런 폭발은 종종 혈당을 지나치게 떨어뜨린다. 그 결과 또 다른 빠른 탄수화물 갈망을 야기하기 때문이다.

혈당이 서서히 상승하면 그때의 비교적 작은 인슐린 반응은 혈당 수치를 크게 낮추지 않는다. 따라서 혈당 수치의 절정과 계곡은 최소화된다. 여러분의 기분, 에너지 수준, 음식 갈망은 아마 개선될 것이다. 만약 여러분이 과체중이라면, 이 전략은 배고픔 없이 살을 빼는 데 도움이 될 것이다. 이것은 그 자체로 출산력에 큰 이점이 될 수 있다. 과체중 여성이 체중의 5~10%를 줄이면 출산력을 회복하는 일이 흔하다.

글루텐이나 유제품을 배제해야 하나?

글루텐이 셀리악병 환자의 불임과 유산 위험을 높이는 것은 확실하다. 그 정도는 의심의 여지가 없다. 문제는 임신을 시도하면서 글루텐과 유제품을 피하는 것이 그 외 사람에게도 필요한가이다.

글루텐과 유제품 모두 셀리악병이 없는 경우에도 민감성을 가진 사람들에게 자가면역 및 염증을 유발할 수 있다는 우려가 있다. 이 장의 마지막 부분에서 더 논의한 것처럼 자궁내막증, 면역인자에 의한 습관성 유산 이력, 또는 기존 자가면역 질환을 가진 사람들은 글루텐과 유제품을 피하는 것이 이치에 맞다. 그 외의 모든 사람들에게 이들 음식은 문제가 되지 않는다.

임신을 시도할 때 유제품을 피하라는 전형적인 조언은 우유에 존재하는 호르몬이 출산력을 손상시킬 수 있다는 우려에 근거하는 경우가 많다. 그러나 지금까지의 연구는 명확한 연관성을 찾지 못했다. 우리는 '간호사 건강 연구'를 통해 지방을 제거하지 않은 유제품을 더 섭취하면 실제로 배란장애 위험이 낮아진다는 것을 안다. 체외수정 결

과에 관한 최근의 연구에서 유제품 섭취량이 가장 많은 여성들은 정상 출산 가능성이 가장 높았다.[16]

물론 모든 수단을 동원하는 접근법을 선호한다면 글루텐과 유제품을 피할 수 있다. 이런 음식을 제거한 후 불임과 싸워 임신할 수 있었던 여성들에 관한 수많은 일화적인 보고가 있다. 한 가지 선택은 2주 동안 그것들을 배제하고 여러분이 어떻게 반응하는지 살피는 것이다. 전반적으로 기분이 좋아진다면, 실제로 여러분이 민감성을 가지고 있으며, 글루텐이나 유제품(또는 둘 다)을 장기간 피함으로써 이익을 얻을 수 있다는 의미이다.

출산력 높이는 지중해식 식사

만약 출산 친화적인 식단의 첫 번째 원칙이 혈당의 균형을 맞추는 것이라면, 두 번째 원칙은 전반적인 지중해식 식단을 채택하는 것이다.

그리스, 스페인, 남부 이탈리아의 전통적인 식생활을 바탕으로 한 이 식단은 생선, 올리브유, 콩류, 항산화가 풍부한 채소를 강조한다. 이 식단은 기대수명을 높이고 심장병, 암, 당뇨병의 위험을 낮추는 가장 건강한 식생활 중 하나로 오랫동안 칭송받아 왔다.[17]

우리의 목적과 관련하여 가장 중요한 것은 지중해식 식단도 염증을 낮춘다는 점이다.[18] 2018년에 발표된 이 관련성에 관해서는 새 연구들이 많다.[19] 이와 함께 염증을 불임 및 유산과 묶는 많은 증거들이 있기 때문에 이 문제는 중요하다. 염증 주제를 탐구하기 전에 임신을 시도할 때 지중해 식단을 채택해야 하는 가장 설득력 있는 이유를 검토하는 것이 도움이 된다. 구체적으로 연구자들은 이 식생활이 체외수정 성공률을 높일 수 있다는 사실을 발견했다.

2018년 연구자들은 체외수정 전 6개월 동안 지중해식 식단을 따른 여성들이 임신할 확률이 훨씬 높다는 사실을 입증했다.[20] 성공률 향상과 가장 밀접한 관련이 있는 음식은 채소, 과일, 통곡물, 콩류, 생선, 올리브유였다.

이는 식생활과 체외수정 성공률에 관한, 앞선 중요한 연구에서 나온 것이다. 네덜란드의 한 체외수정 클리닉이 161쌍을 대상으로 수행한 연구에서, 연구자들은 체외수정 시술 전 지중해식 식단을 철저히 따른 여성들은 임신할 확률이 40% 더 높다는 사실을 발견했다.[21] 그 연구에서 지중해식 식단은 채소, 식물성 기름, 생선, 콩류를 많이 섭취하는 것이 특징이었다. 연구자들은 이 음식들이 임신율을 극적으로 향상시키는 두 가지 방법을 설명했다. 첫째는 엽산, 비타민 B_6, 비타민 B_{12} 같은 특정 비타민의 높은 수준이다. 둘째는 높은 특정 지방산 수준이다.

지중해식 식단의 주요 비타민

지중해식 식단의 유익한 효과는 부분적으로 특정 비타민이 그 원인이라는 이론은 네덜란드 체외수정 연구에서 기인한다. 이 연구에서 지중해식 식생활을 철저히 따랐던 여성들은 엽산(곡식과 야채에서 발견됨)의 수치가 상당히 높았고 비타민 B_6와 비타민 B_{12}(어류, 유제품, 달걀, 고기에서 발견됨)의 수치도 다소 높았다.

이들 비타민은 각각 여러 가지 방법으로 출산에 도움이 된다. 가장 큰 영향은 호모시스테인이라고 불리는 해로운 아미노산의 수치를 줄이는 것일 수 있다. 지중해 식단을 철저히 따를수록 호모시스테인 수치는 더 낮아진다.

앞서 설명한 바와 같이, 수년간 과학자들은 엽산이나 비타민 B_{12}의 결핍이 인체에서 아미노산 호모시스테인의 형성을 유발하는 것을 알고 있었다. 이 호모시스테인이 차례로 체외수정 시술에서 난자의 수와 질을 떨어뜨리고 배아의 질을 하락시키는 것이다.[22] 높은 호모시스테인 수치는 염색체 이상을 일으키거나 혈액 응고 위험을 증가시킴으로써 유산율 제고와 관련이 있다.[23]

지중해식 식단은 호모시스테인을 해독하는 주요 출산 비타민의 수치를 증가시킨다. 그 결과 난자와 배아의 질을 향상시킴으로써 출산력을 향상시킬 수 있다. 많은 대규모 연구들은 지중해식 식단이 실제로 호모시스테인 수치를 낮춘다는 것을 확인했다.[24] 이 중요한 이점은 MTHFR 같은 엽산 대사 유전자에 유전적 변이를 가진 사람들에게 특히 중요할 가능성이 높다. 이 유전적 변이는 호모시스테인 수치를 높임으로써 불임과 유산의 위험을 크게 조장하는 것으로 생각된다.

비타민 B_6만 해도 지중해식 식단을 따르는 여성의 출산력 향상에 큰 영향을 미칠 수 있다. 이 비타민을 보충하면 임신 가능성을 40% 높일 수 있고 조기 유산도 30% 감소시킬 수 있다는 연구 결과가 나와 있기 때문이다.[25] 비타민 B$_6$는 지중해식 식단의 핵심 요소인 어류에서 특히 많은 양으로 발견된다.

출산 친화적 지방과 기름

지중해식 식단이 출산력을 높이고 유산 위험을 줄이는 또 다른 방법은 항염증성 지방과 기름 덕분이다. 이들 성분은 특히 생선, 견과류, 올리브유에서 발견된.[26] 최근 몇 년 동안 고품질의 연구들이 이러한 지방이 출산에 유익하다는 것을 보여주었다. 반면 포화지방은 해로울 가능성이 높다.[27]

연구자들은 체외수정 상황에서 충분한 수준의 오메가3 지방을 가진 여성들은 전형적으로 더 양질의 배아를 가졌다는 점을 입증했다.[28] 그들은 또한 임신할 가능성이 더 높았다. 2017년 하버드대 연구진은 혈액 속 평균 이상의 오메가3 지방을 가진 여성이 체외수정을 통해 임신할 확률이 훨씬 높다는 사실을 발견했다.[29]

이 연구는 오메가3 지방의 종류에 관해서도 중요한 구별을 했다. 식물 원천에서 발견되는 유형(아마씨유 등)은 큰 영향을 미치지 않는 것으로 보인다. 물고기에서 발견되는 특정한 오메가3들만이 임신 가능성을 높이는 것과 연관되어 있었다.

체외수정이 아니더라도 생선을 많이 먹는 것이 출산력을 크게 향상시키는 것으로 보인다는 연구 결과가 나왔다. 그리고 이것은 남성에게도 적용된다. 한 예로 2018년 연구는 자연임신을 하려고 했던 500쌍의 해산물 소비를 추적했다. 연구진은 일주일에 2회 이상 해산물을 섭취한 부부는 92%가 그해 말 임신한 반면 더 적게 섭취한 부부는 79%가 임신한 사실을 발견했다.[30] 하버드대 보건대학원의 오드리 가스킨스(Audrey Gaskins)는 "우리의 결과는 임신 시기에 여성뿐 아니라 남성 식단의 중요성을 강조한다. 두 파트너 모두 출산에서 최대 혜택을 얻기 위해 해산물을 식단에 더 많이 포함해야 한다는 점을 시사한다."라고 말했다.

이번에 여성 2,000명을 대상으로 한 더 큰 연구 결과 오메가3를 충분히 섭취한 여성들은 섭취량이 적은 여성들보다 더 빨리 임신했다.[31] 연구자들은 오메가3 지방이 염증을 줄이고 프로게스테론 생산을 지원하며 자궁 혈류를 증가시키기 때문일 가능성이 높다고 지적했다.

최근 연구에서 나타나는 흥미로운 패턴 중 하나는 오메가3를 일정 수준 이상, 더 많이 섭취하는 것은 추가적인 이익을 주지 않는다는 것이다. 출산력 향상의 문턱은 오메가3가 풍부한 생선을 일주일에 약 두 번 먹는 것으로 보인다.

임신을 하려는 대부분의 여성들은 생선을 훨씬 덜 먹는다. 이는 부분적으로 시중에 나와 있는 생선의 90%가 수은이 적음에도 불구하고, 수은에 대한 우려 때문인 것으로 보인다. 일반적으로 소비되는, 수은 수치가 높은 물고기는 황새치와 참치이다. 연어, 정어리, 대서양 고등어 등 오메가3 수준이 매우 높은 반면 수은은 무시할 수 있는 수준인 다른 종류의 물고기가 많다.

양식보다 야생 연어를 선호하지만 평판이 좋은 곳에서 양식된 연어는 여전히 좋은 선택이다. 예를 들어 홀푸즈 사(社)는 판매하는 양식

연어가 항생제나 살충제에 오염되지 않았고 환경을 해치지 않는다는 점을 보장하기 위해 엄격한 기준을 적용하고 있다. 야생 연어를 가장 효율적인 가격으로 사는 방법은 냉동 상태로 대량 구매(코스트코 등에서)하거나 호일 주머니에 냉동된 것을 사는 것이다.

만일 해산물을 규칙적으로 먹지 않거나 오메가3가 훨씬 낮은 생선만 먹는다면 저용량의 어유(魚油) 보충제를 추가하는 것이 타당할 수 있다. 이것은 보험으로 간주 될 수 있다. 하지만 현재까지의 연구는 보충제가 적어도 여성에게서 생선을 먹는 것과 같은 효과를 낸다는 점을 입증하지 못했다. 남성의 경우 어유 보충제가 정자의 질을 향상시키는 것으로 나타났다. 적당한 오메가3 복용량은 하루 약 700~1,000mg이다. 노르딕 내추럴스 사(社)는 최고 품질의 브랜드 중 하나이다.

출산력을 최적화하기 위해 가장 좋은 유형의 기름은 올리브유이다. 이것은 지중해식 식단 전체 패턴의 핵심 요소이다. 이것은 지중해식 식단이 체외수정 성공률을 높이는 주요 이유일 가능성이 높다.[32] 올리브유는 비타민 E 같은 항산화제가 풍부할 뿐 아니라 올레산으로 알려진 단일 불포화 지방의 일종을 포함하고 있다. 올레산은 발달하는 난자에서 자연적으로 발견되는 주요 지방 중 하나로, 난자 발달에 중요한 역할을 하는 것으로 보인다.[33]

2017년 연구에 따르면 혈류에서 올레산 수치가 높은 여성은 체외수정 전에 채취한 난자가 성숙해 있었다.[34] 리놀레산 등 올리브유에서 발견되는 다른 지방들도 출산력 향상과 관련이 있다.[35] 견과류, 씨앗,

그리고 다른 식물성 기름들도 리놀레산이 풍부하다.

반면 코코넛 오일, 버터, 붉은 고기 등에서 흔히 발견되는 포화지방은 난자 발달에 부정적인 영향을 미치는 것으로 보인다.[36] 붉은 고기를 많이 섭취하면 배아 질이 낮아진다.[37] 반면 생선과 올리브유가 많고 붉은 고기가 적은 식단은 초기 배아 성장을 뒷받침하는 것으로 밝혀졌다.[38]

연구에 따르면 전체적으로 볼 때 물고기, 올리브유, 견과류, 씨앗 등을 많이 섭취하고 포화지방과 붉은 고기 섭취를 다소 낮추면 출산력을 상당히 향상시킬 수 있다.

2018년에 발표된 연구에 따르면, 이런 식으로 지방 섭취를 재조정하는 것이 MTHFR 같은 엽산 대사 유전자의 변이를 가진 사람들에게 특히 중요할 수 있다. 구체적으로 이 연구는 생선을 많이 먹고 포화지방에 대한 단일 불포화지방의 비율이 높으면 호모시스테인 수치가 낮아진다는 것을 발견했다.[39] 앞서 논의했듯이 이런 유전적 변이가 불임을 조장할 수 있는 한 가지 방법은 호모시스테인 수치를 높이는 것이다. 따라서 이 연구는 지중해식 식단이 MTHFR 변이가 출산에 미치는 영향을 줄일 수 있을 것이라고 설명한다.

지중해식 식생활과 유산

항염증성 지중해식 식단은 난자의 염색체 오류가 아닌 다른 원인에 의해 야기되는 유산을 예방하는 데 특히 도움이 될 것 같다. 앞 장에서 논의한 전략들은 대부분 염색체 관련 유산을 예방하는 데 초점을 맞추고 있다. 하지만 다른 잠재적 원인을 해결하기 위해 취할 수 있는 조치도 있다.

일부 여성들은 검사 결과 태아의 염색체 이상이 없음에도 반복적인 임신 손실의 패턴을 보인다. 이런 경우에는 다른 일이 일어나고 있음이 명백하다. 최근의 연구들은 한 가지 의심되는 범인으로 염증을 지목한다.

2018년 연구에서 스페인 연구자들은 최소 세 번의 유산을 경험한 30세 미만 여성들을 대상으로 12개의 혈액표지자를 검사했다. 습관성 유산의 이력이 있는 여성들은 대조군과 비교하여 두 가지 명백한 차이를 보였다. 염증 수준이 더 높고(C-반응성 단백질이라고 불리는 표지자에 의해 표시됨) 비타민 D 수치가 더 낮았다.[40]

비타민 D는 제4장에서 논의한 바와 같이 염증을 진정시키고 유산을 예방하는 데 분명히 중요하다. 하지만 우리는 식이요법을 통해서도 염증을 줄일 수 있다. 지중해식 식단을 실천하면 염증이 낮아질 수 있고, 특히 C-반응성 단백질이 낮아질 수 있다는 연구 결과가 수없이 많다.[41] 이런 식이요법으로 전환하는 것은 염증으로 인한 유산 위험을 줄이는 데 도움이 될 가능성이 높다.

'염증'이라는 용어는 일반적으로 면역체계가 특별한 표적 없이 격노하는 비특이적 면역활동을 말한다. 그러나 어떤 경우에 습관성 유산은 더 직접적인 면역활동에 의해 발생할 수 있다. 인체 자신의 단백질을 겨냥한 특정 항체들이 그 예가 될 수 있다. 이러한 유형의 면역활동은 '자가면역성'이라고 불리며 유산 상황에서는 항인지질증후군을 포함한다.

만약 한 번 이상 임신을 상실하고 이런 또는 다른 항체들에 양성 반응을 보인다면, 유산 위험을 줄이기 위해 면역억제제 또는 항응고제(혹은 둘 다)가 필요할 수 있다. 하지만 다음 절에서 설명하듯이 추가적인 식이요법 전략을 고려할 수도 있다.

자가면역, 자궁내막증, 면역 매개 유산과 식생활

만약 면역체계와 관련된 불임 여성 그룹에 속한다면, 식단을 크게 수정함으로써 도움 받을 수 있다. 이 그룹에는 다음 사람들이 포함된다.

- 기존 자가면역 질환(갑상선 질환, 건선, 루푸스, 다발성 경화증, 크론병 또는 궤양성 대장염 등)
- 자궁내막증
- 면역 요인에 의한 유산(항인지질증후군 등)

이 모든 조건에서 면역체계는 인체 자신의 분자에 부적절하게 반응하며 종종 매우 높은 수준의 염증을 유발한다. 이 염증은 난자 품질을 손상시킬 수 있고 잠재적으로 유산 위험에 기여할 수 있다.

따라서 위에서 논의한 바와 같이 일반적 염증에 영향을 미치는 식이 요인에 특별한 주의를 기울일 필요가 있다. 이것은 항염증성 야채와 건강한 지방(생선·올리브유에 함유)을 강조하고, 설탕과 포화지방 감소에 더 초점을 맞추는 것이다. 그러나 면역체계 장애를 가진 많은 여성들은 여기서 더 나아갈 필요가 있다. 그것은 일반적으로 건강식품이라고 여겨지지만 때로는 민감성을 가진 사람들에게 면역 반응을 일으킬 수 있는 음식을 배제하는 것이다. 여기서 두 주범은 글루텐과 유제품이다.

글루텐과 유제품은 현재 민감성을 가진 사람들에게 자가면역 질환을 악화시키는 것으로 널리 인식되고 있다. 결과적으로 가장 보수적인 내분비학자들조차도 이제 자기면역 갑상선 질환을 가진 여성들이 임신을 시도할 때에는 글루텐과 유제품을 먹지 말라고 종종 권고한다. 또 연구들에 따르면, 글루텐이 없는 식단은 자궁내막증 환자의 75%에서 통증을 감소시킨다.[42]

면역 요인에 의해 유산하는 여성의 경우에도 글루텐 없는 식단이 도움이 될 수 있다. 우리는 셀리악병이 습관성 유산의 흔한 원인이라는 것을 알고 있다. 하지만 글루텐은 비(非)셀리악 민감성만 가진 경우에도 염증과 면역 이상을 조장할 수 있다. (그런 민감성을 찾아내는 실험실 검사가 있다.)

습관성 유산을 전문으로 하는 유명한 생식면역학자 제프리 브레이버만(Jeffrey Braverman) 박사는 반복되는 임신 손실 치료에서 글루텐 민감도 체크를 강조한다. 임신 손실이 반복되는 모든 여성이 글루텐에 민감하지는 않겠지만, 브레이버만 박사는 "전반적으로 글루텐을 끊는 것이 결코 잘못이 될 수 없다."라고 말한다.

유제품은 단지 가장 흔한 알레르기 식품 중 하나이기 때문에 잠재적으로 문제가 될 수 있는 또 다른 음식이다. 따라서 글루텐과 유제품을 모두 배제하는 것은 면역 관련 불임 문제를 가진 사람들의 면역체계를 진정시키는 데 큰 도움이 될 수 있다.

물론 더 심한 자가면역 질환을 가진 사람들을 위한 추가적인 조치도 있다. 식생활은 자가면역 질환에 심대한 영향을 미칠 수 있다. 나는 15년간의 전투 끝에 나 자신의 악화하는 건선관절염을 해결함으로써 그것을 직접 체험했다. (내 경우 병 상태는 척추와 엉덩이에 극심한 관절 불안정을 야기했다. 그래서 결국 임신 대리모를 사용했다. 수년이 지나서야 나는 마침내 식생활을 통해 내 자가면역 상태를 조절하는 법을 배웠다. 나는 그것을 2017년 저서 〈The Keystone Approach〉에서 설명했다.)

자가면역 환자를 위한 대표적인 권장 식사법은 '자가면역 팔레오(AIP)' 식단이다. 이는 동물성 단백질, 과일, 야채, 코코넛 오일, 동물성 지방을 강조하는 반면 곡물, 콩류, 일반 알레르기 유발 식품(견과류, 달걀, 유제품 등)을 배제한다.

알레르기 유발 식품을 피하는 것 등 이 식단의 일부 구성 요소는 자가면역 질환을 가진 많은 사람들에게 도움이 될 가능성이 크다. 하지만 역효과를 내는 특별한 측면도 있다.

최근의 과학 연구는 많은 사람들이 AIP 식단을 따르는 동안 하는 행동(붉은 고기, 코코넛 오일, 버터기름을 더 첨가하는 것)이 실제로는 염증을 크게 증가시킬 수 있다는 점을 보여준다. 이와는 대조적으로 지중해식 식단은 면역 체계를 진정시키는 데 훨씬 더 좋다.

식이요법과 자가면역에 관한 다양한 연구들을 종합해 보면, 최선의 접근법은 지중해식 식단으로 시작하는 것이다. 그리고 곡물, 콩, 옥수수, 견과류, 달걀, 유제품 등 자가면역에 문제가 될 수 있는 식품을 일부 배제하여 지중해식 식단을 수정하는 것이다.

(출산 친화적인 조리법은 www.itstartswiththeegg.com/recipes를 참조하라.)

음주와 출산

알코올이 출산력을 손상시키는지 여부에 관한 의문은 수십 년 동안 연구자들을 괴롭히고 있다. 1998년 작지만 널리 알려진 한 연구에 따르면 일주일에 한 잔에서 다섯 잔의 술을 마시면 임신 가능성이 크게 떨어질 수 있다고 한다.[43] 하지만 이 연구에는 여성 400명만 참여했다. 지금은 훨씬 더 큰 연구가 이루어졌고 결과는 우리를 더 안심시키는 것이다.

여성 4만 명을 대상으로 한 연구에 따르면, 주당 14잔 이상의 알코올 음료만 출산력을 감소시키는 것으로 나타났다.[44] 2016년 여성 6,000명을 대상으로 한 연구에서도 같은 결과가 나왔다. 여기서 연구자들은 "주당 14잔 미만의 알코올 섭취는 출산에 뚜렷한 영향을 미치지 않는 것 같다."라고 결론지었다.[45]

이러한 연구는 자연임신을 시도하는 여성들을 대상으로 했다. 따라서 그 결과가 반드시 체외수정을 통해 임신하려는 기존 불임 여성에게까지 적용되는 것은 아니라는 점에 유의해야 한다.

체외수정 상황에서도 적당한 알코올 섭취는 약간 더 문제가 될 수 있지만 그 영향은 상대적으로 작은 것으로 보인다. 2011년 하버드의대 연구원들은 체외수정을 받고 있는 2,000쌍 이상을 조사했다. 그들은 일주일에 4잔 미만의 술을 마시는 여성들에 비해, 그 이상을 마시는 여성들은 정상 출산 가능성이 16% 낮다는 것을 발견했다.[46] 2014년에도 스페인 연구진이 비슷한 결과를 보고했다.[47]

최근에는 지금까지 가장 큰 연구 중 하나에서 연구원들은 체외수정을 통해 임신을 시도하던 덴마크 여성 1만 2,000명 이상을 추적했다. 이 연구는 술을 많이 마시는 여성들(주당 7잔 이상)의 정상 출산 확률은 시술당 20%로 비음주자 22%보다 소폭 감소했다고 보고했다.[48] (남성 음주의 경우 거의 같은 추세가 뚜렷했다).

2017년에 발표된 다른 하버드대 연구에 따르면 하루에 최대 12g의 알코올은 체외수정 후 정상 출산 확률에 아무런 차이가 없다는 점이 밝혀졌다.[49] 작은 와인 한 잔에는 14g의 알코올이 들어 있으므로, 이 연구가 제시하는 문턱 수준은 일주일 6잔에 해당할 것이다.

물론 지나치다 싶을 정도로 조심하고 알코올 섭취를 절대적으로 최소화하는 것이 여전히 안전하다. 하지만 전체적으로 볼 때 이따금씩 하는 와인 한 잔은 임신 가능성을 크게 줄이지 않는다는 점을 보여준다.

또 최근 연구는 임신 전 가끔의 알코올 섭취는 유산이나 사산의 위험을 증가시키지 않음을 보여준다. 여기서 우리는 신중하게 구별해야 한다. 많은 연구들은 임신 중 규칙적인 음주가 유산 위험을 증가시킬 수 있음을 밝혀냈다. 이는 알코올이 태아 발달을 저해하기 때문일 것이다.[50] 그러나 임신 전에 적은 또는 중간 정도의 알코올 소비량은 그렇게 문제가 되지 않는다.

그것은 2만 7,000건 이상의 임신을 바탕으로 한 '간호사 건강 연구'에서 나온 2016년 보고서의 발견이다. 연구진은 임신 전 알코올 섭취는 유산이나 사산 위험과 관련이 없다고 결론지었다.[51] 이 연구는 임신 손실의 이력이 없는 여성에게 국한되었다. 하지만 다른 연구자들은 알코올 섭취와 습관성 유산 사이에 큰 연관성은 없다고 평가했다.[52]

가장 신중한 접근법은 임신을 시도하는 동안 알코올을 금하는 것이다. 그것은 여전히 미국 질병통제센터(CDC)의 권고사항인데, "임신 중이나 임신을 시도하는 동안 안전한 알코올 사용량은 알려져 있지 않다."라고 명시되어 있다.

그러나 임신 시도 중 알코올 소비에 관한 CDC의 주된 관심사는 임신한 사실을 모른 채 임신할 수 있다는 점이다. 대부분의 임신은 4주에서 6주 동안 발견되지 않기 때문이다. 그 기간 동안 술을 마시는 것은 여러 가지 이유로 문제가 된다.

그런데 만약 방금 체외수정 실패나 임신 손실을 겪었다면, 현재 임신하지 않았다는 사실을 안다면 어떨까? 가장 최근의 증거들은 그 시점에서의 와인 한 잔은 합리적인 선택일 수도 있다는 것을 암시한다.

커피와 출산

또 다른 논란은 임신을 시도할 때 안전한 카페인 양이다. 여기서 다시 한 번, 카페인이 유산 위험을 증가시키는지 여부는 가장 큰 관심사다.

임신 중 하루에 여러 잔의 커피를 마시면 유산 위험을 크게 증가시킬 수 있다는 것은 수년 동안 알려져 왔다. 불행하게도 그것은 임신 전에도 사실인 것 같다.

1만 5,000건 이상의 임신을 대상으로 한 2018년 연구에 따르면, 임신 전 커피를 마시지 않은 여성에 비해 임신 전 하루 4잔 이상 마신 여성은 유산 가능성이 20% 더 높았다.[53]

그 위험은 매일 커피를 적게 마시는 여성들에게는 그렇게 뚜렷하지 않았지만, 섭취량이 적더라도 유산의 위험을 높였다. 이는 임신 중 하루 50~150mg의 카페인을 섭취할 때 유산 위험이 증가하기 시작한다는 선행연구와 일치한다.[54] 그것을 실생활에 적용하면 커피 한 잔에 담긴 카페인의 양은 보통 100~200mg 정도다(스타벅스의 내린 커피 큰 잔은 카페인 260mg, 더블샷 카푸치노는 150mg을 함유).

또 많은 사람들이 차 속의 카페인 양을 과소평가한다. 녹차 한 잔에는 일반적으로 약 25mg의 카페인이 들어 있고 홍차에는 종종 한 컵당 약 50mg이 들어 있다. 따라서 이 연구들은 하루에 단 한 잔의 차나 반 잔 이하의 커피로도 유산 위험이 증가하기 시작한다는 것을 보여준다.

게다가 대부분의 연구들이 출산에 영향을 미치지 않는 것을 발견했음에도 불구하고, 일부 연구는 카페인이 임신을 더 어렵게 만들 수 있다고 시사한다. 예일대 연구에 따르면 과거에 차나 커피를 마셨으나 불임 치료에 앞서 그 음료를 중단한 여성은 현재 그 음료를 마시고 있는 여성보다 임신 및 정상 출산 비율이 더 높은 것으로 밝혀졌다.[55] 다른 연구는 체외수정 시술 동안 카페인과 양질의 배아 수 감소 사이의 상관관계를 발견했다.[56]

따라서 차와 커피를 완전히 끊을 필요는 없지만, 카페인을 얼마나 많이 소비하는지에 관해서는 상당히 신중할 필요가 있다. 매일 차 한 잔이나 커피 반 잔은 큰 영향을 미치지 않을 수 있다. 하지만 점차적으로 카페인이 제거된 차와 커피로 전환하는 것은 훨씬 더 안전한 선택이다. (몇 주간 점진적으로 줄이면 금단현상인 두통을 예방한다.) 집에서 디카페인 커피를 만들 때 화학용매보다는 '스위스 워터 프로세스'로 디카페인 처리된 유기농 콩을 사는 것도 바람직할 수 있다. 추천 브랜드는 itstartswiththeegg.com/coffee를 참조하라.

총체적 출산력 향상 식생활

확실한 과학적 증거는 특정 유형의 탄수화물이 출산에 악영향을 미친다는 것을 입증했다. 그 탄수화물은 혈당 수치의 급등을 유발하여, 차례로 주요 호르몬 장애를 일으키고 난자 품질을 떨어뜨린다. 전체 탄수화물 섭취량을 줄이고 정제되지 않은 천연 식품(퀴노아, 줄풀, 콩 등)을 더 많이 선택하는 것이 혈당 수치를 안정시키는 데 도움이 될 것이다. 이것은 차례로 다양한 호르몬의 균형을 맞추고 난자의 질을 크게 향상시킬 수 있다.

또 최근의 연구는 지중해식 식단의 일반적인 패턴이 체외수정에서 훨씬 더 높은 성공률, 그리고 향상된 출산력과 관련이 있다는 것을 보여 주었다. 지중해식 식단은 채소, 건강한 지방, 콩류 및 해산물을 강조한다. 이 모든 것은 염증 감소 및 출산력 향상과 관련된 특정 비타민과 지방산이 더 많다.

실천 방안

여러분의 출산력을 높이기 위해 다음에 기초한 식단을 선택하라.

- 퀴노아, 줄풀, 자른 귀리, 메밀, 렌즈콩 및 기타 콩 등 가공되지 않은 식품에서 나오는 천천히 소화되는 탄수화물
- 고구마, 겨울호박, 호박, 당근처럼 녹말이 많고 밝은 색의 채소 (제한된 양)
- 잎이 무성한 푸른 채소 및 기타 전분이 적은 채소
- 적당한 양의 과일(하루 2회분)
- 생선, 닭고기, 콩과 같은 비가공 단백질
- 올리브유, 아보카도, 견과류, 씨앗과 같은 건강한 지방

다음 식품을 피함으로써 난자 품질과 출산력을 더 향상시킬 수 있다.

- 흰 빵 및 고도로 가공된 아침 시리얼 같은 정제 탄수화물
- 첨가 설탕 및 기타 감미료
- 염증 또는 자가면역 질환(습관성 유산, 자궁내막증, 갑상선 질환 포함)이 있는 경우 글루텐 및 유제품
- 카페인과 알코올(임신하지 않은 것을 알 때 가끔 와인을 마실 수 있음에도 불구하고 조심)

제14장
방정식의 다른 반쪽—정자의 질

"불가능한 것과 가능한 것의 차이는 사람의 결단력에 달려 있다."

토미 라소르다Tommy Lasorda

임신을 시도하는 커플에게 정자의 질은 중요하다. 여성 파트너가 나이와 관련된 불임이나 다른 원인으로 인해 체외수정 시술에서 채취할 난자가 적거나 거의 없을 때에는 더욱 그러하다. 이런 상황에서 여성은 자신의 몇 안 되는 좋은 난자 중 하나를 최적이 아닌 정자에 낭비할 여유가 없다.

방정식에 대한 정자의 기여가 합당한지 확인하는 것은 남성 파트너의 일이다. 또 새로운 연구는 정자의 질이 습관성 유산의 주요 원인일 수 있다는 것을 밝혀냈다. 그 연구는 남성이 임신 전 몇 달 동안 정자 품질을 위해 가능한 모든 일을 해야 하는 더 많은 이유를 제공한다.

다행히도 정자의 질을 향상시키는 여러 가지 방법이 있다. 보충제 사용, 그리고 수년간의 과학 연구에 의해 뒷받침되는 다른 전략들이다. 하지만 우선 우리는 남성 생식력을 둘러싼 만연한 신화들을 떨쳐 버릴 필요가 있다.

신화 1: 임신이 어려운 것은 여성 탓이다.

일반적인 믿음과 달리, 남성 불임은 부부가 임신하기 어려운 모든 사례에 약 50%의 책임이 있다.[1] 여성 불임이 더 흔하다는 오해는 불임 클리닉에서의 많은 시술, 약물, 주사가 여성을 대상으로 한다는 사실 때문일 수 있다.

여성은 거의 항상 IUI와 체외수정 같은 불임 치료의 초점이다. 그러나 많은 경우 이런 치료는 정자의 질 문제를 피하기 위해 필요하다. 그러나 이런 고급 불임 치료법을 사용해도, 낮은 정자의 질은 제한 요인으로 남을 수 있고 유산 위험을 증가시킬 수 있다.

부부가 자연임신을 시도하든 체외수정 임신을 시도하든, 방정식의 남성 측면은 매우 중요함에도 마땅히 받아야 할 관심을 거의 받지 못하고 있다.

문제의 일부는 불임클리닉에서 행해진 전통적인 정액 분석이 비참할 정도로 부적절하다는 것이다. 기존의 정액 분석은 세 가지 표준 측정치(합의하여 '정액 매개변수'라고 함)를 검토할 것이다.

1. 정자 수·농도: 정액의 부피당 정자 수
2. 운동성: 적절히 난자 쪽으로 향해 가는 정자의 수영 능력
3. 형태학: 정상 형태와 외관 전체를 갖춘 정자의 비율

이러한 매개변수 중 하나에서 문제가 발생하면 확실히 임신이 더

어려워진다. 하지만 이 전통적인 정액 분석이 모든 것을 말하지는 않는다. 비록 좋지 않은 정자의 질이 임신의 장벽으로 남아 있음에도 불구하고, 그 검사는 완벽하게 정상으로 나올지도 모른다. 전통적인 검사는 정자 내부의 DNA 손상 정도를 제대로 조사하지 않기 때문이다.

최근의 연구는 DNA 품질이 기존의 정액 매개변수보다 더 중요하다는 것을 암시한다. 'DNA 품질'이라는 용어는 DNA가 개별 돌연변이, 염색체의 여분 또는 누락된 사본, 또는 DNA 가닥의 물리적인 분절을 가지고 있는지를 반영한다. 이 마지막 유형의 손상은 염색체 절단을 초래하며, 현재 고급 정자 품질 분석을 통해 실제로 측정할 수 있는 손상 유형이다(아래에서 더 논의).

DNA 손상의 각 유형은 자체적인 문제를 야기한다. 수정 가능성과 배아가 자궁에 성공적으로 이식될 가능성을 줄인다. 또 심각한 선천적 결함, 새 자발적 돌연변이에 의한 유전 질환을 가지고 태어날 위험이 증가한다.

정자의 DNA 손상도 유산 위험을 증가시킨다는 증거가 나타나고 있다. 최근 한 연구에서, 연구원들은 설명되지 않는 유산 이력을 가진 부부에게서 훨씬 높은 수준의 정자 DNA 손상을 발견했다. 이는 정자 DNA 손상이 임신 손실을 야기할 수 있음을 시사한다.[2] 2019년 한 연구는 습관성 유산 이력을 가진 부부의 경우 정자 DNA 손상이 평균 수준의 2배였다고 보고했다.[3] 2017년 연구 결과 정자의 DNA 손상 정도는 체외수정을 통해 임신할 확률에 큰 영향을 미치는 것으로 나타났다.[4]

요컨대 정자의 DNA 손상 정도는 임신을 시도하는 부부에게 중요한 요소이지만 유산 또는 체외수정 시술 실패의 이력이 있는 부부에게는 특히 중요하다. 이러한 경우 DNA분절검사를 하는 것도 도움이 될 수 있다. 이에 관한 가장 정확한 테스트 중 하나는 '정자 염색질 구조 분석(SCSA)'으로 알려져 있다. 비용은 약 500달러이지만 보험 처리할 수 있으며 체외수정 시술의 실패 비용을 잠재적으로 절약할 수 있다.

신화 2: 남성 생식력은 50세까지 여전하다.

정자의 질은 35세부터 감소하기 시작한다.[5] 그러나 전형적인 45세 남성은 10살 더 젊은 남성보다 생식력이 크게 떨어지지 않는 것이 현실이다. 이런 감소의 원인 중 상당 부분은 나이 든 남성의 정자가 더 많은 DNA 손상, DNA 돌연변이 및 기타 염색체 이상을 가지고 있기 때문이다.[6] 실제로 정자의 DNA 분절은 30세에서 45세 사이에 두 배로 증가한다.[7]

나이와 관련된 남성의 생식력은 종종 간과된다. 많은 사람들은 나이가 많은 어머니가 아기를 유산하거나 다운증후군 같은 선천적 결함을 가진 아기를 가진다고 잘못 가정한다. 그리고 아버지의 나이는 이런 결과에 영향을 미치지 않는다고 생각한다. 연구에 따르면 40세 이상의 아버지들은 심각한 선천적 결함을 가진 아기를 가질 확률이 20% 더 높다.[8] 정자의 DNA 손상 수준이 더 높으면 유산의 위험도 두 배 이

상 높아진다.[9]

나이가 증가함에 따라 고통 받는 것은 정자 내부의 DNA뿐이 아니다. 정자 운동성은 35세부터 감소하기 시작하고, 나이는 정자의 수와 형태학에도 부정적인 영향을 미친다.[10]

하지만 모두가 나쁜 소식은 아니다. 연구에 따르면 이런 감소의 일부는 예방하고 역전시킬 수 있다. 건강한 식단을 따르고 올바른 보충제를 복용하는 노인은 젊은 남성과 비슷한 정자 품질을 가지고 있다는 연구 결과가 있다. 이것은 우리를 가장 중요한 신화로 이끈다.

신화 3: 정자의 질을 향상시키기 위해 아무것도 할 수 없다.

수십 년의 과학 연구와 널리 알려진 이 믿음은 상호 모순된다. 과학 연구는 정자의 질을 개선하고 정자 내 DNA의 질을 향상시키는 것이 가능하다는 것을 보여준다. 그렇게 하는 것은 전반적으로 많은 이점을 가지고 있다. 임신 가능성을 증대시키고(자연임신이든, 체외수정 같은 보조 생식과 함께 하든) 유산과 선천적 결함의 위험을 감소시킨다.

정자의 질을 향상시키기 위해 무엇을 할 수 있는지 이해하기 위해, 애초에 정자가 어떻게 손상되는지를 먼저 이해하는 것이 도움이 된다.

정자를 생산하는 주기는 두 달이 조금 넘는다.[11] 이 기간 동안 환경과 생활방식의 많은 요인들은 좋든 나쁘든 그 과정에 영향을 미칠 수 있다. 그러나 이 기간 동안 정자의 질에 영향을 미치는 가장 중요한 요인은 산화다.

산화는 금속의 녹슬기 또는 사과의 갈색 변색과 유사한 인체의 화학반응이다. 정자가 생성됨에 따라 생물학적 과정의 결과로 정상적이고 건강한 수준의 산화가 일어난다. 반면 방어체계는 이 산화가 통제 불능이 되는 것을 막는다. 방어체계에는 산화적 손상에 대항하여 오직 정자를 지키기 위해 존재하는 특수 효소와 함께 비타민 C와 비타민 E(정액은 특히 높은 농도의 비타민 C 농도를 함유) 같은 항산화제를 포함한다.

독소 노출이나 비타민 결핍 같은 생활습관 요인이 너무 많이 산화를 유발하거나 항산화 방어체계를 손상시킬 때, 그 결과는 산화적 손상이다. 이것이 모든 남성 불임 사례에서 최대 80%까지 책임이 있는 것으로 생각된다.[12]

산화는 정자 DNA의 손상량뿐 아니라 기존의 정액 매개변수(정자 수, 운동성, 형태학)에 영향을 미친다.[13] 클리블랜드 클리닉의 연구는 정액 산화 수준이 높은 남성은 DNA 분절화가 더 심하고 정상적으로 기능하는 정자가 더 적다는 것을 확인했다.[14]

감염, 막힘, 정맥 확대(정계정맥류) 같은 의학적 문제는 남성 불임의 약 4분의 1을 차지한다.[15] 만약 이러한 조건 중 하나에 영향을 받는다면 정자의 질을 향상시키기 위해 약물 치료나 작은 수술 절차가 필요할 수 있다. 그러나 이러한 전통적인 치료법은 정자의 질을 향상시킬 수 있는 생활방식과 영양적 요인의 필요성을 배제하지는 않는다.

정자 품질 향상을 위한 자연적인 접근은 비뇨기과 질환이 있는 남성에게 훨씬 더 중요할 수 있다. 왜냐하면 많은 조건들이 정자에 대한 산화적 손상을 증가시킴으로써 불임을 조장하기 때문이다.[16]

정자 품질 향상은 여성 파트너의 난자 품질이 좋지 않을 때 특히 중요할 수 있다. 정자와 달리 난자는 DNA 손상을 복구할 수 있는 전문 기계를 가지고 있어 손상된 정자의 부정적인 영향을 극복할 수 있다. 그러나 DNA 수리 과정은 양질의 난자에서만 효과적으로 작동한다. 나이 든 여성의 난자는 질이 나쁜 정자의 DNA 손상을 제대로 치료하지 못해 임신하기가 훨씬 어려워질 수 있다.[17]

좋은 소식은 대부분의 남성에게 정자의 질은 적어도 비타민 보충제, 그리고 산화적 손상을 방지하는 다른 간단한 수단을 통해 통제할 수 있다는 것이다. 그리하여 생식력을 보호할 수 있다.

어떻게 정자 품질을 개선할 것인가

매일 항산화제를 복용하라

정자의 질을 향상시키기 위해 할 수 있는 가장 중요한 한 가지 방법은 비타민과 항산화제가 혼합된 보충제를 매일 복용하는 것이다. 매일 항산화제를 복용하면 정자의 질이 향상되고 파트너가 임신할 확률이 높아진다는 것이 수십 건의 연구 결과이다.[18] 이것은 자연임신을 하려는 부부와 불임 치료를 받는 부부에게 사실이다.

이 분야 34건의 선행연구를 체계적으로 검토한 결과 항산화제를 복용하는 남성은 파트너가 임신할 확률이 4배 이상 높았다. 또 항산화제를 복용하지 않은 남성에 비해 파트너의 정상 출산 가능성이 5배 가까이 높았다.[19] 항산화제 치료의 유해한 부작용의 증거를 보고한 연구는 없었다.[20]

어떤 연구는 불임이 정자 내의 DNA 손상으로 인해 발생하는 경우 항산화제가 특히 강력한 해법이 될 수 있다는 것을 보여주었다. 한 연구에서 DNA 분절화가 심해 ICSI(세포질내정자주입술)에서 실패한 남성들에게 직후 두 달간 매일 비타민 C와 비타민 E를 투여했다.[21] 연구자들은 다음 시도에서 임상 임신율이 7%에서 48%로 뛰어오르는 등 각별한 향상을 발견했다.

다른 연구들은 다른 항산화제 조합을 사용했다. 이런 상황에서 가장 많이 연구된 것들은 비타민 C, 비타민 E, 아연, 엽산, 셀레늄이다.[22] 비타민 C와 비타민 E는 직접 항산화제 역할을 하는 반면 아연, 엽산, 셀레늄은 항산화 효소를 돕는 등 더 복잡한 방법으로 산화를 예방한다. 아연이나 엽산의 결핍은 DNA 손상을 직접적으로 증가시킬 수도 있다.[23]

많은 연구들이 이런 비타민들 중 어떤 것이(또는 어떤 조합이) 가장 도움이 되는지를 알아내려고 노력하는 동안, 단순히 매일 종합비타민을 복용함으로써 모든 가능성에 대비하고 최상의 혜택을 얻을 수 있다. 남성을 위해 특별히 고안된 종합비타민제는 셀레늄을 더 많이 함유할 것이기 때문에 좋은 선택이다.

습관성 유산 또는 체외수정 시술 실패의 이력이 있는 경우 합성 엽산보다는 활성 엽산이 함유된 종합비타민제를 복용하는 것이 중요하다. 그것은 새로운 연구가 아버지의 엽산 대사 유전자에서 습관성 유산과 유전적 결함 사이의 연관성을 발견했기 때문이다.[24] 그런 결함은 정자의 DNA 품질에 영향을 주어 유산 위험을 높일 가능성이 있다.[25] 권장하는 남성 종합비타민의 경우 www.itstartswiththeegg.com/malesupplements를 참조하라.

임신을 시도하기 2~3개월 전부터 종합비타민 복용을 시작하는 것이 이상적이다. 하지만 임신을 시도하기 전 언제라도 항산화 수치를 높이는 것이 유익할 것이다.

CoQ10 보충제 추가

종합비타민이 최고의 출발점이지만 정자 품질을 더 잘 보호하기 위해 추가할 수 있는 항산화제가 있다. 가장 유용한 것은 아마도 CoQ10일 것이다. 이것은 신체의 거의 모든 세포에서 발견되는 중요한 항산화 분자다. 그것은 항산화제뿐만 아니라 에너지 생산의 중요한 구성 요소이기 때문에 정자의 질에 특히 유익하다.

연구원들은 정자의 질과, 정액에 자연적으로 존재하는 CoQ10의 수준 사이에 연관성이 있다는 것을 여러 해 동안 알고 있었다. CoQ10 수치가 낮은 남성은 정자 수가 적고 운동성이 떨어지는 경향이 있다.[26]

CoQ10 보충제를 복용하면 정자 농도, 운동성, 형태학이 향상된다는 것이 최근 수년간의 여러 무작위, 이중 맹검, 위약 조절 연구 결과 밝혀졌다.[27] 최근 연구에 따르면 CoQ10, 항산화제, 비타민 B_{12}의 결합물은 전통적인 정액 매개변수를 개선했을 뿐 아니라 정자의 DNA 무결성을 현저히 향상시켰다.[28]

CoQ10이 정자 품질을 향상시킨다고 생각하는 한 가지 이유는 항산화 효소의 활성을 증가시키기 때문이다.[29] 또 그것은 세포 에너지 생산을 증대시킨다. ATP라고 불리는 분자 형태의 충분한 에너지는 정자 생산과 운동성에 절대적으로 중요하다.

세포는 충분한 CoQ10이 있을 때에만 ATP를 만들 수 있다. 아직 입증되지는 않았지만 CoQ10 보충제는 에너지 생산을 최적화하여 정자의 품질을 향상시킬 가능성이 있다. 입증된 것은 CoQ10이 정자 DNA의 산화적 손상을 막을 수 있다는 것이다.[30] 이는 CoQ10 보충제를 첨가해야 할 충분한 이유가 된다.

CoQ10 브랜드를 선택할 때, 복용하기 좋은 형태는 유비퀴놀(제6장에서 설명)이다. 통상적인 권장 복용량은 하루 $200mg$이다.[31] 특히 심각한 출산 문제를 가진 커플의 경우 $400mg$의 복용량이 더 효과적일 수 있다.

고급 정자 품질 보충제

정자 품질이 문제가 되는 것으로 알려지거나, 체외수정 시술에 실패하거나, 습관성 유산 이력이 있는 경우, 정자 품질을 향상시키는 몇 가지 보충제를 추가하는 것이 도움이 될 것 같다. 가장 효과적인 보충제는 다음과 같다.

- 알파리포산
- 오메가3 지방(어유)
- L-카르니틴

이 보충제들은 각각 분명한 과학적 증거에 의해 뒷받침된다. 한 예로 무작위, 이중 맹검, 위약 조절 연구에서, 12주 동안 매일 알파리포산을 복용한 남성은 정자 수, 정자 농도, 운동성 수준이 현저하게 향상되었다.[32] 표준 알파리포산 보충제의 경우 권장 용량은 하루 $600mg$이다. R-알파리포산의 형태의 보충제는 하루 $200\sim300mg$이면 충분할 것이다.

이중 맹검, 위약 조절 시험에서 오메가3 어유 보충제는 정자의 질을 향상시키는 것으로 발견되었다. DNA 손상에서 특별한 개선 효과를 보였다.[33] 2016년 연구에서 남성이 3개월 동안 어유 보충제를 복용했을 때 DNA 손상 정자의 평균 비율은 22%에서 9%로 감소했다.[34] 이 연구에서 사용된 용량은 $1,500mg$ 짜리 어유로 DHA $990mg$과 EPA $135mg$을 함유했다. 비슷한 복용량을 원한다면 노르딕 내추럴스 사(社)의 DHA 엑스트라 두 캡슐을 복용하라.

시험 결과 정자 운동성이 우려되면 또 다른 유용한 보충제는 L-카르니틴이다. 무작위 연구 결과, L-카르니틴은 평균적으로 운동성을 8%, 형태학은 5% 향상시킬 수 있었다.[35] 그러나 정자의 산화적 손상이 현저한 남성의 경우 카르니틴이 훨씬 더 큰 영향을 미친다. 이 경우 운동성 정자의 총수를 2배 이상 증가시킬 수 있다.[36] 결과적으로 카르니틴은 정계정맥류로 인해 정자의 질이 떨어지는 남성에게 특히 효과적인 것으로 보인다.[37] 권장 용량은 하루에 1,000mg이다.

보충제 형태로 사용할 수 있는 카르니틴의 대체 형태는 아세틸-L-카르니틴이다. 신체는 자연스럽게 두 형태 사이의 평형을 유지한다. 여러 연구는 둘 중 하나만 섭취해도 정자 품질을 향상시킬 수 있다는 것을 발견했다.[38] L-카르니틴은 단순히 더 광범위하게 연구되었기 때문에 더 선호할 수 있다.

여러 달 동안 이 모든 보충제를 복용하는 것은 불편한 일임에 의심의 여지가 없다. 하지만 성공 가능성에 극적인 변화를 줄 수 있다. 또다른 체외수정 시술 실패나 임신 손실로 인한 신체적, 감정적 피해로부터 파트너를 구하기 위해 희생할 가치가 있다.

식단을 통해 항산화 수준을 높여라

정자의 질을 높이기 위해 항산화제의 힘을 최대한 활용하려면 식단에서 항산화제를 극대화하는 것도 좋은 생각이다. 그렇게 하는 것의 가치는 수년간의 과학적 연구에 의해 입증된다. 이들 연구는 항산화제가 많은 식단을 따른 남성들이 정상 염색체의 정자를 생산할 가능성이 더 높고, 정자 수와 운동성 등 정액 매개변수가 개선되는 경향이 있다는 것을 밝혀냈다.[39]

단지 한 예로서 최근의 한 연구는 과일과 시리얼 섭취가 많은 남성들이 정자 품질이 더 좋다고 밝혔다.[40] 이런 이점을 가져다 줄 가능성이 큰 영양소 중 하나는 엽산이다. 엽산은 특히 과일, 야채, 강화 시리얼에서 많이 발견된다.

임신을 하려는 모든 여성들은 엽산 보충제를 복용하라는 말을 듣는다. 연구자들은 이제 엽산이 남성에게도 필수적이라는 점을 이해한다. 그것은 정자 DNA를 보호하는 데 중요한 역할을 한다.[41]

최근 캘리포니아에서 행해진 연구에 따르면, 식품에서 발견되는 다른 항산화제는 노화와 관련된 정자 DNA 손상의 증가를 예방하거나 역전시킬 수도 있다. 불임 문제가 없는 남성들이 참여한 이 연구는 비타민 C, 비타민 E, 아연, 엽산(식품과 보충제에서)을 많이 섭취하는 남성이 훨씬 적은 정자 DNA 손상을 보였다고 밝혔다.[42]

사실 이 섭취량이 가장 높은 남성들은 젊은 남성들과 비슷한 정자 DNA 품질을 가지고 있었다. 이 특별한 발견은 남성이 나이 먹음에 따른 생식력 감소, 유산과 선천적 결함의 위험 증가를 상당 부분 예방할 수 있다는 것을 암시한다.

영양가 있는 식단이 중요하다. 종합비타민제에서 발견되는 특정 항산화제는 식품에서 자연적으로 발견되는 방대한 항산화제의 극히 일부에 불과할 가능성이 있기 때문이다. 정자의 질에 도움이 되지만 일반 종합비타민제에 없을 가능성이 있는 한 가지 추가 항산화제는 리코펜이다.[43] 이 강력한 항산화제는 토마토에서 발견되며 토마토 페이스트처럼 일단 토마토가 요리되면 농축된다.

다른 강력한 항산화제로는 베리류에서 포도색을 내는 안토시아닌, 고구마와 당근에서 발견되는 베타카로틴이 있다. 잘 알려진 추가적인 항산화제 공급원은 녹차와 다크 초콜릿이지만, 이러한 항산화제가 정자의 질과 어떻게 관련되는지는 거의 알려져 있지 않다. 어떤 항산화제가 가장 유익한지를 더 많이 알 때까지, 가장 좋은 접근법은 다양한 과일과 야채를 먹는 것이다. 특히 일반적으로 항산화제가 더 많은, 가장 밝은 색의 품종에 초점을 맞춘다.

또 농약 잔류물이 자연적으로 낮은 과일과 채소를 선택하는 것이 특히 유용하다. 여기에는 파파야, 파인애플, 망고, 감로 멜론, 아보카도, 양배추, 양파, 완두콩, 브로콜리가 포함된다. 하버드대 보건대학원 연구진의 최근 연구에서 이런 저농약 과일과 채소를 더 많이 먹은 남성들은 총 정자 수가 169%로 더 많았고 정자 농도는 173%로 더 높았다.[44]

항산화제를 떠나서, 설득력 있는 연구기관도 제13장에서 자세히 논의한 식생활이 남성에게도 적용된다는 점을 보여준다. 특히 이들 연구는 설탕과 붉은 고기 섭취를 줄이고, 생선과 정제되지 않은 통곡물을 더 많이 먹는 것이 남성 생식력에 강력한 이점을 줄 수 있다는 것을 보여준다.[45]

술을 끊어라

과다 알코올 섭취가 정자의 질 저하와 관련이 있다는 것은 의심의 여지가 없다.[46] 하지만 적당한 알코올 소비의 영향에 관한 한 증거들은 일관성이 많이 떨어진다. 많은 연구는 아무런 관련성을 보여주지 못했다. 일부 연구는 남성의 적당한 알코올 소비와 생식력 감소(특히 체외수정 상황에서) 사이의 연관성을 보고했다.

캘리포니아대의 한 연구는 체외수정 프로그램 중 남성의 알코올 섭취가 생식 결과에 영향을 미쳤는지 여부를 평가했다. 연구진은 하루 한 잔씩 더 마신 남성의 정상 출산 실패 위험이 두 배 이상 증가한 것을 발견했다.[47] 이 연구에서 정상 출산율에 미친 영향은 체외수정 시술 전월(前月)에 남성이 술을 마신 부부의 유산율이 증가했기 때문인 것으로 보인다.

브라질의 한 불임클리닉에 다니는 남성들을 대상으로 한 최근 연구에 따르면 알코올 소비는 정자 수, 정자 운동성, 수정률을 감소시켰다.[48] 알코올 섭취는 체내에서 산화스트레스를 증가시키는 것으로 알려졌다.[49] 이는 알코올이 정자에 부정적인 영향을 미치는 방식에 관한 한 가지 설명을 제공한다.

가끔 와인 한 잔은 거의 영향이 없을 수도 있다. 하지만 이 양을 넘어서는 것은 주의를 기울일 필요가 있다. 특히 임신을 시도하는 힘든 싸움에 직면해 있다면 더욱 그렇다.

환경 독소의 노출을 줄여라

정자의 질에 영향을 미치는 생활습관 요인의 힘은 식단으로 끝나지 않는다. 매일의 환경 독소는 산화스트레스의 주요인으로 생각된다. 산화스트레스는 불임 남성의 80%까지에서 나타난다. 독소는 종종 항산화 효소의 활성을 손상시킴으로써 산화를 증가시키고 정자의 질에 많은 악영향을 미친다.

미국에서는 8만 개 이상의 화학물질이 사용 등록되어 있다. 하지만 안전성이 분석된 비율은 극히 낮고 더구나 생식 위해성의 분석은 더 적다. 매일매일 우리가 접하는 화학물질의 수프 안에서, 어떤 독소가 남성 생식에 가장 큰 문제를 일으키는지는 아직 확실하지 않다. 그러나 지금까지 정자 품질에 해를 끼친 가장 분명한 증거를 가진 독소는 발달하는 난자에 악영향을 끼친 독소와 같은 것으로 나타났다. 프탈레이트와 BPA. 이것들은 둘 다 오랫동안 호르몬 활동을 방해하는 것으로 알려져 온 흔한 화학물질이다(소위 '환경호르몬'이라고 한다).

프탈레이트

프탈레이트는 '가소제'라고 불리는 화학물질 그룹이다. 향수에서부터 세탁세제, 공기청정제, 비닐이나 PVC로 만든 부드럽고 유연한 플라스틱에 이르기까지 모든 것에 사용된다. 제3장에서 자세히 설명했듯이, 이 화학물질들은 어린이 장난감에 금지되어 있고, 일부는 유럽의 개인 관리용품에서 금지되어 있다.

그러나 우리가 매일 노출되는 프탈레이트의 양을 억제하기 위한 전반적인 노력은 거의 없었다. 이것은 과학자들이 20년 이상 이 화학물질들이 몸에 흡수되어 중요한 호르몬을 방해한다는 것을 알고 있었음에도 불구하고 그렇다.

프탈레이트는 환경호르몬으로 작용함으로써 자궁에서 노출된 남아의 생식기 기형을 포함한 다양한 악영향을 미친다. 수년간의 뜨거운 논쟁 끝에 프탈레이트는 성인 남성의 정자도 손상시킨다는 것이 입증된 것으로 보인다.[50]

남성이 흔히 노출되는 프탈레이트의 농도는 정자 DNA 손상을 일으키는 동시에 전통적인 방법으로 정자의 질을 떨어뜨리는 것으로 나타났다. 그 손상은 호르몬 수치를 바꾸고 산화스트레스를 일으키는 등 다양한 방법으로 일어날 수 있다. 구체적으로 프탈레이트 수치가 높아지면 남성 생식에 관여하는 테스토스테론과 다른 호르몬 수치가 낮아진다.[51] 1만 명 이상이 참여한 대규모 연구 결과 높은 수준의 프탈레이트와 광범위한 산화스트레스 사이의 연관성이 밝혀졌다.[52]

궁극적으로 프탈레이트에 의한 정자 질의 작은 하락조차도 생식력의 현저한 감소로 이어질 수 있다. 2013년 미국생식의학회 회의에서 연구자들은 프탈레이트 수치와 500쌍의 임신 확률 사이의 관계를 조사한 연구 결과를 발표했다. 연구자들은 인체 프탈레이트 수치가 가장 높은 남성은 1년 동안 파트너를 임신시킬 확률이 20% 낮다는 사실을 발견했다.[53]

남성은 가정에서 비닐·PVC의 사용을 최소화함으로써 프탈레이트 노출을 줄일 수 있다. 샴푸, 면도 크림 및 탈취제를 '프탈레이트 없음'이 표기된 제품으로 바꿀 수 있다. 그리고 향수와 향기 나는 세탁세제 등 불필요한 향기를 피하라. 가공식품을 최소화하고 집에서 천연재료로 요리한 음식을 더 많이 먹는 것도 프탈레이트 노출을 극적으로 줄이는 데 도움이 된다.

BPA

BPA(비스페놀 A)는 남성 생식에 잠재적 위험을 주는 또 다른 독소다. 이 화학물질과 밀접하게 관련된 사촌들은 통조림 식품, 재사용 가능한 플라스틱 식품 저장 용기, 영수증의 코팅에서 흔히 발견된다. 연구자들은 오랫동안 BPA가 에스트로겐의 효과를 모방하는 것으로 알려진 내분비교란물질이기 때문에 BPA를 의심해 왔다.

BPA와 정자 품질에 관한 초기 연구 중 하나로, 미시건대 연구자들은 비뇨기의 BPA 수치가 높을수록 정자 수, 운동성, 형태학이 떨어지고 정자 DNA 손상 비율이 높아진다는 사실을 발견했다.[54]

이후 다른 연구들은 BPA 수치가 높은 남성이 정자 수와 품질이 낮을 가능성이 더 높다는 것을 확인했다.[55] 게다가 연구자들은 동물 연구에서 인간이 매일 노출되는 수준에 상응하는 BPA에 노출되면, 정자 생산을 저해하고 정자 DNA의 파손이 발생하는 것을 직접 관찰했다.[56]

BPA가 정자의 질에 미치는 영향에 대한 논쟁이 여전히 남아 있지만, 이제는 주의해야 할 충분한 증거가 있다. 제2장에서 자세히 설명한 바와 같이, 가장 중요한 실천은 통조림과 고도로 가공된 식품을 피하고 플라스틱 주방용품을 유리나 스테인리스강으로 대체하는 것이다.

납 및 기타 중금속

납이 인간의 건강에 해를 끼친다는 것은 의심의 여지가 없다. 다행히도 정부의 조치는 우리 환경에서 납을 현저히 감소시켰다. 그렇더라도 만약 임신하려면 약간의 추가적인 주의가 필요하다. 왜냐하면 연구자들은 납 수치가 높은 남성의 경우 정자 수가 현저히 낮고 비정상적인 정자 비율이 더 높다는 사실을 발견했기 때문이다.[57]

노출을 줄이는 좋은 방법은 납을 제거하기 위해 인증된 물 필터를 사용하는 것이다. 특정 브랜드에 대한 조언은 '환경 워킹 그룹'의 온라인 워터필터 구매 가이드를 참조하라.[58] 오래된 페인트는 납 노출의 또 다른 원천이다. 집이 오래되고 부서지는 페인트가 있다면 검사 키트 구입을 고려해 보라. 문 앞에서 신발을 벗는 것도 좋은 조치다. 연구 결과 외부에서 딸려온 먼지가 집 먼지 속 납의 주요 원천이라는 사실이 밝혀졌기 때문이다.

정자의 질 저하 원인이 될 수 있는 다양한 다른 환경 화학물질 위험의 일부라도 관리하기 위해 가정용 살충제, 정원 제초제, 곤충 스프레이의 사용을 최소화함으로써 극도로 조심할 수 있다. 또 용접이나 살충제 사용, 포름알데히드 같은 유기용매 사용과 관련된 취미나 직업이 있다면 주의해야 한다. 환경독소에 관해 각별한 관심이 있다면 '환경 워킹 그룹' 웹사이트는 난연제와 비소(제3장 말미에 요약) 등 10여 개의 흔한 내분비교란물질을 피하는 방법에 관해 조언하고 있다.[59]

질 윤활제에 함유된 화학물질

연구에 따르면 최근에 생식력을 저해할 수 있는 또 다른 화학물질 그룹이 드러났다. 질(膣) 윤활제에서 발견되는 화학물질. 연구 결과에 따르면 대부분의 윤활제 제품은 정자의 운동성을 현저히 감소시키고 DNA 분절화를 증가시킨다.[60] 따라서 임신을 시도하는 커플을 위해 특별히 고안된 제품을 선택하는 것이 중요하다. 11가지 윤활제를 비교한 2014년 연구에서 정자 기능에 가장 부정적인 영향을 미치는 제품은 프리시드(Pre-Seed)였다.[61]

휴대폰과 거리를 유지하라

일반적으로 미신으로 치부되는 풍조가 있지만, 과학 연구는 실제로 휴대폰의 호주머니 보관이 정자의 질에 부정적인 영향을 미칠 수 있다는 것을 보여준다. 클리블랜드 클리닉의 연구자들은 휴대폰을 사용하면 정자 수, 운동성, 생존력, 형태학이 떨어지고, 하루 중 노출 시간이 길어지면 더 큰 영향을 받는 사실을 발견했다.[62] 같은 연구자들은 정자 샘플이 한 시간 동안 휴대폰의 방사선에 노출되었을 때 운동성과 생존력이 현저히 감소하고 산화의 징후가 증가하는 것을 발견했다.[63]

휴대폰에서 방출되는 고주파 전자파는 정자를 손상시키는 것으로 여겨진다. 전자파에 의해 형성된 열, 그리고 산화적 스트레스 같은 다른 효과의 결합이 그 원인으로 지목된다.[64] 이런 영향은 모두 휴대폰이 물리적으로 매우 가까운 위치에 있기 때문이다. 따라서 가능하다면 휴대폰을 호주머니 아닌 곳에 휴대함으로써 그 노출을 줄일 수 있다.

시원함을 유지하라

연구원들은 온도가 올라가면 정자의 질이 떨어진다는 것을 40여 년간 알고 있었다. 열기가 정자의 질에 미치는 영향은 열병에서 명확하다. 열병은 정자의 수와 운동성을 떨어뜨린다.[65] 열병이 오래 갈수록 정자의 질에 미치는 영향은 더 심해진다.

온도를 올리는 다른 요인들도 있다. 하루 종일 앉아 있기, 뜨거운 목욕이나 샤워, 몸에 꼭 맞는 속옷을 입는 것 등이 그 예이다.[66] 6개월 동안의 연구에서 연구자들은 몸에 꼭 맞는 속옷을 입은 남성의 정자 매개변수가 50% 감소하는 것을 목격했다. 시험 대상자들이 헐렁한 속옷으로 바꾼 후 정자 매개변수가 개선되었다.[67]

많은 불임클리닉들은 정자 샘플 수집 전주(前週)에 뜨거운 목욕과 샤워를 피하라고 충고한다. 하지만 앉아서 규칙적으로 휴식을 취하고 헐렁한 속옷을 입는 등 과열을 피할 수 있는 다른 방법들이 있다. 일주일은 너무 짧을 수도 있다. 정자 생산의 전체 과정은 2개월이며, 정자 생산의 초기 단계는 열에 취약할 가능성이 크다. 따라서 오래 시원하게 지낼수록 더 좋은 법이다.

정자 품질을 위한 실천 방안

- 매일 종합비타민을 복용하라. 임신하기 몇 달 전에 시작하는 것이 이상적이다. 체외수정 시술 실패나 유산 이력이 있는 부부의 경우 합성 엽산보다는 활성 엽산이 함유된 제품을 선택하는 것이 가장 좋다.
- 정자의 DNA 손상을 줄이고 정자 수, 운동성 및 형태학을 개선하려면 다음 보충제를 추가하는 것을 고려하라.
  - CoQ10(유비퀴놀 또는 바이오퀴논): 아침식사와 함께 하루에 $200mg$. 심각한 어려움을 겪고 있는 커플의 경우 하루 $400mg$까지 늘리는 것을 고려해 보라.
  - 어유(魚油): 노르딕 내추럴스의 DHA 엑스트라 또는 적어도 $900mg$의 DHA를 제공하는 것 두 캡슐
  - R-알파리포산: 하루에 $200{\sim}300mg$, 공복 시 복용이 바람직, 그러나 편리함을 원하면 아침 식사와 함께 복용할 수 있다.
  - L-카르니틴: 음식과 함께 또는 공복 시 $1,000mg$
- 밝은 색의 과일과 야채가 풍부한 식단으로 비타민과 항산화 수치를 더 높인다.
- 설탕과 붉은 고기 섭취를 제한하면서 생선과 정제되지 않은 통곡물을 더 많이 먹는다.
- 알코올 소비를 줄여라. 특히 체외수정을 앞둔 경우.
- 정자를 손상시키는 것으로 알려진 독소에 대한 노출을 줄여라.

프탈레이트, BPA, 납, 질 윤활제의 화학물질.

- 가능하면 휴대폰을 호주머니에 넣지 마라.

- 중요 부위를 시원하게 유지하라.

참고문헌

과학 출판물들은 국립보건원 데이터베이스(www.ncbi.nlm.nih/pubmed)에서 볼 수 있다.

서문

1. Wright VC, Chang J, Jeng G, Macaluso M. Assisted reproductive technology surveillance—United States, 2003. MMWR Surveill Summ. 2006 May 26;55(4):1-22.

2. Stagnaro-Green A.Thyroid antibodies and miscarriage: where are we at a generation later? J Thyroid Res. 2011;2011:841949.

3. Thangaratinam S, Tan A, Knox E, Kilby MD, Franklyn J, Coomarasamy A. Association between thyroid autoantibodies and miscarriage and preterm birth: meta-analysis of evidence. BMJ. 2011 May 9;342:d2616.

4. Sugiura-Ogasawara M, Ozaki Y, Katano K, Suzumori N, Kitaori T, Mizutani E. Abnormal embryonic karyotype is the most frequent cause of recurrent miscarriage. Hum Reprod. 2012 Aug;27(8):2297-303 ("Suguira-Ogasawara 2012").

5. Macklon NS, Geraedts JP, Fauser BC. Conception to ongoing pregnancy: the 'black box' of early pregnancy loss. Hum Reprod Update. 2002 Jul-Aug;8(4):333-43 ("Macklon 2002").

제1장: 난자의 품질 이해하기

1. Sugiura-Ogasawara M, Ozaki Y, Katano K, Suzumori N, Kitaori T, Mizutani

E. Abnormal embryonic karyotype is the most frequent cause of recurrent miscarriage. Hum Reprod. 2012 Aug;27(8):2297-303; Macklon NS, Geraedts JP, Fauser BC. Conception to ongoing pregnancy: the 'black box' of early pregnancy loss. Hum Reprod Update. 2002 Jul-Aug;8(4):333-43

2. Macklon 2002.
3. Hassold T, Hall H, Hunt P. The origin of human aneuploidy: where we have been, where we are going. Hum Mol Genet. 2007;16(Spec No. 2):R203-R208. ("Hassold and Hunt 2007"); Macklon 2002; Sher G, Keskintepe L, Keskintepe M, Ginsburg M, Maassarani G, Yakut T, Baltaci V, Kotze D, Unsal E.Oocyte karyotyping by comparative genomic hybridization provides a highly reliable method for selecting "competent" embryos, markedly improving in vitro fertilization outcome: a multiphase study. Fertil Steril. 2007 May;87(5):1033-40.
4. Fragouli E, Alfarawati S, Goodall NN, Sanchez-Garcia JF, Colls P, Wells D. The cytogenetics of polar bodies: insights into female meiosis and the diagnosis of aneuploidy. Mol Hum Reprod. 2011 May;17(5):286-95. ("Fragouli 2011").
5. van den Berg MM, van Maarle MC, van Wely M, Goddijn M. Genetics of early miscarriage. Biochim Biophys Acta. 2012 Dec;1822(12):1951-9; ("van den Berg 2012"). Macklon 2002
6. Macklon 2002.
7. Suguira-Ogasawara 2012.
8. Kushnir VA, Frattarelli JL. Aneuploidy in abortuses following IVF and ICSI. J Assist Reprod Genet. 2009 Mar;26(2-3):93-7; Kim JW, Lee WS, Yoon TK, Seok HH, Cho JH, Kim YS, Lyu SW, Shim SH. Chromosomal abnormalities in spontaneous abortion after assisted reproductive treatment. BMC Med Genet. 2010 Nov 3;11:153; van den Berg 2012
9. Macklon 2002.
10. Allen EG, Freeman SB, Druschel C, Hobbs CA, O'Leary LA, Romitti PA, Royle MH, Torfs CP, Sherman SL. Maternal age and risk for trisomy 21 assessed by the origin of chromosome nondisjunction: a report from the Atlanta and National Down Syndrome Projects. Hum Genet. 2009 Feb;125(1):41-52.
11. Fragouli 2011; Macklon 2002.
12. Pellestor F, Andreo B, Anahory T, Hamamah S. The occurrence of

aneuploidy in human: lessons from the cytogenetic studies of human oocytes. Eur J Med Genet. 2006 Mar-Apr;49(2):103-16; Fragouli 2011; Macklon 2002.

13. Kuliev A, Zlatopolsky Z, Kirillova I, Spivakova J, Cieslak Janzen J. Meiosis errors in over 20,000 oocytes studied in the practice of preimplantation aneuploidy testing. Reprod Biomed Online. 2011 Jan;22(1):2-8.

14. Fragouli 2011.

15. Fragouli 2011.

16. http://www.colocrm.com/AboutCCRM/SuccessRates/2011statistics.aspx

17. Schoolcraft WB, Fragouli E, Stevens J, Munne S, Katz-Jaffe MG, Wells D. Clinical application of comprehensive chromosomal screening at the blastocyst stage. Fertil Steril. 2010 Oct;94(5):1700-6.

18. Katz-Jaffe MG, Surrey ES, Minjarez DA, Gustofson RL, Stevens JM, Schoolcraft WB. Association of abnormal ovarian reserve parameters with a higher incidence of aneuploid blastocysts. Obstet Gynecol. 2013 Jan;121(1):71-7.

19. Yang Z, Liu J, Collins GS, Salem SA, Liu X, Lyle SS, Peck AC, Sills ES, Salem RD. Selection of single blastocysts for fresh transfer via standard morphology assessment alone and with array CGH for good prognosis IVF patients: results from a randomized pilot study. Mol Cytogenet. 2012 May 2;5(1):24.

20. Munne S, Held KR, Magli CM, Ata B, Wells D, Fragouli E, Baukloh V, Fischer R, Gianaroli L. Intra-age, intercenter, and intercycle differences in chromosome abnormalities in oocytes. Fertil Steril. 2012 Apr;97(4):935-42.

21. Hassold T, Hunt P. Maternal age and chromosomally abnormal pregnancies: what we know and what we wish we knew. Curr Opin Pediatr. 2009 Dec;21(6):703-8.

22. Nagaoka SI, Hassold TJ, Hunt PA. Human aneuploidy: mechanisms and new insights into an age-old problem. Nat Rev Genet. 2012 Jun 18;13(7):493-504; Fragouli 2011;

23. Bentov Y, Yavorska T, Esfandiari N, Jurisicova A, Casper RF. The contribution of mitochondrial function to reproductive aging. J Assist Reprod Genet. 2011 Sep;28(9):773-83.

24. Van Blerkom J. Mitochondrial function in the human oocyte and embryo and their role in developmental competence. Mitochondrion. 2011 Sep;11(5):797-813. ("Van Blerkom 2011").

25. Van Blerkom 2011.

26. Shigenaga MK, Hagen TM, Ames BN. Oxidative damage and mitochondrial decay in aging. Proc Natl Acad Sci USA. 1994 91:10771-8.

27. Eichenlaub-Ritter U, Wieczorek M, Luke S, Seidel T. Age related changes in mitochondrial function and new approaches to study redox regulation in mammalian oocytes in response to age or maturation conditions. Mitochondrion. 2011 Sep;11(5):783-96; Van Blerkom 2011.

28. Interview with Dr. Robert Casper, published in The Spectator, 11/19/2011. http://www.spectator.co.uk/features/7396723/resetting-the-clock/

제2장: 비스페놀 A의 충격

1. Dr. Patricia Hunt, personal communication. 2/6/2014.

2. Hunt PA, Koehler KE, Susiarjo M, Hodges CA, Ilagan A, Voigt RC, Thomas S, Thomas BF, Hassold TJ. Bisphenol a exposure causes meiotic aneuploidy in the female mouse. Curr Biol. 2003 Apr 1;13(7):546-53. ("Hunt 2003").

3. Dr. Patricia Hunt, personal communication. 2/6/2014.

4. Hunt 2003.

5. vom Saal FS, Akingbemi BT, Belcher SM, Birnbaum LS, Crain DA, Eriksen M, Farabollini F, Guillette LJ Jr, Hauser R, Heindel JJ, Ho SM, Hunt PA, Iguchi T, Jobling S, Kanno J, Keri RA, Knudsen KE, Laufer H, LeBlanc GA, Marcus M, McLachlan JA, Myers JP, Nadal A, Newbold RR, Olea N, Prins GS, Richter CA, Rubin BS, Sonnenschein C, Soto AM, Talsness CE, Vandenbergh JG, Vandenberg LN, Walser-Kuntz DR, Watson CS, Welshons WV, Wetherill Y, Zoeller RT. Chapel Hill bisphenol A expert panel consensus statement: integrationof mechanisms, effects in animals and potential to impact human health at current levels of exposure. Reprod Toxicol. 2007 Aug-Sep;24(2):131-8. ("vom Saal 2007").

6. Lang IA, Galloway TS, Scarlett A, Henley WE, Depledge M, Wallace RB, Melzer D. Association of urinary bisphenol A concentration with medical disorders and laboratory abnormalities in adults. JAMA. 2008 Sep 17;300(11):1303-10; Shankar A, Teppala S. Relationship between urinary bisphenol A levels and diabetes mellitus. J Clin Endocrinol Metab. 2011 Dec;

96(12):3822-6; Silver MK, O'Neill MS, Sowers MR, Park SK. Urinary bisphenol A and type-2 diabetes in U.S. adults: data from NHANES 2003-2008. PLoS One. 2011;6(10):e26868.

7. Melzer D, Rice NE, Lewis C, Henley WE, Galloway TS. Association of urinary bisphenol a concentration with heart disease: evidence from NHANES 2003/06. PLoS One. 2010 Jan 13;5(1):e8673.

8. Calafat AM, Ye X, Wong LY, Reidy JA, Needham LL. Exposure of the U.S. population to bisphenol A and 4-tertiary-octylphenol: 2003-2004. Environ Health Perspect. 2008 Jan;116(1):39-44.

9. Stahlhut RW, Welshons WV, Swan SH. Bisphenol A data in NHANES suggest longer than expected half-life, substantial nonfood exposure, or both. Environ Health Perspect. 2009 May;117(5):784-9. Vandenberg LN, Chahoud I, Heindel JJ, Padmanabhan V, Paumgartten FJ, Schoenfelder G. Urinary, circulating, and tissue biomonitoring studies indicate widespread exposure to bisphenol A. Environ Health Perspect. 2010 Aug;118(8):1055-70.

10. Kitamura S, Suzuki T, Sanoh S, Kohta R, Jinno N, Sugihara K, Yoshihara S, Fujimoto N, Watanabe H, Ohta S. Comparative study of the endocrine-disrupting activity of bisphenol A and 19 related compounds. Toxicol Sci. 2005 Apr;84(2):249-59; Welshons WV, Nagel SC, vom Saal FS. Large effects from small exposures. III. Endocrine mechanisms mediating effects of bisphenol A at levels of human exposure. Endocrinology. 2006 Jun;147(6 Suppl):S56-69. ("Welshons 2006").

11. Sabrina Tavernise, F.D.A. Makes It Official: BPA Can't Be Used in Baby Bottles and Cups NYTimes, July 17, 2012.

12. Žalmanova, T., Hoškova, K., Nevoral, J., Adamkova, K., Kott, T., Šulc, M., ... & Petr, J. (2017). Bisphenol S negatively affects the meotic maturation of pig oocytes. Scientific reports, 7(1), 485. Campen, K. A., Kucharczyk, K. M., Bogin, B., Ehrlich, J. M., & Combelles, C. M. (2018). Spindle abnormalities and chromosome misalignment in bovine oocytes after exposure to low doses of bisphenol A or bisphenol S. Human Reproduction, 33(5), 895-904.

13. Lamb, J. D., M. S. Bloom, F. S. Vom Saal, J. A. Taylor, J. R. Sandler, and V. Y. Fujimoto. "Serum Bisphenol A (BPA) and reproductive outcomes in couples undergoing IVF." Fertil Steril. 2008; 90: S186.

14. Fujimoto VY, Kim D, vom Saal FS, Lamb JD, Taylor JA, Bloom MS. Serum

unconjugated bisphenol A concentrations in women may adversely influence oocyte quality during in vitro fertilization. Fertil Steril. 2011 Apr;95(5):1816-9.

15. Mok-Lin E, Ehrlich S, Williams PL, Petrozza J, Wright DL, Calafat AM, Ye X, Hauser R. Urinary bisphenol A concentrations and ovarian response among women undergoing IVF. Int J Androl. 2010 Apr;33(2):385-93. ("Mok-Lin 2010").

16. Ehrlich S, Williams PL, Missmer SA, Flaws JA, Ye X, Calafat AM, Petrozza JC, Wright D, Hauser R. Urinary bisphenol A concentrations and early reproductive health outcomes among women undergoing IVF. Hum Reprod. 2012 Dec;27(12):3583-92

17. 17 Ehrlich S, Williams PL, Missmer SA, Flaws JA, Berry KF, Calafat AM, Ye X, Petrozza JC, Wright D, Hauser R. Urinary bisphenol A concentrations and implantation failure among women undergoing in vitro fertilization. Environ Health Perspect. 2012 Jul;120(7):978-83.

18. Minguez-Alarcon, L., Gaskins, A. J., Chiu, Y. H., Williams, P. L., Ehrlich, S., Chavarro, J. E., ... & Hauser, R. (2015). Urinary bisphenol A concentrations and association with in vitro fertilization outcomes among women from a fertility clinic. Human Reproduction, 30(9), 2120-2128.

19. Minguez-Alarcon, L., Gaskins, A. J., Chiu, Y. H., Souter, I., Williams, P. L., Calafat, A. M., ... & EARTH Study team. (2016). Dietary folate intake and modification of the association of urinary bisphenol A concentrations with in vitro fertilization outcomes among women from a fertility clinic. Reproductive Toxicology, 65, 104-112

20. Sugiura-Ogasawara M, Ozaki Y, Sonta S, Makino T, Suzumori K. Exposure to bisphenol A is associated with recurrent miscarriage. Hum Reprod. 2005 Aug;20(8):2325-9.

21. Shen, Y., Zheng, Y., Jiang, J., Liu, Y., Luo, X., Shen, Z., ... & Liang, H. (2015). Higher urinary bisphenol A concentration is associated with unexplained recurrent miscarriage risk: evidence from a case-control study in eastern China. PloS one, 10(5), e0127886.

22. R.B. Lathi et al, Maternal Serum Bisphenol-A (BPA) Level Is Positively Associated with Miscarriage Risk, O-6, 69th Annual Meeting of the American Society for Reproductive Medicine, October 14, 2013.

23. Can A, Semiz O, Cinar O. Bisphenol-A induces cell cycle delay and alters centrosome and spindlemicrotubular organization in oocytes during meiosis. Mol Hum Reprod. 2005 Jun;11(6):389-96. ("Can 2005"). Lenie S, Cortvrindt R, Eichenlaub-Ritter U, Smitz J.Continuous exposure to bisphenol A during in vitro follicular development induces meiotic abnormalities. Mutat Res. 2008 Mar 12;651(1-2):71-81. Xu J, Osuga Y, Yano T, Morita Y, Tang X, Fujiwara T, Takai Y, Matsumi H, Koga K, Taketani Y, Tsutsumi O. Bisphenol A induces apoptosis and G2-to-M arrest of ovarian granulosa cells. Biochem Biophys Res Commun. 2002 Mar 29;292(2):456-62. Brieno-Enriquez MA, Robles P, Camats-Tarruella N, Garcia-Cruz R, Roig I, Cabero L, Martinez F, Caldes MG. Human meiotic progression and recombination are affected by Bisphenol A exposure during in vitro human oocyte development. Hum Reprod. 2011 Oct;26(10):2807-18.

24. Li, Q., Davila, J., Kannan, A., Flaws, J. A., Bagchi, M. K., & Bagchi, I. C. (2016). Chronic exposure to Bisphenol A affects uterine function during early pregnancy in mice. Endocrinology, 157(5), 1764-1774. See also: Aldad, T. S., Rahmani, N., Leranth, C., & Taylor, H. S. (2011). Bisphenol-A exposure alters endometrial progesterone receptor expression in the nonhuman primate. Fertility and sterility, 96(1), 175-179.

25. Rudel RA, Gray JM, Engel CL, Rawsthorne TW, Dodson RE, Ackerman JM, Rizzo J, Nudelman JL, Brody JG. Food packaging and bisphenol A and bis(2-ethyhexyl) phthalate exposure: findings from a dietary intervention. Environ Health Perspect. 2011 Jul;119(7):914-20.

26. Campen, K. A., Kucharczyk, K. M., Bogin, B., Ehrlich, J. M., & Combelles, C. M. (2018). Spindle abnormalities and chromosome misalignment in bovine oocytes after exposure to low doses of bisphenol A or bisphenol S. Human Reproduction, 33(5), 895-904.

27. Fang, H., Wang, J., & Lynch, R. A. (2017). Migration of di (2-ethylhexyl) phthalate (DEHP) and di-nbutylphthalate (DBP) from polypropylene food containers. Food Control, 73, 1298-1302.

28. Lakind JS, Naiman DQ. Daily intake of bisphenol A and potential sources of exposure: 2005-2006 National Health and Nutrition Examination Survey. J Expo Sci Environ Epidemiol. 2011 May-Jun;21(3):272-9.

29. Bae B, Jeong JH, Lee SJ. The quantification and characterization of endocrine

disruptor bisphenol-A leaching from epoxy resin. Water Sci Technol. 2002;46(11-12):381-7.

30. Geens T, Goeyens L, Covaci A. Are potential sources for human exposure to bisphenol-A overlooked? Int J Hyg Environ Health. 2011 Sep;214(5):339-47.

31. Biedermann S, Tschudin P, Grob K. Transfer of bisphenol A from thermal printer paper to the skin. Anal Bioanal Chem. 2010 Sep;398(1):571-6. Zalko D, Jacques C, Duplan H, Bruel S, Perdu E.Viable skin efficiently absorbs and metabolizes bisphenol A.Chemosphere. 2011 Jan;82(3):424-30.

32. Lunder 2010, "BPA Coats Cash Register Receipts", http://www.ewg.org/bpa-in-store-receipts

33. vom Saal 2007.

34. Takahashi O, Oishi S. Disposition of orally administered 2,2-Bis(4-hydroxyphenyl)propane (Bisphenol A) in pregnant rats and the placental transfer to fetuses. Environ Health Perspect. 2000 Oct;108(10):931-5; Vom saal 2007.

35. E.g. Cabaton, Nicolas J., Perinaaz R. Wadia, Beverly S. Rubin, Daniel Zalko, Cheryl M. Schaeberle, Michael H. Askenase, Jennifer L. Gadbois et al. "Perinatal exposure to environmentally relevant levels of bisphenol A decreases fertility and fecundity in CD-1 mice." Environmental health perspectives 119, no. 4 (2011): 547; Tharp, Andrew P., Maricel V. Maffini, Patricia A. Hunt, Catherine A. VandeVoort, Carlos Sonnenschein, and Ana M. Soto. "Bisphenol A alters the development of the rhesus monkey mammary gland." Proceedings of the National Academy of Sciences 109, no. 21 (2012): 8190-8195; Tian, Yu-Hua, Joung-Hee Baek, Seok-Yong Lee, and Choon-Gon Jang. "Prenatal and postnatal exposure to bisphenol a induces anxiolytic behaviors and cognitive deficits in mice." Synapse 64, no. 6 (2010): 432-439; Jang, Young Jung, Hee Ra Park, Tae Hyung Kim, Wook-Jin Yang, Jong-Joo Lee, Seon Young Choi, Shin Bi Oh et al. "High dose bisphenol A impairs hippocampal neurogenesis in female mice across generations." Toxicology (2012). Somm, Emmanuel, Valerie M. Schwitzgebel, Audrey Toulotte, Christopher R. Cederroth, Christophe Combescure, Serge Nef, Michel L. Aubert, and Petra S. Huppi. "Perinatal exposure to bisphenol a alters early adipogenesis in the rat." Environmental Health Perspectives 117, no. 10 (2009): 1549. Braun, Joe M., Amy E. Kalkbrenner, Antonia M. Calafat,

엄마의 시간

Kimberly Yolton, Xiaoyun Ye, Kim N. Dietrich, and Bruce P. Lanphear. "Impact of early-life bisphenol A exposure on behavior and executive function in children." Pediatrics 128, no. 5 (2011): 873-882.

36. Braun JM, Yolton K, Dietrich KN, Hornung R, Ye X, Calafat AM, Lanphear BP. Prenatal bisphenol A exposure and early childhood behavior. Environ Health Perspect. 2009 Dec;117(12):1945-52.

제3장: 프탈레이트와 다른 독소들

1. Meeker JD, Sathyanarayana S, Swan SH.Phthalates and other additives in plastics: human exposure and associated health outcomes. Philos Trans R Soc Lond B Biol Sci. 2009 Jul 27;364(1526):2097-113.

2. Hauser R, Calafat AM. Phthalates and human health. Occup Environ Med. 2005 Nov;62(11):806-18.;

3. Directive 2005/84/EC of the European Parliament and of the Council of 14 December 2005.

4. U.S. Department of Health and Human Services, Food and Drug Administration, Center for Drug Evaluation and Research (CDER). Guidance for Industry: Limiting the Use of Certain Phthalates as Excipients in CDER Regulated Products, December 2012.

5. David Byrne, EU Commissioner for Consumer Protection and Health, November 10th, 1999. http://europa.eu/rapid/press-release_IP-99-829_en.htm?locale=FR

6. Interview with EurActiv, 05/09/2012. http://www.euractiv.com/sustainability/us-scientist-routesexposure-end-interview-512402

7. Berman T, Hochner-Celnikier D, Calafat AM, Needham LL, Amitai Y, Wormser U, et al. Phthalate exposure among pregnant women in Jerusalem, Israel: results of a pilot study. Environ Int. 2009;35:353-7.

8. Goen T, Dobler L, Koschorreck J, Muller J, Wiesmuller GA, Drexler H, Kolossa-Gehring M. Trends of the internal phthalate exposure of young adults in Germany--follow-up of a retrospective human biomonitoring study. Int J Hyg Environ Health. 2011 Dec;215(1):36-45. Silva MJ, Barr DB, Reidy JA, Malek NA, Hodge CC, Caudill SP, Brock JW, Needham LL, Calafat AM.

Urinary levels of seven phthalate metabolites in the U.S. population from the National Health and Nutrition Examination Survey (NHANES) 1999-2000. Environ Health Perspect. 2004 Mar;112(3):331-8. Lin S, Ku HY, Su PH, Chen JW, Huang PC, Angerer J, Wang SL. Phthalate exposure in pregnant women and their children in central Taiwan. Chemosphere. 2011 Feb;82(7):947-55.

9. Davis BJ, Maronpot RR, Heindel JJ.Di-(2-ethylhexyl) phthalate suppresses estradiol and ovulation in cycling rats.Toxicol Appl Pharmacol. 1994 Oct;128(2):216-23.

10. Anas MK, Suzuki C, Yoshioka K, Iwamura S. Effect of mono-(2-ethylhexyl) phthalate on bovine oocyte maturation in vitro. Reprod Toxicol. 2003 May-Jun;17(3):305-10; Ambruosi B, Uranio MF, Sardanelli AM, Pocar P, Martino NA, Paternoster MS, Amati F, Dell'Aquila ME. In vitro acute exposure to DEHP affects oocyte meiotic maturation, energy and oxidative stress parameters in a large animal model. PLoS One. 2011;6(11):e27452; Grossman D, Kalo D, Gendelman M, Roth Z.Effect of di-(2-ethylhexyl) phthalate and mono-(2-ethylhexyl) phthalate on in vitro developmental competence of bovine oocytes.Cell Biol Toxicol. 2012 Dec;28(6):383-96. ("Grossman 2012"). Gupta RK, Singh JM, Leslie TC, Meachum S, Flaws JA, Yao HH. Di-(2-ethylhexyl) phthalate and mono-(2-ethylhexyl) phthalate inhibit growth and reduce estradiol levels of antral follicles in vitro. Toxicol Appl Pharmacol. 2010 Jan 15;242(2):224-30. ("Gupta 2010").

11. Huang XF, Li Y, Gu YH, Liu M, Xu Y, Yuan Y, Sun F, Zhang HQ, Shi HJ. The effects of Di-(2-ethylhexyl)-phthalate exposure on fertilization and embryonic development in vitro and testicular genomic mutation in vivo. PLoS One. 2012;7(11):e50465. Pant N, Pant A, Shukla M, Mathur N, Gupta Y, Saxena D. Environmental and experimental exposure of phthalate esters: the toxicological consequence on human sperm. Hum Exp Toxicol. 2011 Jun;30(6):507-14.

12. Duty S. M., Singh N. P., Silva M. J., Barr D. B., Brock J. W., Ryan L., Herrick R. F., Christiani D. C., Hauser R. 2003b. The relationship between environmental exposures to phthalates and DNA damage in human sperm using the neutral comet assay. Environ. Health Perspect. 111, 164-1169. ("In conclusion, this study represents the first human data to demonstrate that urinary MEP, at environmental levels, is associated with increased DNA

damage in sperm.")

13. Gupta 2010; Grossman 2012

14. Gupta 2010; Grossman 2012. Reinsberg J, Wegener-Toper P, van der Ven K, van der Ven H, Klingmueller D. Effect of mono-(2-ethylhexyl) phthalate on steroid production of human granulosa cells. Toxicol Appl Pharmacol. 2009 Aug 15;239(1):116-23. Lenie S, Smitz J. Steroidogenesis-disrupting compounds can be effectively studied for major fertility-related endpoints using in vitro cultured mouse follicles. Toxicol Lett. 2009 Mar 28;185(3):143-52 Dalman A, Eimani H, Sepehri H, Ashtiani SK, Valojerdi MR, Eftekhari-Yazdi P, Shahverdi A. Effect of mono-(2-ethylhexyl) phthalate (MEHP) on resumption of meiosis, in vitro maturation and embryo development of immature mouse oocytes. Biofactors. 2008;33(2):149-55. ("Dalman 2008").

15. Hong YC, Park EY, Park MS, Ko JA, Oh SY, Kim H, Lee KH, Leem JH, Ha EH. Community level exposure to chemicals and oxidative stress in adult population. Toxicol. Lett. 2009;184(2):139-144; Ferguson KK, Loch-Caruso R, Meeker JD.Urinary phthalate metabolites in relation to biomarkers of inflammation and oxidative stress: NHANES 1999-2006. Environ Res. 2011 Jul;111(5):718-26. ("Ferguson 2011").

16. Agarwal A, Gupta S, Sekhon L, Shah R. Redox considerations in female reproductive function and assisted reproduction: from molecular mechanisms to health implications. Antioxid Redox Signal. 2008 Aug;10(8):1375-403. Zhang X, Wu XQ, Lu S, Guo YL, Ma X.Deficit of mitochondria-derived ATP during oxidative stress impairs mouse MII oocyte spindles.Cell Res. 2006 Oct;16(10):841-50. , Lim and Lauderer 2010 in Wang)

17. Agarwal A, Aponte-Mellado A, Premkumar BJ, Shaman A, Gupta S. The effects of oxidative stress on female reproduction: a review. Reprod Biol Endocrinol. 2012 Jun 29;10:49 Ruder EH, Hartman TJ, Goldman MB. Impact of oxidative stress on female fertility. Curr Opin Obstet Gynecol. 2009 Jun;21(3):219-22. Al-Gubory KH, Fowler PA, Garrel C. The roles of cellular reactive oxygen species, oxidative stress and antioxidants in pregnancy outcomes. Int J Biochem Cell Biol. 2010; 42:1634-1650.

18. Ferguson 2011.

19. Liu K, Lehmann KP, Sar M, Young SS, Gaido KW. Gene expression profiling following in utero exposure to phthalate esters reveals new gene targets in the etiology of testicular dysgenesis. Biol Reprod. 2005; 73:180-192. Botelho GG, Bufalo AC, Boareto AC, Muller JC, Morais RN, Martino-Andrade AJ, Lemos KR, Dalsenter PR. Vitamin C and resveratrol supplementation to rat dams treated with di(2-ethylhexyl)phthalate: impact on reproductive and oxidative stress end points in male offspring. Arch Environ Contam Toxicol. 2009; 57:785-793 Erkekoglu P, Rachidi W, Yuzugullu OG, Giray B, Favier A, Ozturk M, Hincal F. Evaluation of cytotoxicity and oxidative DNA damaging effects of di(2-ethylhexyl)-phthalate (DEHP) and mono(2-ethylhexyl)-phthalate (MEHP) on MA-10 Leydig cells and protection by selenium. Toxicol Appl Pharmacol. 2010; 248:52-62.

20. Wang W, Craig ZR, Basavarajappa MS, Gupta RK, Flaws JA. Di (2-ethylhexyl) phthalate inhibits growth of mouse ovarian antral follicles through an oxidative stress pathway. Toxicol Appl Pharmacol. 2012 Jan 15;258(2):288-95. ("Wang 2012"); C.f. Ambruosi 2011.

21. Hauser R, Gaskins AJ, Souter I, Smith KW, Dodge LE, Ehrlich S, Meeker JD, Calafat AM, Williams PL, EARTH Study Team. Urinary phthalate metabolite concentrations and reproductive outcomes among women undergoing in vitro fertilization: results from the EARTH study. Environmental Health Perspectives. 2016 Jun 1;124(6):831

22. Cobellis L, Latini G, De Felice C, Razzi S, Paris I, Ruggieri F, et al. High plasma concentrations of di-(2-ethylhexyl)-phthalate in women with endometriosis. Hum Reprod. 2003;18:1512-5. Reddy BS, Rozati R, Reddy BV, Raman NV. Association of phthalate esters with endometriosis in Indian women. Bjog. 2006;113:515-20.

23. Kim SH, Chun S, Jang JY, Chae HD, Kim CH, Kang BM. Increased plasma levels of phthalate esters in women with advanced-stage endometriosis: a prospective case-control study. Fertil Steril. 2011 Jan;95(1):357-9. Reddy BS, Rozati R, Reddy S, Kodampur S, Reddy P, Reddy R. High plasma concentrations of polychlorinated biphenyls and phthalate esters in women with endometriosis: a prospective case control study. Fertil Steril. 2006 Mar;85(3):775-9; Weuve J, Hauser R, Calafat AM, Missmer SA, Wise LA. Association of exposure to phthalates with endometriosis and uterine leiomyomata: findings from NHANES, 1999-2004. Environ Health Perspect. 2010 Jun;118(6):825-32.

24. Buck Louis GM, Peterson CM, Chen Z, Croughan M, Sundaram R, Stanford J, Varner MW, Kennedy A, Giudice L, Fujimoto VY, Sun L, Wang L, Guo Y, Kannan K.Bisphenol A and phthalates and endometriosis: the Endometriosis: Natural History, Diagnosis and Outcomes Study .Fertil Steril. 2013 Jul;100(1):162-9.e1-2.

25. Toft G, Jonsson BA, Lindh CH, Jensen TK, Hjollund NH, Vested A, Bonde JP. Association between pregnancy loss and urinary phthalate levels around the time of conception. Environ Health Perspect. 2012 Mar;120(3):458-63.

26. Koch, H. M., Lorber, M., Christensen, K. L., Palmke, C., Koslitz, S., & Bruning, T. (2013). Identifying sources of phthalate exposure with human biomonitoring: results of a 48 h fasting study with urine collection and personal activity patterns. International journal of hygiene and environmental health, 216(6), 672-681.

27. Zota, A. R., Phillips, C. A., & Mitro, S. D. (2016). Recent fast food consumption and bisphenol A and phthalates exposures among the US population in NHANES, 2003-2010. Environmental health perspectives, 124(10), 1521.

28. Rudel RA, Gray JM, Engel CL, Rawsthorne TW, Dodson RE, Ackerman JM, Rizzo J, Nudelman JL, Brody JG. Food packaging and bisphenol A and bis(2-ethyhexyl) phthalate exposure: findings from a dietary intervention. Environ Health Perspect. 2011 Jul;119(7):914-20.

29. Cao, X. L., Zhao, W., Churchill, R., & Hilts, C. (2014). Occurrence of di-(2-ethylhexyl) adipate and phthalate plasticizers in samples of meat, fish, and cheese and their packaging films. Journal of food protection, 77(4), 610-620

30. Van Holderbeke, M., Geerts, L., Vanermen, G., Servaes, K., Sioen, I., De Henauw, S., & Fierens, T. (2014). Determination of contamination pathways of phthalates in food products sold on the Belgian market. Environmental research, 134, 345-352.

31. Lin, J., Chen, W., Zhu, H., & Wang, C. (2015). Determination of free and total phthalates in commercial whole milk products in different packaging materials by gas chromatography-mass spectrometry. Journal of dairy science, 98(12), 8278-8284.

32. Montuori P, Jover E, Morgantini M, Bayona JM, Triassi M. Assessing human exposure to phthalic acid and phthalate esters from mineral water stored

in polyethylene terephthalate and glass bottles. Food Add Contamin. 2008;25(4):511-518; Sax L. Polyethylene terephthalate may yield endocrine disruptors. Environ Health Perspect. 2010;118:445-8; Farhoodi M, Emam-Djomeh Z, Ehsani MR, Oromiehie A. Effect of environmental conditions on the migration of di(2-ethylhexyl)phthalate from PET bottles into yogurt drinks: influence of time, temperature, and food simulant. Arabian J Sci Eng. 2008;33(2):279-287.

33. Wittassek M, Koch HM, Angerer J, Bruning T. Assessing exposure to phthalates - the human biomonitoring approach. Mol Nutr Food Res. 2011;55:7-31

34. Koniecki D, Wang R, Moody RP, Zhu J.Phthalates in cosmetic and personal care products: concentrations and possible dermal exposure.Environ Res. 2011 Apr;111(3):329-36. ("Koniecki 2011"). Janjua NR, Mortensen GK, Andersson AM, Kongshoj B, Skakkebaek NE, Wulf HC.Systemic uptake of diethyl phthalate, dibutyl phthalate, and butyl paraben following whole-body topical application and reproductive and thyroid hormone levels in humans. Environ Sci Technol. 2007 Aug 1;41(15):5564-70.

35. Koniecki 2011.

36. Plenge-Bonig A, Karmaus W. Exposure to toluene in the printing industry is associated with subfecundity in women but not in men. Occup Environ Med. 1999 Jul;56(7):443-8. Svensson BG, Nise G, Erfurth EM, Nilsson A, Skerfving S. Hormone status in occupational toluene exposure. Am J Ind Med. 1992;22(1):99-107. Ng TP, Foo SC, Yoong T. Risk of spontaneous abortion in workers exposed to toluene. Br J Ind Med. 1992 Nov;49(11):804-808; Taskinen HK, Kyyronen P, Sallmen M, Virtanen SV, Liukkonen TA, Huida O, Lindbohm ML, Anttila A. Reduced fertility among female wood workers exposed to formaldehyde. Am J Ind Med. 1999 Jul;36(1):206-12.

37. Lindbohm ML, Hemminki K, Bonhomme MG, Anttila A, Rantala K, Heikkila P, Rosenberg MJ. Effects of paternal occupational exposure on spontaneous abortions. American Journal of Public Health. 1991;81:1029-1033 Saurel-Cubizolles MJ, Hays M, Estryn-Behar M. Work in operating rooms and pregnancy outcome among nurses. Int Arch Occup Environ Health. 1994;66:235-241. John EM, Savitz DA, Shy CM. Spontaneous abortions among cosmetologists. Epidemiology. 1994;5:147-155.

38. Koniecki 2011.

39. Smith KW, Souter I, Dimitriadis I, Ehrlich S, Williams PL, Calafat AM, Hauser R. Urinary paraben concentrations and ovarian aging among women from a fertility center. Environ Health Perspect 2013 Aug;121:1299-1305.

40. Latini G, et al. In utero exposure to di-(2-ethylhexyl)phthalate and duration of human pregnancy. Environmental Health Perspectives. 2003;111:1783-1785. Meeker JD, Hu H, Cantonwine DE, Lamadrid-Figueroa H, Calafat AM, Ettinger AS, Hernandez-Avila M, Loch- Caruso R, Tellez-Rojo MM. Urinary phthalate metabolites in relation to preterm birth in Mexico city. Environ. Health Perspect. 2009;117(10):1587-1592. Whyatt RM, Adibi JJ, Calafat AM, Camann DE, Rauh V, Bhat HK, Perera FP, Andrews H, Just AC, Hoepner L, Tang D, Hauser R. Prenatal di(2-ethylhexyl) phthalate exposure and length of gestation among an inner-city cohort. Pediatrics. 2009;124(6):e1213-e1220. Swan SH, Main KM, Liu F, Stewart SL, Kruse RL, Calafat AM, Mao CS, Redmon JB, Ternand CL, Sullivan S, Teague JL; Study for Future Families Research Team.Decrease in anogenital distance among male infants with prenatal phthalateexposure. Environ Health Perspect. 2005 Aug;113(8):1056-61. Erratum in: Environ Health Perspect. 2005 Sep;113(9):A583. ("Swan 2005"). Swan SH. Environmental phthalate exposure in relation to reproductive outcomes and other health endpoints in humans. Environ Res. 2008 Oct; 108(2):177-84

41. Bornehag, C. G., Lindh, C., Reichenberg, A., Wikstrom, S., Hallerback, M. U., Evans, S. F., ... & Swan, S. H. (2018). Association of prenatal phthalate exposure with language development in early childhood. JAMA pediatrics, 172(12), 1169-1176.

42. http://www.ewg.org/research/dirty-dozen-list-endocrine-disruptors

43. http://www.ewg.org/report/ewgs-water-filter-buying-guide

44. Messerlian, C., Williams, P. L., Minguez-Alarcon, L., Carignan, C. C., Ford, J. B., Butt, C. M., ... & EARTH Study Team. (2018). Organophosphate flame-retardant metabolite concentrations and pregnancy loss among women conceiving with assisted reproductive technology. Fertility and sterility, 110(6), 1137-1144. Small, C. M., Murray, D., Terrell, M. L., & Marcus, M. (2011). Reproductive outcomes among women exposed to a brominated flame retardant in utero. Archives of environmental & occupational health,

66(4), 201-208.

45. Melin, V. E., Potineni, H., Hunt, P., Griswold, J., Siems, B., Werre, S. R., & Hrubec, T. C. (2014). Exposure to common quaternary ammonium disinfectants decreases fertility in mice. Reproductive toxicology, 50, 163-170.

46. Interview with EurActiv, 05/09/2012. http://www.euractiv.com/sustainability/us-scientist-routes-exposure-end-interview-512402

제4장: 뜻밖의 출산 장애물

1. Aleyasin A, Hosseini MA, Mahdavi A, Safdarian L, Fallahi P, Mohajeri MR, Abbasi M, Esfahani F.Predictive value of the level of vitamin D in follicular fluid on the outcome of assisted reproductive technology.Eur J Obstet Gynecol Reprod Biol. 2011 Nov;159(1):132-7. Anifandis GM, Dafopoulos K, Messini CI, Chalvatzas N, Liakos N, Pournaras S, Messinis IE. Prognostic value of follicular fluid 25-OH vitamin D and glucose levels in the IVF outcome. Reprod Biol Endocrinol. 2010 Jul 28;8:91.

2. Rudick B, Ingles S, Chung K, Stanczyk F, Paulson R, Bendikson K. Characterizing the influence of vitamin D levels on IVF outcomes. Hum Reprod. 2012 Nov;27(11):3321-7. ("Rudick 2012").

3. Ozkan S, Jindal S, Greenseid K, Shu J, Zeitlian G, Hickmon C, Pal L. Replete vitamin D stores predict reproductive success following in vitro fertilization. Fertil Steril. 2010 Sep;94(4):1314-9.

4. Firouzabadi RD, Rahmani E, Rahsepar M, Firouzabadi MM. Value of follicular fluid vitamin D in predicting the pregnancy rate in an IVF program. Arch Gynecol Obstet. 2014 Jan;289(1):201-6

5. Ruddick 2012. Rudick B, Ingles S, Chung K, Stanczyk F, Paulson R, Bendikson K. Characterizing the influence of vitamin D levels on IVF outcomes. Hum Reprod. 2012 Nov;27(11):3321-7.

6. Luk 2012.

7. Luk J, Torrealday S, Neal Perry G, Pal L. Relevance of vitamin D in reproduction. Hum Reprod. 2012 Oct;27(10):3015-27 ("Luk 2012").

8. Li HW, Brereton RE, Anderson RA, Wallace AM, Ho CK. Vitamin D deficiency is common and associated with metabolic risk factors in patients with polycystic ovary syndrome. Metabolism. 2011 Oct;60(10):1475-81 Wehr E, Pilz S, Schweighofer N, Giuliani A, Kopera D, Pieber TR, Obermayer-Pietsch B. Association of hypovitaminosis D with metabolic disturbances in polycystic ovary syndrome. Eur J Endocrinol. 2009 Oct;161(4):575-82. Wehr E, Pieber TR, Obermayer-Pietsch B. Effect of vitamin D3 treatment on glucose metabolism and menstrual frequency in polycystic ovary syndrome women: a pilot study. J Endocrinol Invest. 2011 Nov;34(10):757-63 Miyashita, M., Koga, K., Izumi, G., Sue, F., Makabe, T., Taguchi, A., ... & Hirata, T. (2016). Effects of 1, 25-dihydroxy vitamin D3 on endometriosis. The Journal of Clinical Endocrinology & Metabolism, 101(6), 2371-2379. Ciavattini, A., Serri, M., Delli Carpini, G., Morini, S., & Clemente, N. (2017). Ovarian endometriosis and vitamin D serum levels. Gynecological Endocrinology, 33(2), 164-167.

9. Masbou, A. K., Kramer, Y., Taveras, D., McCulloh, D. H., & Grifo, J. A. (2018). Vitamin D deficiency at time of frozen embryo transfer is associated with increased miscarriage rate but does not impact folliculogenesis. Fertility and Sterility, 109(3), e37-e38. Mumford, S. L., Garbose, R. A., Kim, K., Kissell, K., Kuhr, D. L., Omosigho, U. R., ... & Plowden, T. C. (2018). Association of preconception serum 25-hydroxyvitamin D concentrations with livebirth and pregnancy loss: a prospective cohort study. The Lancet Diabetes & Endocrinology.

10. Ota, K., Dambaeva, S., Han, A. R., Beaman, K., Gilman-Sachs, A., & Kwak-Kim, J. (2013). Vitamin D deficiency may be a risk factor for recurrent pregnancy losses by increasing cellular immunity and autoimmunity. Human reproduction, 29(2), 208-219. Chen, X., Yin, B., Lian, R. C., Zhang, T., Zhang, H. Z., Diao, L. H., ... & Zeng, Y. (2016). Modulatory effects of vitamin D on peripheral cellular immunity in patients with recurrent miscarriage. American Journal of Reproductive Immunology, 76(6), 432-438.

11. Looker AC, Pfeiffer CM, Lacher DA, Schleicher RL, Picciano MF, Yetley EA. Serum 25-hydroxyvitamin D status of the US population: 1988-1994 compared with 2000-2004. Am J Clin Nutr. 2008 Dec;88(6):1519-27 ("Looker 2008"); Nesby-O'Dell S, Scanlon KS, Cogswell ME, Gillespie C, Hollis BW, Looker AC, Allen C, Doughertly C, Gunter EW, Bowman BA.

Hypovitaminosis D prevalence and determinants among African American and white women of reproductive age: third National Health and Nutrition Examination Survey, 1988-1994. Am J Clin Nutr. 2002 Jul;76(1):187-92

12. Ginde, A. A., Sullivan, A. F., Mansbach, J. M., & Camargo Jr, C. A. (2010). Vitamin D insufficiency in pregnant and nonpregnant women of childbearing age in the United States. American journal of obstetrics and gynecology, 202(5), 436-e1. Haq, A., Svobodova, J., Imran, S., Stanford, C., & Razzaque, M. S. (2016). Vitamin D deficiency: A single centre analysis of patients from 136 countries. The Journal of steroid biochemistry and molecular biology, 164, 209-213.

13. Hollis, B. W., & Wagner, C. L. (2017). New insights into the vitamin D requirements during pregnancy. Bone research, 5, 17030.

14. Smolders, J., Peelen, E., Thewissen, M., Tervaert, J. W. C., Menheere, P., Hupperts, R., & Damoiseaux, J. (2010). Safety and T cell modulating effects of high dose vitamin D3 supplementation in multiple sclerosis. PLoS One, 5(12), e15235.

15. Razavi, M., Jamilian, M., Karamali, M., Bahmani, F., Aghadavod, E., & Asemi, Z. (2016). The effects of vitamin DK-calcium co-supplementation on endocrine, inflammation, and oxidative stress biomarkers in vitamin Ddeficient women with polycystic ovary syndrome: a randomized, double-blind, placebo-controlled trial. Hormone and Metabolic Research, 48(07), 446-451.

16. Grossmann RE, Tangpricha V. Evaluation of vehicle substances on vitamin D bioavailability: a systematic review. Mol Nutr Food Res. 2010 Aug;54(8):1055-61; Raimundo FV, Faulhaber GA, Menegatti PK, Marques Lda S, Furlanetto TW. Effect of High- versus Low-Fat Meal on Serum 25-Hydroxyvitamin D Levels after a Single Oral Dose of Vitamin D: A Single-Blind, Parallel, Randomized Trial. Int J Endocrinol. 2011;2011:809069.

17. Stagnaro-Green A, Roman SH, Cobin RH, el-Harazy E, Alvarez-Marfany M, Davies TF. Detection of at-risk pregnancy by means of highly sensitive assays for thyroid autoantibodies. JAMA. 1990 Sep 19;264(11):1422-5 ("Stagnaro-Green 1990"); Thangaratinam S, Tan A, Knox E, Kilby MD, Franklyn J, Coomarasamy A. Association between thyroid autoantibodies and miscarriage and preterm birth: meta-analysis of evidence. BMJ. 2011

May 9;342:d2616. ("Thangaratinam 2011").

18. Stagnaro-Green 1990.

19. Stagnaro-Green A. Thyroid antibodies and miscarriage: where are we at a generation later? J Thyroid Res. 2011; 2011:841949.

20. Ghafoor F, Mansoor M, Malik T, Malik MS, Khan AU, Edwards R, Akhtar W. Role of thyroid peroxidase antibodies in the outcome of pregnancy. J Coll Physicians Surg Pak. 2006 Jul;16(7):468-71.

21. Pratt DE, Kaberlein G, Dudkiewicz A, Karande V, Gleicher N. The association of antithyroid antibodies in euthyroid nonpregnant women with recurrent first trimester abortions in the next pregnancy. Fertil Steril. 1993 Dec;60(6):1001-5; Bussen S, Steck T. Thyroid autoantibodies in euthyroid non-pregnant women with recurrent spontaneous abortions. Hum Reprod. 1995 Nov;10(11):2938-40; Dendrinos S, Papasteriades C, Tarassi K, Christodoulakos G, Prasinos G, Creatsas G. Thyroid autoimmunity in patients with recurrent spontaneous miscarriages. Gynecol Endocrinol. 2000 Aug;14(4):270-4.

22. Toulis KA, Goulis DG, Venetis CA, Kolibianakis EM, Negro R, Tarlatzis BC, Papadimas I. Risk of spontaneous miscarriage in euthyroid women with thyroid autoimmunity undergoing IVF: a meta-analysis. Eur J Endocrinol. 2010 Apr;162(4):643-52; Prummel MF, Wiersinga WM. Thyroid autoimmunity and miscarriage. Eur J Endocrinol. 2004 Jun;150(6):751-5; Thangaratinam 2011

23. Negro R, Schwartz A, Gismondi R, Tinelli A, Mangieri T, Stagnaro-Green A. Increased pregnancy loss rate in thyroid antibody negative women with TSH levels between 2.5 and 5.0 in the first trimester of pregnancy. J Clin Endocrinol Metab. 2010 Sep;95(9):E44-8. ("Negro 2010").

24. Negro 2010.

25. Negro R, Formoso G, Mangieri T, Pezzarossa A, Dazzi D, Hassan H. Levothyroxine treatment in euthyroid pregnant women with autoimmune thyroid disease: effects on obstetrical complications. J Clin Endocrinol Metab. 2006 Jul;91(7):2587-91.

26. Kim CH, Ahn JW, Kang SP, Kim SH, Chae HD, Kang BM. Effect of levothyroxine treatment on in vitro fertilization and pregnancy outcome in infertile women with subclinical hypothyroidism undergoing in

vitro fertilization/intracytoplasmic sperm injection. Fertil Steril. 2011 Apr;95(5):1650-4. ("Kim 2011").

27. Abalovich M, Mitelberg L, Allami C, Gutierrez S, Alcaraz G, Otero P, Levalle O. Subclinical hypothyroidism and thyroid autoimmunity in women with infertility. Gynecol Endocrinol. 2007 May;23(5):279-83. ("Abalovich 2007").

28. Eldar-Geva T, Shoham M, Rosler A, Margalioth EJ, Livne K, Meirow D. Subclinical hypothyroidism in infertile women: the importance of continuous monitoring and the role of the thyrotropin-releasing hormone stimulation test. Gynecol Endocrinol. 2007 Jun;23(6):332-7.

29. Abalovich 2007

30. Kim 2011.

31. Janssen OE, Mehlmauer N, Hahn S, Offner AH, Gartner R. High prevalence of autoimmune thyroiditis in patients with polycystic ovary syndrome. Eur J Endocrinol. 2004 Mar;150(3):363-9. Sinha U, Sinharay K, Saha S, Longkumer TA, Baul SN, Pal SK. Thyroid disorders in polycystic ovarian syndrome subjects: A tertiary hospital based cross-sectional study from Eastern India .Indian J Endocrinol Metab. 2013 Mar;17(2):304-9.

32. Myers, A, (2016), The Thyroid Connection. Little, Brown. P. 119.

33. Fasano A, Catassi C. Current Approaches to Diagnosis and Treatment of Celiac Disease: An Evolving Spectrum. Gastroenterology, 2001;120:636-651.

34. Kaukinen K, Maki M, Collin P. Immunohistochemical features in antiendomysium positive patients with normal villous architec- ture. Am J Gastroenterol, 2006;101(3):675-676; Kumar V. American Celiac Society, Nov.9,1999.

35. Pellicano R., Astegiano M., Bruno M., Fagoonee S., Rizzetto M.. Women and celiac disease: association with unexplained infertil- ity. Minerva Med, 2007;98:217-219. ("Pellicano 2007").

36. Ferguson R, Holmes GK, Cooke WT. Coeliac disease, fertility, and pregnancy. Scand J Gastroenterol, 1982;17:65-68.

37. Choi JM, Lebwohl B, Wang J, Lee SK, Murray JA, Sauer MV, Green PH. Increased prevalence of celiac disease in patients with unexplained infertility in the United States.J Reprod Med. 2011 May-Jun;56(5-6):199-203. ("Choi 2011"); Jackson, J. E., Rosen, M., McLean, T., Moro, J., Croughan, M., & Cedars, M. I. (2008). Prevalence of celiac disease in a cohort of women

with unexplained infertility. Fertility and sterility, 89(4), 1002-1004. Kumar A, Meena M, Begum N, Kumar N, Gupta RK, Aggarwal S, Prasad S, Batra S. Latent celiac disease in reproductive performance of women. Fertil Steril. 2011 Mar 1;95(3):922-7; Machado AP, Silva LR, Zausner B, Oliveira Jde A, Diniz DR, de Oliveira J. Undiagnosed celiac disease in women with infertility. J Reprod Med. 2013 Jan-Feb;58(1-2):61-6; Pellicano 2007.

38. Choi 2011.

39. Singh, P., Arora, S., Lal, S., Strand, T. A., & Makharia, G. K. (2016). Celiac Disease in Women With Infertility. Journal of clinical gastroenterology, 50(1), 33-39.

40. Juneau, C. R., Marin, D., Scott, K., Morin, S. J., Neal, S. A., Juneau, J., & Scott, R. T. (2017). Cares trial (celiac disease and reproductive effects): celiac disease is not more common in patients undergoing IVF and outcomes are not compromised in affected patients. Fertility and Sterility, 108(3), e33-e34.

41. Ciacci C, Cirillo M, Auriemma G, Di Dato G, Sabbatini F, Mazzacca G. Celiac disease and pregnancy outcome. Am J Gastroenterol, 1996;91(4):718-722.

42. Pellicano 2007.

43. Dickey W, Ward M, Whittle CR, Kelly MT, Pentieva K, Horigan G, Patton S, McNulty H. Homocysteine and related B-vitamin status in coeliac disease: Effects of gluten exclusion and histological recovery. Scand J Gastroenterol. 2008;43(6):682-8. ("Dickey 2008"). Ocal 2012. Ocal P, Ersoylu B, Cepni I, Guralp O, Atakul N, Irez T, Idil M.The association between homocysteine in the follicular fluid with embryo quality and pregnancy rate in assisted reproductive techniques. J Assist Reprod Genet. 2012 Apr;29(4):299-304.

44. Dickey 2008.

45. Hallert C, Grant C, Grehn S, Granno C, Hulten S, Midhagen G, Strom M, Svensson H, Valdimarsson T.Evidence of poor vitamin status in coeliac patients on a gluten-free diet for 10 years. Aliment Pharmacol Ther. 2002 Jul;16(7):1333-9.

46. Hallert C, Svensson M, Tholstrup J, Hultberg B.Clinical trial: B vitamins improve health in patients with coeliac disease living on a gluten-free diet. Aliment Pharmacol Ther. 2009 Apr 15;29(8):811-6.

47. La Villa G, Pantaleo P, Tarquini R, Cirami L, Perfetto F, Man- cuso F, Laffi G. Multiple immune disorders in unrecognized celiac disease: a case report.

World J Gastroenterol, 2003;9(6): 1377-1380. ("La Villa 2003").

48. La Villa 2003.

49. Bast 2009.

50. Ide M, Papapanou PN. Epidemiology of association between maternal periodontal disease and adverse pregnancy outcomes--systematic review. J Periodontol. 2013 Apr;84(4 Suppl):S181-94. Vogt M, Sallum AW, Cecatti JG, Morais SS. Periodontal disease and some adverse perinatal outcomes in a cohort of low risk pregnant women. Reprod Health. 2010 Nov 3;7:29 Offenbacher S, Beck JD. Periodontitis: a potential risk factor for spontaneous preterm birth. Compend. Contin. Educ. Dent.22(2 Spec No),17-20 (2001). Shub A, Wong C, Jennings B, Swain JR, Newnham JP. Maternal periodontal disease and perinatal mortality. Aust N Z J Obstet Gynaecol 2009;49:130-136.

51. Jeffcoat MK, Geurs NC, Reddy MS, Cliver SP, Goldenberg RL, Hauth JC. Periodontal infection and preterm birth: results of a prospective study. J Am Dent Assoc. 2001 Jul;132(7):875-80

52. Farrell S, Ide M, Wilson RF. The relationship between maternal periodontitis, adverse pregnancy outcome and miscarriage in never smokers. J Clin Periodontol. 2006 Feb;33(2):115-20.

53. Madianos PN, Bobetsis YA, Offenbacher S.Adverse pregnancy outcomes (APOs) and periodontal disease: pathogenic mechanisms J Periodontol. 2013 Apr;84(4 Suppl):S170-80.

54. Hart R, Doherty DA, Pennell CE, Newnham IA, Newnham JP. Periodontal disease: a potential modifiable risk factor limiting conception. Hum Reprod. 2012 May;27(5):1332-42.

55. Newnham JP, Newnham IA, Ball CM, Wright M, Pennell CE, Swain J, Doherty DA. Treatment of periodontal disease during pregnancy: a randomized controlled trial. Obstet Gynecol 2009;114:1239-1248.

제5장: 임신부 종합비타민

1. CDC, ten great public health achievements- United States, 2001-2010. Morb Mortal Wkly Rep 2011: 60-619-23.

2. Prevention of neural tube defects: results of the Medical Research Council

Vitamin Study MRC Vitamin Study Research Group. Lancet. 1991 Jul 20;338(8760):131-7.

3. Smithells RW, Sheppard S, Schorah CJ, Seller MJ, Nevin NC, Harris R, Read AP, Fielding DW.Apparent prevention of neural tube defects by periconceptional vitamin supplementation. 1981.Int J Epidemiol. 2011 Oct;40(5):1146-54.

4. Schorah C. Commentary: from controversy and procrastination to primary prevention. Int J Epidemiol. 2011 Oct;40(5):1156-8. ("Schorah 2011").

5. Schorah 2011.

6. Czeizel AE, Dudas I. Prevention of the first occurrence of neural-tube defects by periconceptional vitamin supplementation. N Engl J Med. 1992 Dec 24;327(26):1832-5; de Bree A, van Dusseldorp M, Brouwer IA, van het Hof KH, Steegers-Theunissen RP. Folate intake in Europe: recommended, actual and desired intake. Eur J Clin Nutr. 1997 Oct;51(10):643-60.

7. http://www.cdc.gov/ncbddd/folicacid/recommendations.html http://www.nhs.uk/Conditions/vitamins-minerals/Pages/Vitamin-B.aspx

8. Ebisch IM, Thomas CM, Peters WH, Braat DD, Steegers-Theunissen RP. The importance of folate, zinc and antioxidants in the pathogenesis and prevention of subfertility. Hum Reprod Update. 2007 Mar-Apr;13(2):163-74 ("Ebisch 2007").

9. Chavarro JE, Rich-Edwards JW, Rosner BA, Willett WC. Use of multivitamins, intake of B vitamins, and risk of ovulatory infertility. Fertil Steril. 2008 Mar;89(3):668-76.

10. Westphal LM, Polan ML, Trant AS, Mooney SB. A nutritional supplement for improving fertility in women: a pilot study. J Reprod Med. 2004 Apr;49(4):289-93. Czeizel AE, Metneki J, Dudas I. The effect of preconceptional multivitamin supplementation on fertility. Int J Vitam Nutr Res. 1996;66(1):55-8.

11. Gaskins AJ, Mumford SL, Chavarro JE, Zhang C, Pollack AZ, Wactawski-Wende J, Perkins NJ, Schisterman EF. The impact of dietary folate intake on reproductive function in premenopausal women: a prospective cohort study. PLoS One. 2012;7(9):e46276. ("Gaskins 2012").

12. Gaskins 2012.

13. Ebisch 2007.

14. Boxmeer JC, Brouns RM, Lindemans J, Steegers EA, Martini E, Macklon NS, Steegers-Theunissen RP. Preconception folic acid treatment affects the microenvironment of the maturing oocyte in humans. Fertil Steril. 2008 Jun;89(6):1766-70. ("Boxmeer 2008").

15. Enciso M, Sarasa J, Xanthopoulou L, Bristow S, Bowles M, Fragouli E, Delhanty J, Wells D. Polymorphisms in the MTHFR gene influence embryo viability and the incidence of aneuploidy. Human genetics. 2016 May 1;135(5):555-68.

16. Yang, Y., Luo, Y., Yuan, J., Tang, Y., Xiong, L., Xu, M., ... & Liu, H. (2016). Association between maternal, fetal and paternal MTHFR gene C677T and A1298C polymorphisms and risk of recurrent pregnancy loss: a comprehensive evaluation. Archives of gynecology and obstetrics, 293(6), 1197-1211. Puri, M., Kaur, L., Walia, G. K., Mukhopadhhyay, R., Sachdeva, M. P., Trivedi, S. S., ... & Saraswathy, K. N. (2013). MTHFR C677T polymorphism, folate, vitamin B12 and homocysteine in recurrent pregnancy losses: a case control study among North Indian women. Journal of perinatal medicine, 41(5), 549-554. Al-Achkar, W., Wafa, A., Ammar, S., Moassass, F., & Jarjour, R. A. (2017). Association of methylenetetrahydrofolate reductase C677T and A1298C gene polymorphisms with recurrent pregnancy loss in Syrian women. Reproductive Sciences, 24(9), 1275-1279. Luo, L., Chen, Y., Wang, L., Zhuo, G., Qiu, C., Tu, Q., ... & Wang, X. (2015). Polymorphisms of genes involved in the folate metabolic pathway impact the occurrence of unexplained recurrent pregnancy loss. Reproductive Sciences, 22(7), 845-851. Chen, H., Yang, X., & Lu, M. (2016). Methylenetetrahydrofolate reductase gene polymorphisms and recurrent pregnancy loss in China: a systematic review and meta-analysis. Archives of gynecology and obstetrics, 293(2), 283-290. Cao, Y., Xu, J., Zhang, Z., Huang, X., Zhang, A., Wang, J., ... & Du, J. (2013). Association study between methylenetetrahydrofolate reductase polymorphisms and unexplained recurrent pregnancy loss: a metaanalysis. Gene, 514(2), 105-111. Unfried, G., Griesmacher, A., Weismuller, W., Nagele, F., Huber, J. C., & Tempfer, C. B. (2002). The C677T polymorphism of the methylenetetrahydrofolate reductase gene and idiopathic recurrent miscarriage. Obstetrics & Gynecology, 99(4), 614-619.

17. Dell'Edera, D., L'Episcopia, A., Simone, F., Lupo, M. G., Epifania, A. A., &

Allegretti, A. (2018). Methylenetetrahydrofolate reductase gene C677T and A1298C polymorphisms and susceptibility to recurrent pregnancy loss. Biomedical reports, 8(2), 172-175.

18. Zetterberg, H. (2004). Methylenetetrahydrofolate reductase and transcobalamin genetic polymorphisms in human spontaneous abortion: biological and clinical implications. Reproductive Biology and Endocrinology, 2(1), 7. Govindaiah, V., Naushad, S. M., Prabhakara, K., Krishna, P. C., & Devi, A. R. R. (2009). Association of parental hyperhomocysteinemia and C677T Methylene tetrahydrofolate reductase (MTHFR) polymorphism with recurrent pregnancy loss. Clinical biochemistry, 42(4-5), 380-386. Dell'Edera, D., L'Episcopia, A., Simone, F., Lupo, M. G., Epifania, A. A., & Allegretti, A. (2018). Methylenetetrahydrofolate reductase gene C677T and A1298C polymorphisms and susceptibility to recurrent pregnancy loss. Biomedical reports, 8(2), 172-175.

19. Dell'Edera, D., Tinelli, A., Milazzo, G. N., Malvasi, A., Domenico, C., Pacella, E., ... & Epifania, A. A. (2013). Effect of multivitamins on plasma homocysteine in patients with the 5, 10 methylenetetrahydrofolate reductase C677T homozygous state. Molecular medicine reports, 8(2), 609-612.

20. Mtiraoui, N., Zammiti, W., Ghazouani, L., Braham, N. J., Saidi, S., Finan, R. R., ... & Mahjoub, T. (2006). Methylenetetrahydrofolate reductase C677T and A1298C polymorphism and changes in homocysteine concentrations in women with idiopathic recurrent pregnancy losses. Reproduction, 131(2), 395-401. Yang, Y., Luo, Y., Yuan, J., Tang, Y., Xiong, L., Xu, M., ... & Liu, H. (2016). Association between maternal, fetal and paternal MTHFR gene C677T and A1298C polymorphisms and risk of recurrent pregnancy loss: a comprehensive evaluation. Archives of gynecology and obstetrics, 293(6), 1197-1211. Hwang, K. R., Choi, Y. M., Kim, J. J., Lee, S. K., Yang, K. M., Paik, E. C., ... & Hong, M. A. (2017). Methylenetetrahydrofolate reductase polymorphisms and risk of recurrent pregnancy loss: a case-control study. Journal of Korean medical science, 32(12), 2029-2034. Al-Achkar, W., Wafa, A., Ammar, S., Moassass, F., & Jarjour, R. A. (2017). Association of methylenetetrahydrofolate reductase C677T and A1298C gene polymorphisms with recurrent pregnancy loss in Syrian women.

Reproductive Sciences, 24(9), 1275-1279. Puri, M., Kaur, L., Walia, G. K.,
Mukhopadhhyay, R., Sachdeva, M. P., Trivedi, S. S., ... & Saraswathy, K. N.
(2013). MTHFR C677T polymorphism, folate, vitamin B12 and homocysteine
in recurrent pregnancy losses: a case control study among North Indian
women. Journal of perinatal medicine, 41(5), 549-554.

21. Smith, D., Hornstra, J., Rocha, M., Jansen, G., Assaraf, Y., Lasry,
    I., ... & Smulders, Y. M. (2017). Folic Acid Impairs the Uptake of
    5-Methyltetrahydrofolate in Human Umbilical Vascular Endothelial Cells.
    Journal of cardiovascular pharmacology, 70(4), 271.

22. Hekmatdoost A, Vahid F, Yari Z, Sadeghi M, Eini-Zinab H, Lakpour N,
    Arefi S. Methyltetrahydrofolate vs Folic Acid Supplementation in Idiopathic
    Recurrent Miscarriage with Respect to Methylenetetrahydrofolate Reductase
    C677T and A1298C Polymorphisms: A Randomized Controlled Trial. PloS
    one. 2015 Dec 2;10(12):e0143569.

23. Kos, B. J., Leemaqz, S. Y., McCormack, C. D., Andraweera, P. H., Furness,
    D. L., Roberts, C. T., & Dekker, G. A. (2018). The association of parental
    methylenetetrahydrofolate reductase polymorphisms (MTHFR 677C> T and
    1298A> C) and fetal loss: a case-control study in South Australia. The Journal
    of Maternal-Fetal & Neonatal Medicine, 1-6.

24. Puri, M., Kaur, L., Walia, G. K., Mukhopadhhyay, R., Sachdeva, M. P.,
    Trivedi, S. S., ... & Saraswathy, K. N. (2013). MTHFR C677T polymorphism,
    folate, vitamin B12 and homocysteine in recurrent pregnancy losses: a case
    control study among North Indian women. Journal of perinatal medicine,
    41(5), 549-554.

25. Patanwala, I., King, M. J., Barrett, D. A., Rose, J., Jackson, R., Hudson, M.,
    ... & Jones, D. E. (2014). Folic acid handling by the human gut: implications
    for food fortification and supplementation-. The American journal of clinical
    nutrition, 100(2), 593-599.

26. Smith, D., Hornstra, J., Rocha, M., Jansen, G., Assaraf, Y., Lasry,
    I., ... & Smulders, Y. M. (2017). Folic Acid Impairs the Uptake of
    5-Methyltetrahydrofolate in Human Umbilical Vascular Endothelial Cells.
    Journal of cardiovascular pharmacology, 70(4), 271.

27. Patanwala, I., King, M. J., Barrett, D. A., Rose, J., Jackson, R., Hudson, M.,
    ... & Jones, D. E. (2014). Folic acid handling by the human gut: implications

for food fortification and supplementation-. The American journal of clinical nutrition, 100(2), 593-599.

28. Boxmeer JC, Macklon NS, Lindemans J, Beckers NG, Eijkemans MJ, Laven JS, Steegers EA, Steegers-Theunissen RP. IVF outcomes are associated with biomarkers of the homocysteine pathway in monofollicular fluid. Hum Reprod. 2009 May;24(5):1059-66.

제6장: CoQ10으로 난자에 에너지를 공급하라

1. Dietmar A, Schmidt ME, Siebrecht SC. Ubiquinol supplementation enhances peak power production in trained athletes: a double-blind, placebo controlled study. J Int Soc Sports Nutr. 2013 Apr 29;10(1):24.

2. Bentinger M, Brismar K, Dallner G. The antioxidant role of coenzyme Q. Mitochondrion. 2007 Jun;7 Suppl:S41-50; Sohal RS. Coenzyme Q and vitamin E interactions. Methods Enzymol. 2004;378:146-51.

3. Shigenaga MK, Hagen TM, Ames BN.Oxidative damage and mitochondrial decay in aging.Proc Natl Acad Sci U S A. 1994 Nov 8;91(23):10771-8. Seo AY, Joseph AM, Dutta D, Hwang JC, Aris JP, Leeuwenburgh C.New insights into the role of mitochondria in aging: mitochondrial dynamics and more.J Cell Sci. 2010 Aug 1;123(Pt 15):2533-42 ("Seo 2010").

4. Seo 2010

5. Tatone C, Amicarelli F, Carbone MC, Monteleone P, Caserta D, Marci R, Artini PG, Piomboni P, Focarelli R. Cellular and molecular aspects of ovarian follicle ageing. Hum Reprod Update. 2008 Mar-Apr;14(2):131-42.

6. Wilding M, Dale B, Marino M, di Matteo L, Alviggi C, Pisaturo ML, Lombardi L, De Placido G. Mitochondrial aggregation patterns and activity in human oocytes and preimplantation embryos. Hum Reprod. 2001 May;16(5):909-17 ("Wilding 2001").

7. de Bruin JP, Dorland M, Spek ER, Posthuma G, van Haaften M, Looman CW, te Velde ER. Age-related changes in the ultrastructure of the resting follicle pool in human ovaries. Biol Reprod. 2004 Feb;70(2):419-24 ("deBruin 2004").

8. Wilding 2001.

9. Bentov Y, Casper RF.The aging oocyte--can mitochondrial function be improved? Fertil Steril. 2013 Jan;99(1):18-22. ("Bentov 2013").

10. Bonomi M, Somigliana E, Cacciatore C, Busnelli M, Rossetti R, Bonetti S, Paffoni A, Mari D, Ragni G, Persani L; Italian Network for the study of Ovarian Dysfunctions. Blood cell mitochondrial DNA content and premature ovarian aging. PLoS One. 2012;7(8):e42423

11. Van Blerkom J, Davis PW, Lee J. ATP content of human oocytes and developmental potential and outcome after in-vitro fertilization and embryo transfer. Hum Reprod. 1995 Feb;10(2):415-24

12. Santos TA, El Shourbagy A, St John JC. Mitochondrial content reflects oocyte variability and fertilization outcome. Fertil Steril. 2006;85:584-91; Bentov Y, Esfandiari N, Burstein E, Casper RF.The use of mitochondrial nutrients to improve the outcome of infertility treatment in older patients. Fertil Steril. 2010 Jan;93(1):272-5 ("Bentov 2010").

13. Dumollard R, Carroll J, Duchen MR, Campbell K, Swann K. Mitochondrial function and redox state in mammalian embryos. Semin Cell Dev Biol. 2009 May;20(3):346-53.

14. Van Blerkom J. Mitochondrial function in the human oocyte and embryo and their role in developmental competence. Mitochondrion. 2011 Sep;11(5):797-813 ("Van Blerkom 2011").

15. Eichenlaub-Ritter U, Vogt E, Yin H, Gosden R. Spindles, mitochondria and redox potential in ageing oocytes. Reprod Biomed Online. 2004 Jan;8(1):45-58; Van Blerkom 2011; Ge H, Tollner TL, Hu Z, Dai M, Li X, Guan H, Shan D, Zhang X, Lv J, Huang C, Dong Q. The importance of mitochondrial metabolic activity and mitochondrial DNA replication during oocyte maturation in vitro on oocyte quality and subsequent embryo developmental competence. Mol Reprod Dev. 2012 Jun;79(6):392-401.

16. Wilding M, Placido G, Matteo L, Marino M, Alviggi C, Dale B. Chaotic mosaicism in human preimplantation embryos is correlated with a low mitochondrial membrane potential. Fertil Steril. 2003;79:340-6 ("Wilding 2003"). Zeng HT, Ren Z, Yeung WS, Shu YM, Xu YW, Zhuang GL, Liang XY. Low mitochondrial DNA and ATP contents contribute to the absence of birefringent spindle imaged with PolScope in in vitro matured human oocytes. Hum Reprod. 2007 Jun;22(6):1681-6.

17. Yu Y, Dumollard R, Rossbach A, Lai FA, Swann K. Redistribution of mitochondria leads to bursts of ATP production during spontaneous mouse oocyte maturation. J Cell Physiol. 2010 Sep;224(3):672-80.

18. Wilding 2003.

19. Zhang X, Wu XQ, Lu S, Guo YL, Ma X. Deficit of mitochondria-derived ATP during oxidative stress impairs mouse MII oocyte spindles. Cell Res. 2006 Oct;16(10):841-50.

20. 1Eichenlaub-Ritter U, Vogt E, Yin H, Gosden R. Spindles, mitochondria and redox potential in ageing oocytes. Reprod Biomed Online. 2004 Jan;8(1):45-58.

21. Bartmann AK, Romao GS, Ramos Eda S, Ferriani RA. Why do older women have poor implantation rates? A possible role of the mitochondria. J Assist Reprod Genet. 2004;21:79-83; Thundathil J, Filion F, Smith LC.Molecular control of mitochondrial function in preimplantation mouse embryos.Mol Reprod Dev. 2005 Aug;71(4):405-13.

22. Thouas GA, Trounson AO, Wolvetang EJ, Jones GM. Mitochondrial dysfunction in mouse oocytes results in preimplantation embryo arrest in vitro. Biol Reprod. 2004 Dec;71(6):1936-42; Eichenlaub-Ritter U, Wieczorek M, Luke S, Seidel T. Age related changes in mitochondrial function and new approaches to study redox regulation in mammalian oocytes in response to age or maturation conditions. Mitochondrion. 2011 Sep;11(5):783-96.

23. Interview with Dr. Bentov, published May 16, 2011, http://www.chatelaine.com/health/what-everywoman-over-30-should-know-about-fertility/

24. Bentov 2010; Bentov 2013.

25. Quinzii CM, Hirano M, DiMauro S. CoQ10 deficiency diseases in adults. Mitochondrion. 2007;7(Suppl):S122-6; Lopez 2010, Bergamini 2012, Shigenaga MK, Hagen TM, Ames BN. Oxidative damage and mitochondrial decay in aging. Proc Natl Acad Sci U S A. 1994 Nov 8;91(23):10771-8.

26. Perez-Sanchez C, Ruiz-Limon P, Aguirre MA, Bertolaccini ML, Khamashta MA, Rodriguez-Ariza A, Segui P, Collantes-Estevez E, Barbarroja N, Khraiwesh H, Gonzalez-Reyes JA, Villalba JM, Velasco F, Cuadrado MJ, Lopez-Pedrera C. Mitochondrial dysfunction in antiphospholipid syndrome: implications in the pathogenesis of the disease and effects of coenzyme Q(10) treatment. Blood. 2012 Jun 14;119(24):5859-70.

27. Akarsu, S., Gode, F., Isik, A. Z., Dikmen, Z. G., & Tekindal, M. A. (2017). The association between coenzyme Q10 concentrations in follicular fluid with embryo morphokinetics and pregnancy rate in assisted reproductive techniques. Journal of assisted reproduction and genetics, 34(5), 599-605. Turi A, Giannubilo SR, Bruge F, Principi F, Battistoni S, Santoni F, Tranquilli AL, Littarru G, Tiano L.Coenzyme Q10 content in follicular fluid and its relationship with oocyte fertilization and embryo grading.Arch Gynecol Obstet. 2012 Apr;285(4):1173-6

28. Bentov 2010, Bentov 2013.

29. Xu, Y., Nisenblat, V., Lu, C., Li, R., Qiao, J., Zhen, X., & Wang, S. (2018). Pretreatment with coenzyme Q10 improves ovarian response and embryo quality in low-prognosis young women with decreased ovarian reserve: a randomized controlled trial. Reproductive Biology and Endocrinology, 16(1), 29 Giannubilo, S., Orlando, P., Silvestri, S., Cirilli, I., Marcheggiani, F., Ciavattini, A., & Tiano, L. (2018). CoQ10 Supplementation in Patients Undergoing IVF-ET: The Relationship with Follicular Fluid Content and Oocyte Maturity. Antioxidants, 7(10), 141

30. Bentov, Y., Hannam, T., Jurisicova, A., Esfandiari, N., & Casper, R. F. (2014). Coenzyme Q10 supplementation and oocyte aneuploidy in women undergoing IVF-ICSI treatment. Clinical Medicine Insights: Reproductive Health, 8, CMRH-S14681.

31. McGarry, A., McDermott, M., Kieburtz, K., de Blieck, E. A., Beal, F., Marder, K., ... & Guttman, M. (2017). A randomized, double-blind, placebo-controlled trial of coenzyme Q10 in Huntington disease. Neurology, 88(2), 152-159. Yeung, C. K., Billings, F. T., Claessens, A. J., Roshanravan, B., Linke, L., Sundell, M. B., ... & Himmelfarb, J. (2015). Coenzyme Q 10 dose-escalation study in hemodialysis patients: safety, tolerability, and effect on oxidative stress. BMC nephrology, 16(1), 183. Seet, R. C. S., Lim, E. C., Tan, J. J., Quek, A. M., Chow, A. W., Chong, W. L., ... & Halliwell, B. (2014). Does high-dose coenzyme Q10 improve oxidative damage and clinical outcomes in Parkinson's disease?.

32. Aberg F, Appelkvist EL, Dallner G, Ernster L. Distribution and redox state of ubiquinones in rat and human tissues. Arch Biochem Biophys. 1992 Jun;295(2):230-4; Miles MV, Horn PS, Morrison JA, Tang PH, DeGrauw T,

Pesce AJ. Plasma coenzyme Q10 reference intervals, but not redox status, are affected by gender and race in self-reported healthy adults. Clin Chim Acta. 2003 Jun;332(1-2):123-32.

33. Zhang, Y., Liu, J., Chen, X. Q., & Chen, C. Y. O. (2018). Ubiquinol is superior to ubiquinone to enhance Coenzyme Q10 status in older men. Food & function. Langsjoen, P. H., & Langsjoen, A. M. (2014). Comparison study of plasma coenzyme Q10 levels in healthy subjects supplemented with ubiquinol versus ubiquinone. Clinical pharmacology in drug development, 3(1), 13-17

34. Villalba JM, Parrado C, Santos-Gonzalez M, Alcain FJ. Therapeutic use of coenzyme Q10 and coenzyme Q10-related compounds and formulations. Expert Opin Investig Drugs. 2010 Apr;19(4):535-54.

35. Bergamini C, Moruzzi N, Sblendido A, Lenaz G, Fato R. A water soluble CoQ10 formulation improves intracellular distribution and promotes mitochondrial respiration in cultured cells. PLoS One. 2012;7(3):e33712; Chopra RK, Goldman R, Sinatra ST, Bhagavan HN. Relative bioavailability of coenzyme Q10 formulations in human subjects. Int J Vitam Nutr Res. 1998;68(2):109-13., Bhagavan 2006;

36. Lopez-Lluch, G., del Pozo-Cruz, J., Sanchez-Cuesta, A., Cortes-Rodriguez, A. B., & Navas, P. (2019). Bioavailability of coenzyme Q10 supplements depends on carrier lipids and solubilization. Nutrition, 57, 133-140

37. Singh, R. B., Niaz, M. A., Kumar, A., Sindberg, C. D., Moesgaard, S., & Littarru, G. P. (2005). Effect on absorption and oxidative stress of different oral Coenzyme Q10 dosages and intake strategy in healthy men. Biofactors, 25(1-4), 219-224

38. Spindler M, Beal MF, Henchcliffe C. Coenzyme Q10 effects in neurodegenerative disease. Neuropsychiatr Dis Treat. 2009;5:597-610 ("Spindler 2009"); Hosoe 2007.

39. Ferrante KL, Shefner J, Zhang H, Betensky R, O'Brien M, Yu H, Fantasia M, Taft J, Beal MF, Traynor B, Newhall K, Donofrio P, Caress J, Ashburn C, Freiberg B, O'Neill C, Paladenech C, Walker T, Pestronk A, Abrams B, Florence J, Renna R, Schierbecker J, Malkus B, Cudkowicz M. Tolerance of high-dose (3,000 mg/day) coenzyme Q10 in ALS. Neurology. 2005 Dec 13;65(11):1834-6; Spindler 2009.

40. Rembold, C. M. (2018). Coenzyme Q10 Supplementation in Orthostatic Hypotension and Multiple-System Atrophy: A Report on 7 Cases. The American journal of medicine, 131(4), 444-446.

41. Mezawa M, Takemoto M, Onishi S, Ishibashi R, Ishikawa T, Yamaga M, Fujimoto M, Okabe E, He P, Kobayashi K, Yokote K. The reduced form of coenzyme Q10 improves glycemic control in patients with type 2 diabetes: an open label pilot study. Biofactors. 2012 Nov-Dec;38(6):416-21.

42. Molyneux SL, Young JM, Florkowski CM, Lever M, George PM. Coenzyme Q10: is there a clinical role and a case for measurement? Clin Biochem Rev. 2008 May;29(2):71-82.

43. Perez-Sanchez, C., Aguirre, M. A., Ruiz-Limon, P., Abalos-Aguilera, M. C., Jimenez-Gomez, Y., Arias-de la Rosa, I., ... & Collantes-Estevez, E. (2017). Ubiquinol effects on antiphospholipid syndrome prothrombotic profile: a randomized, placebo-controlled trial. Arteriosclerosis, thrombosis, and vascular biology, ATVBAHA-117

제7장: 멜라토닌과 다른 항산화제

1. Evans H. The pioneer history of vitamin E. Vitam Horm. 1963;20:379-387.

2. de Bruin JP, Dorland M, Spek ER, Posthuma G, van Haaften M, Looman CW, te Velde ER. Age-related changes in the ultrastructure of the resting follicle pool in human ovaries. Biol Reprod. 2004 Feb;70(2):419-24. ("de Bruin 2004").

3. Tatone C, Carbone MC, Falone S, Aimola P, Giardinelli A, Caserta D, Marci R, Pandolfi A, Ragnelli AM, Amicarelli F. Age-dependent changes in the expression of superoxide dismutases and catalase are associated with ultrastructural modifications in human granulosa cells. Mol Hum Reprod. 2006 Nov;12(11):655-60. Carbone MC, Tatone C, Delle Monache S, Marci R, Caserta D, Colonna R, Amicarelli F. Antioxidant enzymatic defences in human follicular fluid: characterization and age-dependent changes. Mol Hum Reprod. 2003 Nov;9(11):639-43.

4. Shigenaga MK, Hagen TM, Ames BN.Oxidative damage and mitochondrial decay in aging. Proc Natl Acad Sci U S A. 1994 Nov 8;91(23):10771-8.

5. Agarwal A, Aponte-Mellado A, Premkumar BJ, Shaman A, Gupta S. The effects of oxidative stress on female reproduction: a review. Reprod Biol Endocrinol. 2012 Jun 29;10:49. ("Agarwal 2012.")

6. Bentov Y, Casper RF.The aging oocyte--can mitochondrial function be improved? Fertil Steril. 2013 Jan;99(1):18-22. ("Bentov 2013").

7. Polak G, Koziol-Montewka M, Gogacz M, Blaszkowska I, Kotarski J. Total antioxidant status of peritoneal fluid in infertile women. Eur J Obstet Gynecol Reprod Biol. 2001;94:261-263. Wang Y, Sharma RK, Falcone T, Goldberg J, Agarwal A. Importance of reactive oxygen species in the peritoneal fluid of women with endometriosis or idiopathic infertility. Fertil Steril. 1997;68:826-830. ("Wang 1997"). Paszkowski T, Traub AI, Robinson SY, McMaster D. Selenium dependent glutathione peroxidase activity in human follicular fluid. Clin Chim Acta. 1995;236(2):173-180. doi: 10.1016/0009-8981(95)98130-9. ("Paszkowski 1995").

8. Kumar K, Deka D, Singh A, Mitra DK, Vanitha BR, Dada R.Predictive value of DNA integrity analysis in idiopathic recurrent pregnancy loss following spontaneous conception. J Assist Reprod Genet. 2012 Sep;29(9):861-7.

9. Zhang X, Wu XQ, Lu S, Guo YL, Ma X.Deficit of mitochondria-derived ATP during oxidative stress impairs mouse MII oocyte spindles.Cell Res. 2006 Oct;16(10):841-50.

10. Agarwal 2012; Wang 1997.

11. Augoulea A, Mastorakos G, Lambrinoudaki I, Christodoulakos G, Creatsas G. The role of the oxidative-stress in the endometriosis-related infertility. Gynecol Endocrinol. 2009;25:75-81.); Bedaiwy MA, Falcone T. Peritoneal fluid environment in endometriosis. clinicopathological implications. Minerva Ginecol. 2003;55:333-45. Rajani S, Chattopadhyay R, Goswami SK, Ghosh S, Sharma S, Chakravarty B. Assessment of oocyte quality in polycystic ovarian syndrome and endometriosis by spindle imaging and reactive oxygen species levels in follicular fluid and its relationship with IVF-ET outcome. J Hum Reprod Sci. 2012 May;5(2):187-93. ("Rajani 2012"). Wang Y, Sharma RK, Falcone T, Goldberg J, Agarwal A. Importance of reactive oxygen species in the peritoneal fluid of women with endometriosis or idiopathic infertility. Fertil Steril. 1997;68:826-30. Van Langendonckt A, Casanas-Roux F, Donnez J. Oxidative stress and peritoneal endometriosis.

Fertil Steril. 2002;77:861-70.

12. Gonzalez-Comadran, M., Schwarze, J. E., Zegers-Hochschild, F., Maria do Carmo, B. S., Carreras, R., & Checa, M. A. (2017). The impact of endometriosis on the outcome of Assisted Reproductive Technology. Reproductive Biology and Endocrinology, 15(1), 8. Senapati, S., Sammel, M. D., Morse, C., & Barnhart, K. T. (2016). Impact of endometriosis on in vitro fertilization outcomes: an evaluation of the Society for Assisted Reproductive Technologies Database. Fertility and sterility, 106(1), 164-171.

13. Xu, B., Guo, N., Zhang, X. M., Shi, W., Tong, X. H., Iqbal, F., & Liu, Y. S. (2015). Oocyte quality is decreased in women with minimal or mild endometriosis. Scientific reports, 5, 10779. Sanchez, A. M., Vanni, V. S., Bartiromo, L., Papaleo, E., Zilberberg, E., Candiani, M., ... & Vigano, P. (2017). Is the oocyte quality affected by endometriosis? A review of the literature. Journal of ovarian research, 10(1), 43.

14. Song, Y., Liu, J., Qiu, Z., Chen, D., Luo, C., Liu, X., ... & Liu, W. (2018). Advanced oxidation protein products from the follicular microenvironment and their role in infertile women with endometriosis. Experimental and therapeutic medicine, 15(1), 479-486. Da Broi, M. G., Jordao-Jr, A. A., Ferriani, R. A., & Navarro, P. A. (2018). Oocyte oxidative DNA damage may be involved in minimal/mild endometriosis-related infertility. Molecular reproduction and development, 85(2), 128-136.

15. Victor VM, Rocha M, Banuls C, Alvarez A, de Pablo C, Sanchez-Serrano M, Gomez M, Hernandez-Mijares A. Induction of oxidative stress and human leukocyte/endothelial cell interactions in polycystic ovary syndrome patients with insulin resistance. J Clin Endocrinol Metab. 2011;96:3115-3122. ("Victor 2011").

16. Gonzalez F, Rote NS, Minium J, Kirwan JP. Reactive oxygen species-induced oxidative stress in the development of insulin resistance and hyperandrogenism in polycystic ovary syndrome. J Clin Endocrinol Metab. 2006;91:336-340. Palacio JR, Iborra A, Ulcova-Gallova Z, Badia R, Martinez P. The presence of antibodies to oxidative modified proteins in serum from polycystic ovary syndrome patients. Clin Exp Immunol. 2006;144:217-222.

17. Victor 2011., Rajani 2012.

18. Patel SM, Nestler JE. Fertility in polycystic ovary syndrome. Endocrinol Metab

Clin North Am. 2006;35:137-55. Wood JR, Dumesic DA, Abbott DH, Strauss JF., III Molecular abnormalities in oocytes from women with polycystic ovary syndrome revealed by microarray analysis. J Clin Endocrinol Metab. 2007;92:705-13.

19. Wiener-Megnazi Z, Vardi L, Lissak A, Shnizer S, Reznick AZ, Ishai D, Lahav-Baratz S, Shiloh H, Koifman M, Dirnfeld M. Oxidative stress indices in follicular fluid as measured by the thermochemiluminescence assay correlate with outcome parameters in in vitro fertilization. Fertil Steril. 2004;82(Suppl 3):1171-1176. de Bruin 2004, Eichenlaub 2011, premkumar 2012, Carbone 2003, Tatone 2006,

20. Wang LY, Wang DH, Zou XY, Xu CM. Mitochondrial functions on oocytes and preimplantation embryos. J Zhejiang Univ Sci B. 2009 Jul;10(7):483-92.

21. Shaum KM, Polotsky AJ.Nutrition and reproduction: is there evidence to support a "Fertility Diet" to improve mitochondrial function? Maturitas. 2013 Apr;74(4):309-12.

22. E.g.: Ruder EH, Hartman TJ, Reindollar RH, Goldman MB. Female dietary antioxidant intake and time to pregnancy among couples treated for unexplained infertility. Fertil Steril. 2013 Dec 17 [Epub ahead of print] . ("Ruder 2014").

23. Aydin Y, Ozatik O, Hassa H, Ulusoy D, Ogut S, Sahin F.Relationship between oxidative stress and clinical pregnancy in assisted reproductive technology treatment cycles. J Assist Reprod Genet. 2013 Jun;30(6):765-72.

24. Ruder 2014.

25. Chemineau P, Guillaume D, Migaud M, Thiery JC, Pellicer-Rubio MT, Malpaux B. Seasonality of reproduction in mammals: intimate regulatory mechanisms and practical implications. Reprod Domest Anim. 2008 Jul;43 Suppl 2:40-7.

26. Brzezinski A, Seibel MM, Lynch HJ, Deng MH, Wurtman RJ. Melatonin in human preovulatory follicular fluid. J Clin Endocrinol Metab. 1987;64(4):865-867. Ronnberg L, Kauppila A, Leppaluoto J, Martikainen H, Vakkuri O. Circadian and seasonal variation in human preovulatory follicular fluid melatonin concentration. J Clin Endocrinol Metab. 1990;71(2):492-496.

27. Nakamura Y, Tamura H, Takayama H, Kato H. Increased endogenous level of melatonin in preovulatory human follicles does not directly influence

progesterone production. Fertil Steril. 2003 Oct;80(4):1012-6.

28. Tamura H, Takasaki A, Taketani T, Tanabe M, Kizuka F, Lee L, Tamura I, Maekawa R, Aasada H, Yamagata Y, Sugino N. The role of melatonin as an antioxidant in the follicle. J Ovarian Res. 2012 Jan 26;5:5. ("Tamura 2012").

29. Poeggeler B, Reiter RJ, Tan DX, Chen LD, Manchester LC. Melatonin, hydroxyl radical-mediated oxidative damage, and aging: a hypothesis. J Pineal Res. 1993;14(4):151-168. Schindler AE, Christensen B, Henkel A, Oettel M, Moore C. High-dose pilot study with the novel progestogen dienogestin patients with endometriosis. Gynecol Endocrinol. 2006;22(1):9-17.

30. Reiter RJ, Tan DX, Manchester LC, Qi W. Biochemical reactivity of melatonin with reactive oxygen and nitrogen species: a review of the evidence. Cell Biochem Biophys. 2001;34(2):237-256. Tan DX, Manchester LC, Reiter RJ, Plummer BF, Limson J, Weintraub ST, Qi W. Melatonin directly scavenges hydrogen peroxide: a potentially new metabolic pathway of melatonin biotransformation. Free Radic Biol Med. 2000;29(11):1177-1185. ("Tan 2000").

31. Tan 2000.

32. Sack RL, Lewy AJ, Erb DL, Vollmer WM, Singer CM. Human melatonin production decreases with age. J Pineal Res. 1986;3(4):379-88.

33. Tong, J., Sun, Y., Li, H., Li, W. P., Zhang, C., & Chen, Z. (2017). Melatonin levels in follicular fluid as markers for IVF outcomes and predicting ovarian reserve. Reproduction, REP-16.

34. Tamura H, Takasaki A, Miwa I, Taniguchi K, Maekawa R, Asada H, Taketani T, Matsuoka A, Yamagata Y, Shimamura K. et al. Oxidative stress impairs oocyte quality and melatonin protects oocytes from free radical damage and improves fertilization rate. J Pineal Res. 2008;44(3):280-287 ("Tamura 2008") Jahnke G, Marr M, Myers C, Wilson R, Travlos G, Price C. Maternal and developmental toxicity evaluation of melatonin administered orally to pregnant Sprague-Dawley rats. Toxicol Sci. 1999;50(2):271-279. Ishizuka B, Kuribayashi Y, Murai K, Amemiya A, Itoh MT. The effect of melatonin on in vitro fertilization and embryo development in mice. J Pineal Res. 2000;28(1):48-51 Papis K, Poleszczuk O, Wenta-Muchalska E, Modlinski JA. Melatonin effect on bovine embryo development in vitro

in relation to oxygen concentration. J Pineal Res. 2007;43(4):321-326. Shi JM, Tian XZ, Zhou GB, Wang L, Gao C, Zhu SE, Zeng SM, Tian JH, Liu GS. Melatonin exists in porcine follicular fluid and improves in vitro maturation and parthenogenetic development of porcine oocytes. J Pineal Res. 2009;47(4):318-323.

35. Tamura 2012.

36. Tamura 2008; Tamura 2012.

37. Tamura 2012.

38. Interview with Dr. Tamura, published on September 15, 2010, http://www.newsmedical.net/news/20100915/Hormone-melatonin-improves-egg-quality-in-IVF.aspx

39. Rizzo P, Raffone E, Benedetto V.Effect of the treatment with myo-inositol plus folic acid plus melatonin in comparison with a treatment with myo-inositol plus folic acid on oocyte quality and pregnancy outcome in IVF cycles. A prospective, clinical trial.Eur Rev Med Pharmacol Sci. 2010 Jun;14(6):555-61. Nishihara, T., Hashimoto, S., Ito, K., Nakaoka, Y., Matsumoto, K., Hosoi, Y., & Morimoto, Y. (2014). Oral melatonin supplementation improves oocyte and embryo quality in women undergoing in vitro fertilizationembryo transfer. Gynecological endocrinology, 30(5), 359-362. Jahromi, B. N., Sadeghi, S., Alipour, S., Parsanezhad, M. E., & Alamdarloo, S. M. (2017). Effect of melatonin on the outcome of assisted reproductive technique cycles in women with diminished ovarian reserve: A doubleblinded randomized clinical trial. Iranian journal of medical sciences, 42(1), 73. Fernando, S., Wallace, E. M., Vollenhoven, B., Lolatgis, N., Hope, N., Wong, M., ... & Thomas, P. (2018). Melatonin in Assisted Reproductive Technology: A Pilot Double-Blind Randomized Placebo-Controlled Clinical Trial. Frontiers in endocrinology, 9. Eryilmaz, O. G., Devran, A., Sarikaya, E., Aksakal, F. N., Mollamahmutoğlu, L., & Cicek, N. (2011). Melatonin improves the oocyte and the embryo in IVF patients with sleep disturbances, but does not improve the sleeping problems. Journal of assisted reproduction and genetics, 28(9), 815. Batıoğlu, A. S., Şahin, U., Gurlek, B., Ozturk, N., & Unsal, E. (2012). The efficacy of melatonin administration on oocyte quality. Gynecological Endocrinology, 28(2), 91-93.

40. Schwertner, A., Dos Santos, C. C. C., Costa, G. D., Deitos, A., de Souza,

A., de Souza, I. C. C., ... & Caumo, W. (2013). Efficacy of melatonin in the treatment of endometriosis: a phase II, randomized, double-blind, placebo-controlled trial. PAINR, 154(6), 874-881.

41. Cetinkaya, N., Attar, R., Yildirim, G., Ficicioglu, C., Ozkan, F., Yilmaz, B., & Yesildaglar, N. (2015). The effects of different doses of melatonin treatment on endometrial implants in an oophorectomized rat endometriosis model. Archives of gynecology and obstetrics, 291(3), 591-598. Yilmaz, B., Kilic, S., Aksakal, O., Ertas, I. E., Tanrisever, G. G., Aksoy, Y., ... & Gungor, T. (2015). Melatonin causes regression of endometriotic implants in rats by modulating angiogenesis, tissue levels of antioxidants and matrix metalloproteinases. Archives of gynecology and obstetrics, 292(1), 209-216. Yesildaglar, N., Yildirim, G., Yildirim, O. K., Attar, R., Ozkan, F., Akkaya, H., & Yilmaz, B. (2016). The effects of melatonin on endometriotic lesions induced by implanting human endometriotic cells in the first SCID-mouse endometriosis-model developed in Turkey. Clinical and experimental obstetrics & gynecology, 43(1), 25-30.

42. Woo MM, Tai CJ, Kang SK, Nathwani PS, Pang SF, Leung PC.Direct action of melatonin in human granulosaluteal cells. J Clin Endocrinol Metab. 2001 Oct;86(10):4789-97.

43. Tagliaferri, V., Romualdi, D., Scarinci, E., Cicco, S. D., Florio, C. D., Immediata, V., ... & Apa, R. (2018). Melatonin treatment may be able to restore menstrual cyclicity in women with PCOS: a pilot study. Reproductive Sciences, 25(2), 269-275..

44. Pacchiarotti, A., Carlomagno, G., Antonini, G., & Pacchiarotti, A. (2016). Effect of myo-inositol and melatonin versus myo-inositol, in a randomized controlled trial, for improving in vitro fertilization of patients with polycystic ovarian syndrome. Gynecological endocrinology, 32(1), 69-73.

45. Nishihara, T., Hashimoto, S., Ito, K., Nakaoka, Y., Matsumoto, K., Hosoi, Y., & Morimoto, Y. (2014). Oral melatonin supplementation improves oocyte and embryo quality in women undergoing in vitro fertilization embryo transfer. Gynecological endocrinology, 30(5), 359-362.

46. Jahromi, B. N., Sadeghi, S., Alipour, S., Parsanezhad, M. E., & Alamdarloo, S. M. (2017). Effect of melatonin on the outcome of assisted reproductive technique cycles in women with diminished ovarian reserve: A double

blinded randomized clinical trial. Iranian journal of medical sciences, 42(1), 73.

47. Natarajan 2010; Olson SE, Seidel GE., Jr Culture of in vitro-produced bovine embryos with vitamin E improves development in vitro and after transfer to recipients. Biol Reprod. 2000;62(2):248-252.

48. Tamura H, Takasaki A, Miwa I, Taniguchi K, Maekawa R, Asada H, Taketani T, Matsuoka A, Yamagata Y, Shimamura K, Morioka H, Ishikawa H, Reiter RJ, Sugino N. Oxidative stress impairs oocyte quality and melatonin protects oocytes from free radical damage and improves fertilization rate. J Pineal Res. 2008 Apr;44(3):280-7.

49. http://www.efsa.europa.eu/en/efsajournal/pub/640.htm

50. Mayo Clinic, 2012, Vitamin E Dosing. Available at http://www.mayoclinic.com/health/vitamine/NS_patient-vitamine/DSECTION=dosing

51. Colorado Center for Reproductive Medicine. Female Fertility Supplements. 2012. http://www.colocrm.com/FertilitySupplements.aspx

52. Ruder EH, Hartman TJ, Reindollar RH, Goldman MB. Female dietary antioxidant intake and time to pregnancy among couples treated for unexplained infertility. Fertil Steril. 2013 Dec 17 [Epub ahead of print]. ("Ruder 2014").

53. Yeh J, Bowman MJ, Browne RW, Chen N. Reproductive aging results in a reconfigured ovarian antioxidant defense profile in rats. Fertil Steril. 2005 Oct;84 Suppl 2:1109-13; Ruder 2014.

54. Luck MR, Jeyaseelan I, Scholes RA. Ascorbic acid and fertility. Biol Reprod. 1995 Feb;52(2):262-6; Zreik TG, Kodaman PH, Jones EE, Olive DL, Behrman H. Identification and characterization of an ascorbic acid transporter in human granulosa-lutein cells. Mol Hum Reprod. 1999 Apr;5(4):299-302.

55. Tarin J, Ten J, Vendrell FJ, de Oliveira MN, Cano A. Effects of maternal ageing and dietary antioxidant supplementation on ovulation, fertilisation and embryo development in vitro in the mouse. Reprod Nutr Dev. 1998 Sep-Oct;38(5):499-508; Tarin JJ, Perez-Albala S, Cano A. Oral antioxidants counteract the negative effects of female aging on oocyte quantity and quality in the mouse. Mol Reprod Dev. 2002 Mar;61(3):385-97; Ozkaya MO, Nazıroğlu M. Multivitamin and mineral supplementation modulates oxidative stress and antioxidant vitamin levels in serum and follicular fluid of women undergoing in vitro fertilization. Fertil Steril. 2010 Nov;94(6):2465-6.

56. Ruder 2014.

57. Lu, X., Wu, Z., Wang, M., & Cheng, W. (2018). Effects of vitamin C on the outcome of in vitro fertilization-embryo transfer in endometriosis: A randomized controlled study. Journal of International Medical Research, 46(11), 4624-4633.

58. Bentov Y, Esfandiari N, Burstein E, Casper RF.The use of mitochondrial nutrients to improve the outcome of infertility treatment in older patients. Fertil Steril. 2010 Jan;93(1):272-5 ("Bentov 2010.")

59. Goraca A, Huk-Kolega H, Piechota A, Kleniewska P, Ciejka E, et al. (2011) Lipoic acid - biological activity and therapeutic potential. Pharmacol Rep 63: 849-858.

60. Packer L, Witt EH, Tritschler HJ: -Lipoic acid as a biological antioxidant. Free Radic Biol Med, 1995, 19, 227-250.

61. Arivazhagan P, Ramanathan K, Panneerselvam C: Effect of DL--lipoic acid on mitochondrial enzymes in aged rats. Chem Biol Interact, 2001, 138, 189-198. Mc Carthy MF, Barroso-Aranda J, Contreras F: The "rejuvenatory" impact of lipoic acid on mitochondrial function in aging rats may reflect induction and activation of PPAR-coactivator-1. Med Hypotheses, 2009, 72, 29-33

62. Zembron-Lacny A, Slowinska-Lisowska M, Szygula Z, Witkowski K, Szyszka K. The comparison of antioxidant and hematological properties of N-acetylcysteine and alpha-lipoic acid in physically active males. Physiol Res Academ Sci Bohemoslov. 2009;58(6):855-861; Sun 2012. Zhang 2013

63. Talebi A, Zavareh S, Kashani MH, Lashgarbluki T, Karimi I.The effect of alpha lipoic acid on the developmental competence of mouse isolated preantral follicles. J Assist Reprod Genet. 2012 Feb;29(2):175-83. Zhang H, Wu B, Liu H, Qiu M, Liu J, Zhang Y, Quan F. Improving development of cloned goat embryos by supplementing α-lipoic acid to oocyte in vitro maturation medium. Theriogenology. 2013 Aug;80(3):228-33.

64. Haghighian, H. K., Haidari, F., Mohammadi-asl, J., & Dadfar, M. (2015). Randomized, triple-blind, placebocontrolled clinical trial examining the effects of alpha-lipoic acid supplement on the spermatogram and seminal oxidative stress in infertile men. Fertility and sterility, 104(2), 318-324.

65. Rago, R., Marcucci, I., Leto, G., Caponecchia, L., Salacone, P., Bonanni, P.,

엄마의 시간

... & Sebastianelli, A. (2015). Effect of myo-inositol and alpha-lipoic acid on oocyte quality in polycystic ovary syndrome non-obese women undergoing in vitro fertilization: a pilot study. J Biol Regul Homeost Agents, 29(4), 913-923.

66. De Cicco, S., Immediata, V., Romualdi, D., Policola, C., Tropea, A., Di Florio, C., ... & Apa, R. (2017). Myoinositol combined with alpha-lipoic acid may improve the clinical and endocrine features of polycystic ovary syndrome through an insulin-independent action. Gynecological Endocrinology, 33(9), 698-701.

67. Masharani U, Gjerde C, Evans JL, Youngren JF, Goldfine ID. Effects of controlled-release alpha lipoic acid in lean, nondiabetic patients with polycystic ovary syndrome. J Diabetes Sci Technol. 2010 Mar 1;4(2):359-64.

68. Pınar, N., Soylu Karapınar, O., Ozcan, O., Ozgur, T., & Bayraktar, S. (2017). Effect of alpha-lipoic acid on endometrial implants in an experimental rat model. Fundamental & clinical pharmacology, 31(5), 506-512. Lete, I., Mendoza, N., de la Viuda, E., & Carmona, F. (2018). Effectiveness of an antioxidant preparation with Nacetyl cysteine, alpha lipoic acid and bromelain in the treatment of endometriosis-associated pelvic pain: LEAP study. European Journal of Obstetrics & Gynecology and Reproductive Biology, 228, 221-224.

69. Ghibu S, Richard C, Vergely C, Zeller M, Cottin Y, Rochette L: Antioxidant properties of an endogenous thiol: Alpha-lipoic acid, useful in the prevention of cardiovascular diseases. J Cardiovasc Pharmacol, 2009, 54, 391-398. Shay KP, Moreau RF, Smith EJ, Smith AR, Hagen TM: Alpha-lipoic acid as a dietary supplement: Molecular echanisms and therapeutic potential. Biochim Biophys Acta, 2009, 1790, 1149-1160. Ziegler D, Nowak H, Kempler P, Vargha P & Low PA. Treatment of symptomatic diabetic polyneuropathy with the antioxidant α-lipoic acid: a meta-analysis. Diabetic Medicine 2004 21 114-121.

70. Segermann J, Hotze A, Ulrich H, et al. Effect of alpha-lipoic acid on the peripheral conversion of thyroxine to triiodothyronine and on serum lipid-, protein- and glucose levels. Arzneimittelforschung. 1991;41:1294-1298.

71. Porasuphatana S, Suddee S, Nartnampong A, et al. Gylcemic and oxidative status of patients with type 2 diabetes mellitus following oral administration

of alpha-lipoic acid: a randomized double-blinded placebocontrolled study. Asia Pac J Clin Nutr 2012;21(1):12-21. Golbidi S, Badran M, Laher I. Diabetes and alpha lipoic Acid. Front Pharmacol. 2011;2:69.

72. Goraca A, Huk-Kolega H, Piechota A, Kleniewska P, Ciejka E, et al. (2011) Lipoic acid - biological activity and therapeutic potential. Pharmacol Rep 63: 849-858.

73. Gleiter CH, Schug BS, Hermann R, Elze M, Blume HH, Gundert-Remy U: Influence of food intake on the bioavailability of thioctic acid enantiomers (letter). Eur J Clin Pharmacol, 1996, 50, 513-514

74. Atkuri KR, Mantovani JJ, Herzenberg LA, Herzenberg LA.N-Acetylcysteine--a safe antidote for cysteine/glutathione deficiency.Curr Opin Pharmacol. 2007 Aug;7(4):355-9. ("Atkuri 2007").

75. Dodd S, Dean O, Copolov DL, Malhi GS, Berk M.N-acetylcysteine for antioxidant therapy: pharmacology and clinical utility. Expert Opin Biol Ther. 2008 Dec;8(12):1955-62. Atkuri 2007.

76. Thakker, D., Raval, A., Patel, I., & Walia, R. (2015). N-acetylcysteine for polycystic ovary syndrome: a systematic review and meta-analysis of randomized controlled clinical trials. Obstetrics and gynecology international, 2015. Mostajeran, F., Tehrani, H. G., & Rahbary, B. (2018). N-Acetylcysteine as an Adjuvant to Letrozole for Induction of Ovulation in Infertile Patients with Polycystic Ovary Syndrome. Advanced biomedical research, 7. Cheraghi, E., Mehranjani, M. S., Shariatzadeh, M. A., Esfahani, M. H. N., & Ebrahimi, Z. (2016). N-Acetylcysteine improves oocyte and embryo quality in polycystic ovary syndrome patients undergoing intracytoplasmic sperm injection: an alternative to metformin. Reproduction, Fertility and Development, 28(6), 723-731 Nasr A. Effect of N-acetyl-cysteine after ovarian drilling in clomiphene citrate-resistant PCOS women: a pilot study. Reprod Biomed Online. 2010 Mar;20(3):403-9. ("Nasr 2010").

77. Salehpour S, Sene AA, Saharkhiz N, Sohrabi MR, Moghimian F.N-Acetylcysteine as an adjuvant to clomiphene citrate for successful induction of ovulation in infertile patients with polycystic ovary syndrome. J Obstet Gynaecol Res. 2012 Sep;38(9):1182-6.

78. Hebisha, S. A., Omran, M. S., Sallam, H. N., & Ahmed, A. I. (2015). Follicular fluid homocysteine levels with N-Acetyl cysteine supplemented controlled

ovarian hyperstimulation, correlation with oocyte yield and ICSI cycle outcome. Fertility and Sterility, 104(3), e324.

79. Amin AF, Shaaban OM, Bediawy MA.N-acetyl cysteine for treatment of recurrent unexplained pregnancy loss. Reprod Biomed Online. 2008 Nov;17(5):722-6.

80. Nasr 2010.

81. Giorgi, V. S., Da Broi, M. G., Paz, C. C., Ferriani, R. A., & Navarro, P. A. (2016). N-acetyl-cysteine and Lcarnitine prevent meiotic oocyte damage induced by follicular fluid from infertile women with mild endometriosis. Reproductive Sciences, 23(3), 342-351.

82. Porpora, M. G., Brunelli, R., Costa, G., Imperiale, L., Krasnowska, E. K., Lundeberg, T., ... & Parasassi, T. (2013). A promise in the treatment of endometriosis: an observational cohort study on ovarian endometrioma reduction by N-acetylcysteine. Evidence-based Complementary and Alternative Medicine, 2013.

83. Dodd 2008, Atkuri 2007

84. Lynch RM, Robertson R. Anaphylactoid reactions to intravenous N-acetylcysteine: a prospective case controlled study.Accid Emerg Nurs. 2004 Jan;12(1):10-5.

85. Ismail, A. M., Hamed, A. H., Saso, S., & Thabet, H. H. (2014). Adding L-carnitine to clomiphene resistant PCOS women improves the quality of ovulation and the pregnancy rate. A randomized clinical trial. European Journal of Obstetrics & Gynecology and Reproductive Biology, 180, 148-152. Latifian, S., Hamdi, K., & Totakneh, R. (2015). Effect of addition of l-carnitine in polycystic ovary syndrome (PCOS) patients with clomiphene citrate and gonadotropin resistant. Int J Curr Res Acad Rev, 3, 469-76.

86. Fenkci, S. M., Fenkci, V., Oztekin, O., Rota, S., & Karagenc, N. (2008). Serum total L-carnitine levels in nonobese women with polycystic ovary syndrome. Human reproduction, 23(7), 1602-1606.

87. Agarwal, A., Sengupta, P., & Durairajanayagam, D. (2018). Role of L-carnitine in female infertility. Reproductive Biology and Endocrinology, 16(1), 5. Dionyssopoulou, E., Vassiliadis, S., Evangeliou, A., Koumantakis, E. E., & Athanassakis, I. (2005). Constitutive or induced elevated levels of L-carnitine correlate with the cytokine and cellular profile of endometriosis.

Journal of reproductive immunology, 65(2), 159-170. Christiana, K., George, T., George, F., Margarita, T., Anna, T., Costas, F., & Irene, A. (2014). L-carnitine alters lipid body content in pre-implantation embryos leading to infertility. J Reprod Immunol, 101, 18-39.

88. Kitano, Y., Hashimoto, S., Matsumoto, H., Yamochi, T., Yamanaka, M., Nakaoka, Y., ... & Morimoto, Y. (2018). Oral administration of l-carnitine improves the clinical outcome of fertility in patients with IVF treatment. Gynecological Endocrinology, 1-5.

89. Lim J, Luderer U. Oxidative damage increases and antioxidant gene expression decreases with aging in the mouse ovary. Biol Reprod. 2011 Apr;84(4):775-82; Liu 2012.

제8장: 미오이노시톨을 이용한 배란 회복

1. Mitchell Bebel Stargrove, Jonathan Treasure, Dwight L. McKee. Herb, Nutrient, and Drug Interactions: Clinical Implications and Therapeutic Strategies, Health Sciences, 2008, p. 765.

2. Chiu TT, Rogers MS, Law EL, Briton-Jones CM, Cheung LP, Haines CJ. Follicular fluid and serum concentrations of myo-inositol in patients undergoing IVF: relationship with oocyte quality. Hum Reprod. 2002 Jun;17(6):1591-6. ("Chiu 2002").

3. Lisi F, Carfagna P, Oliva MM, Rago R, Lisi R, Poverini R, Manna C, Vaquero E, Caserta D, Raparelli V, Marci R, Moscarini M.Pretreatment with myo-inositol in non polycystic ovary syndrome patients undergoing multiple follicular stimulation for IVF: a pilot study. Reprod Biol Endocrinol. 2012 Jul 23;10:52. ("Lisi 2012"). Caprio, F., D'Eufemia, M. D., Trotta, C., Campitiello, M. R., Ianniello, R., Mele, D., & Colacurci, N. (2015). Myoinositol therapy for poor-responders during IVF: a prospective controlled observational trial. Journal of ovarian research, 8(1), 37

4. Caprio, F., D'Eufemia, M. D., Trotta, C., Campitiello, M. R., Ianniello, R., Mele, D., & Colacurci, N. (2015). Myoinositol therapy for poor-responders during IVF: a prospective controlled observational trial. Journal of ovarian research, 8(1), 37

5. Papaleo E, Unfer V, Baillargeon JP, Fusi F, Occhi F, De Santis L.Myo-inositol may improve oocyte quality in intracytoplasmic sperm injection cycles. A prospective, controlled, randomized trial. Fertil Steril. 2009 May;91(5):1750-4; ("Papaleo 2009"). Genazzani AD, Lanzoni C, Ricchieri F, Jasonni VM. Myo-inositol administration positively affects hyperinsulinemia and hormonal parameters in overweight patients with polycystic ovary syndrome. Gynecol Endocrinol. 2008 Mar;24(3):139-44. ("Genazzani 2008").

6. Baptiste CG, Battista MC, Trottier A, Baillargeon JP. Insulin and hyperandrogenism in women with polycystic ovary syndrome. J Steroid Biochem Mol Biol. 2010 Oct;122(1-3):42-52. Filicori M, Flamigni C, Campaniello E, Meriggiola MC, Michelacci L, Valdiserri A, Ferrari P. Polycystic ovary syndrome: abnormalities and management with pulsatile gonadotropin-releasing hormone and gonadotropin-releasing hormone analogs. Am J Obstet Gynecol. 1990 Nov;163(5 Pt 2):1737-42.

7. Hasegawa I, Murakawa H, Suzuki M, Yamamoto Y, Kurabayashi T, Tanaka K. Effect of troglitazone on endocrine and ovulatory performance in women with insulin resistance-related polycystic ovary syndrome. Fertil Steril. 1999 Feb;71(2):323-7. Ng EH, Wat NM, Ho PC. Effects of metformin on ovulation rate, hormonal and metabolic profiles in women with clomiphene-resistant polycystic ovaries: a randomized, double-blinded placebo-controlled trial. Hum Reprod. 2001 Aug;16(8):1625-31. Lord JM, Flight IH, Norman RJ. Metformin in polycystic ovary syndrome: systematic review and meta-analysis. BMJ. 2003 Oct 25;327(7421):951-3.

8. Fleming R, Hopkinson ZE, Wallace AM, Greer IA, Sattar N. Ovarian function and metabolic factors in women with oligomenorrhea treated with metformin in a randomized double blind placebo-controlled trial. J Clin Endocrinol Metab 2002;87: 569-74.

9. Baillargeon JP, Diamanti-Kandarakis E, Ostlund RE Jr, Apridonidze T, Iuorno MJ, Nestler JE. Altered Dchiro-inositol urinary clearance in women with polycystic ovary syndrome. Diabetes Care. 2006 Feb;29(2):300-5; Constantino 2009.

10. Chiu TT, Rogers MS, Briton-Jones C, Haines C. Effects of myo-inositol on the in-vitro maturation and subsequent development of mouse oocytes. Hum Reprod. 2003 Feb;18(2):408-16.

11. Papaleo E, Unfer V, Baillargeon JP, De Santis L, Fusi F, Brigante C, Marelli G, Cino I, Redaelli A, Ferrari A. Myo-inositol in patients with polycystic ovary syndrome: a novel method for ovulation induction. Gynecol Endocrinol. 2007 Dec;23(12):700-3.

12. Genazzani 2008.

13. Costantino D, Minozzi G, Minozzi E, Guaraldi C.Metabolic and hormonal effects of myo-inositol in women with polycystic ovary syndrome: a double-blind trial. Eur Rev Med Pharmacol Sci. 2009 Mar-Apr;13(2):105-10.

14. Papaleo 2009

15. Ciotta L, Stracquadanio M, Pagano I, Carbonaro A, Palumbo M, Gulino F. Effects of myo-inositol supplementation on oocyte's quality in PCOS patients: a double blind trial. Eur Rev Med Pharmacol Sci. 2011 May;15(5):509-14.

16. Unfer V, Carlomagno G, Rizzo P, Raffone E, Roseff S. Myo-inositol rather than D-chiro-inositol is able to improve oocyte quality in intracytoplasmic sperm injection cycles. A prospective, controlled, randomized trial. Eur Rev Med Pharmacol Sci. 2011 Apr;15(4):452-7.

17. D'Anna R, Di Benedetto V, Rizzo P, Raffone E, Interdonato ML, Corrado F, Di Benedetto A. Myo-inositol may prevent gestational diabetes in PCOS women. Gynecol Endocrinol. 2012 Jun;28(6):440-2

18. Craig LB, Ke RW, Kutteh WH.Increased prevalence of insulin resistance in women with a history of recurrent pregnancy loss. Fertil Steril. 2002 Sep;78(3):487-90. ("Craig 2002").

19. Craig 2002.

20. Lisi 2012; Carlomagno G, Unfer V.Inositol safety: clinical evidences. Eur Rev Med Pharmacol Sci. 2011 Aug;15(8):931-6.

21. Isabella R, Raffone E. Does ovary need D-chiro-inositol? J Ovarian Res. 2012 May 15;5(1):14. ("Isabella 2012").

22. Galletta M, Grasso S, Vaiarelli A, Roseff SJ. Bye-bye chiro-inositol - myo-inositol: true progress in the treatment of polycystic ovary syndrome and ovulation induction. Eur Rev Med Pharmacol Sci. 2011 Oct;15(10):1212-4.

23. Isabella 2012

24. Kalra, B., Kalra, S., & Sharma, J. B. (2016). The inositols and polycystic ovary syndrome. Indian journal of endocrinology and metabolism, 20(5), 720.

25. Carlomagno G, Unfer V, Roseff S.The D-chiro-inositol paradox in the ovary.

Fertil Steril. 2011 Jun 30;95(8):2515-6.

26. Nordio, M., & Proietti, E. (2012). The combined therapy with myo-inositol and D-chiro-inositol reduces the risk of metabolic disease in PCOS overweight patients compared to myo-inositol supplementation alone. Eur Rev Med Pharmacol Sci, 16(5), 575-81.

제9장: 난소예비력 감소와 DHEA

1. Fouany MR, Sharara FI. Is there a role for DHEA supplementation in women with diminished ovarian reserve? J Assist Reprod Genet. 2013 Sep;30(9):1239-44.

2. http://www.centerforhumanreprod.com/dhea.html

3. Harper AJ, Buster JE, Casson PR. Changes in adrenocortical function with aging and therapeutic implications. Semin Reprod Endocrinol. 1999;17(4):327-38.

4. Gleicher, N., Kushnir, V. A., Weghofer, A., & Barad, D. H. (2016). The importance of adrenal hypoandrogenism in infertile women with low functional ovarian reserve: a case study of associated adrenal insufficiency. Reproductive Biology and Endocrinology, 14(1), 23.

5. Casson PR, Lindsay MS, Pisarska MD, Carson SA, Buster JE. Dehydroepiandrosterone supplementation augments ovarian stimulation in poor responders: a case series. Hum Reprod 2000;15:2129-2132.

6. Barad DH, et al, Update on the use of dehydroepiandrosterone supplementation among women with diminished ovarian reserve. J Assist Reprod Genet 2007;24(12):629-34.

7. http://www.centerforhumanreprod.com/dhea.html, interview with CBS News.

8. http://www.centerforhumanreprod.com/dhea.html, interview with CBS News.

9. Gleicher N, Barad DH. Dehydroepiandrosterone (DHEA) supplementation in diminished ovarian reserve (DOR). Reprod Biol Endocrinol. 2011 May 17;9:67 ("Gleicher 2011").

10. Gleicher 2011

11. Barad DH and Gleicher N, Effects of dehydroepiandrosterone on oocyte and embryo yields, embryo grade and cell number in IVF. Hum Reprod 2006;21(11):2845-9.

12. Barad DH, et al, Update on the use of dehydroepiandrosterone supplementation among women with diminished ovarian reserve. J Assist Reprod Genet 2007;24(12):629-34.

13. Zhang, M., Niu, W., Wang, Y., Xu, J., Bao, X., Wang, L., ... & Sun, Y. (2016). Dehydroepiandrosterone treatment in women with poor ovarian response undergoing IVF or ICSI: a systematic review and meta-analysis. Journal of assisted reproduction and genetics, 33(8), 981-991. Schwarze, J. E., Canales, J., Crosby, J., Ortega-Hrepich, C., Villa, S., & Pommer, R. (2018). DHEA use to improve likelihood of IVF/ICSI success in patients with diminished ovarian reserve: A systematic review and metaanalysis. JBRA assisted reproduction, 22(4), 369.

14. Kotb, M. M., Hassan, A. M., & AwadAllah, A. M. (2016). Does dehydroepiandrosterone improve pregnancy rate in women undergoing IVF/ICSI with expected poor ovarian response according to the Bologna criteria? A randomized controlled trial. European Journal of Obstetrics & Gynecology and Reproductive Biology, 200, 11-15.

15. Chern, C. U., Tsui, K. H., Vitale, S. G., Chen, S. N., Wang, P. H., Cianci, A., ... & Lin, L. T. (2018). Dehydroepiandrosterone (DHEA) supplementation improves in vitro fertilization outcomes of poor ovarian responders, especially in women with low serum concentration of DHEA-S: a retrospective cohort study. Reproductive Biology and Endocrinology, 16(1), 90.

16. Zhang, M., Niu, W., Wang, Y., Xu, J., Bao, X., Wang, L., ... & Sun, Y. (2016). Dehydroepiandrosterone treatment in women with poor ovarian response undergoing IVF or ICSI: a systematic review and meta-analysis. Journal of assisted reproduction and genetics, 33(8), 981-991. Schwarze, J. E., Canales, J., Crosby, J., Ortega-Hrepich, C., Villa, S., & Pommer, R. (2018). DHEA use to improve likelihood of IVF/ICSI success in patients with diminished ovarian reserve: A systematic review and metaanalysis. JBRA assisted reproduction, 22(4), 369.

17. Bedaiwy MA, Ryan E, Shaaban O, Claessens EA, Blanco-Mejia S, Casper RF:

엄마의 시간

Follicular conditioning with dehydroepiandrosterone co-treatment improves IUI outcome in clomiphene citrate patients. 55th Annual Meeting of the Canadian Fertility and Andrology Society, Montreal, Canada, November 18-21, 2009.

18. Fusi FM, Ferrario M, Bosisio C, Arnoldi M, Zanga L. DHEA supplementation positively affects spontaneous pregnancies in women with diminished ovarian function. Gynecol Endocrinol. 2013 Oct;29(10):940-3 ("Fusi 2013").

19. Barad 2007.

20. Barad 2007; Fusi 2013.

21. Gleicher N, et al, Miscarriage rates after dehydroepiandrosterone (DHEA) supplementation in women with diminished ovarian reserve: a case control study. Reprod Biol Endocrinol 2009;7(7):108 ("Gleicher 2009").

22. Levi AJ, Raynault MF, Bergh PA, Drews MR, Miller BT, Scott RT Jr: Reproductive outcome in patients with diminished ovarian reserve. Fertil Steril 2001, 76:666-669.

23. Gleicher N, et al, Dehydroepiandrosterone (DHEA) reduces embryo aneuploidy: direct evidence from preimplantation genetic screening (PGS). Reprod Biol Endocrinol 2010;10(8):140 ("Gleicher 2010a") Gleicher 2009.

24. Gleicher 2010a.

25. Gleicher 2010a.

26. Zhang, M., Niu, W., Wang, Y., Xu, J., Bao, X., Wang, L., ... & Sun, Y. (2016). Dehydroepiandrosterone treatment in women with poor ovarian response undergoing IVF or ICSI: a systematic review and meta-analysis. Journal of assisted reproduction and genetics, 33(8), 981-991. Schwarze, J. E., Canales, J., Crosby, J., Ortega-Hrepich, C., Villa, S., & Pommer, R. (2018). DHEA use to improve likelihood of IVF/ICSI success in patients with diminished ovarian reserve: A systematic review and metaanalysis. JBRA assisted reproduction, 22(4), 369.

27. Sen A, Hammes SR: Granulosa cell-specific androgen receptors are critical regulators of development and function. Mol Endocrinol 2010, 24:1393-1403.

28. Hyman 2013.

29. Gleicher 2011.

30. Grunwald, K., Feldmann, K., Melsheimer, P., Rabe, T., Neulen, J., &

Runnebaum, B. (1998). Aneuploidy in human granulosa lutein cells obtained from gonadotrophin-stimulated follicles and its relation to intrafollicular hormone concentrations. Human reproduction (Oxford, England), 13(10), 2679-2687.

31. Wald NJ. Commentary: a brief history of folic acid in the prevention of neural tube defects. Int J Epidemiol. 2011 Oct;40(5):1154-6; Schorah C. Commentary: from controversy and procrastination to primary prevention. Int J Epidemiol. 2011 Oct;40(5):1156-8.

32. Gleicher 2010a.

33. Yilmaz N, Uygur D, Inal H, Gorkem U, Cicek N, Mollamahmutoglu L. Dehydroepiandrosterone supplementation improves predictive markers for diminished ovarian reserve: serum AMH, inhibin B and antral follicle count. Eur J Obstet Gynecol Reprod Biol. 2013 Jul;169(2):257-60; Fouany 2013.

34. Gleicher 2011.

35. Yakin 2011.

36. Gleicher 2011

37. Gleicher 2011.

38. Wiser 2010.

39. Panjari M, Bell RJ, Jane F, Adams J, Morrow C, Davis SR: The safety of 52 weeks of oral DHEA therapy for postmenopausal women. Maturitas 2009, 63:240-245.

40. Franasiak, J. M., Thomas, S., Ng, S., Fano, M., Ruiz, A., Scott, R. T., & Forman, E. J. (2016). Dehydroepiandrosterone (DHEA) supplementation results in supraphysiologic DHEA-S serum levels and progesterone assay interference that may impact clinical management in IVF. Journal of assisted reproduction and genetics, 33(3), 387-391.

41. Rao, K. A. (2018). DHEA supplementation in a woman with endometriosis desiring pregnancy. MEDICINE, 25(9), 24.

42. https://www.centerforhumanreprod.com/fertility/endometriosis-infertility-monthly-case-report/

43. Gleicher, N., Kushnir, V. A., Darmon, S. K., Wang, Q., Zhang, L., Albertini, D. F., & Barad, D. H. (2017). New PCOS-like phenotype in older infertile women of likely autoimmune adrenal etiology with high AMH but low androgens. The Journal of steroid biochemistry and molecular biology, 167,

144-152.

44. Parasrampuria J, Schwartz K, Petesch R. Quality control of dehydroepiandrosterone dietary supplement products. JAMA. 1998 Nov 11;280(18):1565.

45. Casson PR, Straughn AB, Umstot ES, Abraham GE, Carson SA, Buster JE. Delivery of dehydroepiandrosterone to premenopausal women: effects of micronization and nonoral administration. Am J Obstet Gynecol. 1996 Feb;174(2):649-53.

46. Gleicher 2011; Wiser 2010.

제10장: 득보다 해가 많은 보충제들

1. http://www.pycnogenol.com/science/research-library/

2. Blank S, Bantleon FI, McIntyre M, Ollert M, Spillner E. The major royal jelly proteins 8 and 9 (Api m 11) are glycosylated components of Apis mellifera venom with allergenic potential beyond carbohydrate-based reactivity. Clin Exp Allergy. 2012 Jun;42(6):976-85.

3. Morita H, Ikeda T, Kajita K, Fujioka K, Mori I, Okada H, Uno Y, Ishizuka T. Effect of royal jelly ingestion for six months on healthy volunteers. Nutr J. 2012 Sep 21;11:77.

4. Battaglia C, Salvatori M, Maxia N, Petraglia F, Facchinetti F, Volpe A. Adjuvant L-arginine treatment for in-vitro fertilization in poor responder patients. Hum Reprod. 1999 Jul;14(7):1690-7. ("Battaglia 1999").

5. Battaglia 1999.

6. Keay, S.D., Liversedge, N.H., Mathur, R.S. and Jenkins, J.M. Assisted conception following poor ovarian response to gonadotrophin stimulation. Br. J. Obstet. Gynecol. 1997,104, 521-527; Tanbo T, Abyholm T, Bjoro T, Dale PO. Ovarian stimulation in previous failures from in-vitro fertilization: distinction of two groups of poor responders. Hum Reprod. 1990 Oct;5(7):811-5.

7. Battaglia 1999.

8. Battaglia C, Regnani G, Marsella T, Facchinetti F, Volpe A, Venturoli S, Flamigni C. Adjuvant L-arginine treatment in controlled ovarian hyperstimulation: a double-blind, randomized study. Hum Reprod. 2002 Mar;17(3):659-65.

9. Agarwal A, Gupta S, Sekhon L, Shah R. Redox considerations in female reproductive function and assisted reproduction: from molecular mechanisms to health implications. Antioxid Redox Signal. 2008 Aug;10(8):1375-403.

10. Bodis J, Varnagy A, Sulyok E, Kovacs GL, Martens-Lobenhoffer J, Bode-Boger SM. Negative association of L-arginine methylation products with oocyte numbers. Hum Reprod. 2010 Dec;25(12):3095-100. doi: 10.1093/humrep/deq257. Epub 2010 Sep 24.

11. Lee TH, Wu MY, Chen MJ, Chao KH, Ho HN, Yang YS. Nitric oxide is associated with poor embryo quality and pregnancy outcome in in vitro fertilization cycles. Fertil Steril. 2004 Jul;82(1):126-31.

제11장: 배아 이식 준비

1. 1 Shapiro, B. S., Daneshmand, S. T., Garner, F. C., Aguirre, M., Hudson, C., & Thomas, S. (2011). Evidence of impaired endometrial receptivity after ovarian stimulation for in vitro fertilization: a prospective randomized trial comparing fresh and frozen-thawed embryo transfer in normal responders. Fertility and sterility, 96(2), 344-348. Roque, M., Lattes, K., Serra, S., Sola, I., Geber, S., Carreras, R., & Checa, M. A. (2013). Fresh embryo transfer versus frozen embryo transfer in in vitro fertilization cycles: a systematic review and meta-analysis. Fertility and sterility, 99(1), 156-162.

2. Coates, A., Kung, A., Mounts, E., Hesla, J., Bankowski, B., Barbieri, E., ... & Munne, S. (2017). Optimal euploid embryo transfer strategy, fresh versus frozen, after preimplantation genetic screening with next generation sequencing: a randomized controlled trial. Fertility and sterility, 107(3), 723-730. Roque, M., Valle, M., Guimaraes, F., Sampaio, M., & Geber, S. (2015). Freeze-all policy: fresh vs. frozen-thawed embryo transfer. Fertility and sterility, 103(5), 1190-1193. Wang, A., Santistevan, A., Cohn, K. H., Copperman, A., Nulsen, J., Miller, B. T., ... & Beim, P. Y. (2017). Freezeonly versus fresh embryo transfer in a multicenter matched cohort study:

contribution of progesterone and maternal age to success rates. Fertility and sterility, 108(2), 254-261

3. Wang, A., Santistevan, A., Cohn, K. H., Copperman, A., Nulsen, J., Miller, B. T., ... & Beim, P. Y. (2017). Freezeonly versus fresh embryo transfer in a multicenter matched cohort study: contribution of progesterone and maternal age to success rates. Fertility and sterility, 108(2), 254-261.

4. Bu, Z., Wang, K., Dai, W., & Sun, Y. (2016). Endometrial thickness significantly affects clinical pregnancy and live birth rates in frozen-thawed embryo transfer cycles. Gynecological Endocrinology, 32(7), 524-528.

5. Ribeiro, V. C., Santos-Ribeiro, S., De Munck, N., Drakopoulos, P., Polyzos, N. P., Schutyser, V., ... & Blockeel, C. (2018). Should we continue to measure endometrial thickness in modern-day medicine? The effect on live birth rates and birth weight. Reproductive biomedicine online, 36(4), 416-426.

6. Weiss, N. S., Van Vliet, M. N., Limpens, J., Hompes, P. G. A., Lambalk, C. B., Mochtar, M. H., ... & Van Wely, M. (2017). Endometrial thickness in women undergoing IUI with ovarian stimulation. How thick is too thin? A systematic review and meta-analysis. Human Reproduction, 32(5), 1009-1018.

7. Ma, N. Z., Chen, L., Dai, W., Bu, Z. Q., Hu, L. L., & Sun, Y. P. (2017). Influence of endometrial thickness on treatment outcomes following in vitro fertilization/intracytoplasmic sperm injection. Reproductive Biology and Endocrinology, 15(1), 5.

8. Hashemi, Z., Sharifi, N., Khani, B., Aghadavod, E., & Asemi, Z. (2019). The effects of vitamin E supplementation on endometrial thickness, and gene expression of vascular endothelial growth factor and inflammatory cytokines among women with implantation failure. The Journal of Maternal-Fetal & Neonatal Medicine, 32(1), 95-102.

9. Takasaki, A., Tamura, H., Miwa, I., Taketani, T., Shimamura, K., & Sugino, N. (2010). Endometrial growth and uterine blood flow: a pilot study for improving endometrial thickness in the patients with a thin endometrium. Fertility and sterility, 93(6), 1851-1858.

10. El Refaeey, A., Selem, A., & Badawy, A. (2014). Combined coenzyme Q10 and clomiphene citrate for ovulation induction in clomiphene-citrate-resistant polycystic ovary syndrome. Reproductive biomedicine online, 29(1), 119-124.

11. Eid, M. E. (2015). Sildenafil improves implantation rate in women with a thin endometrium secondary to improvement of uterine blood flow; "pilot study". Fertility and Sterility, 104(3), e342. Mekled, A. K. H., Abd El-Rahim, A. M., & El-Sayed, A. (2017). Effect of Sildenafil Citrate on the Outcome of in vitro Fertilization after Multiple IVF Failures Attributed to Poor Endometrial Development: A Randomized Controlled Trial. Egyptian Journal of Hospital Medicine, 69(1).

12. Paulus, W. E., Zhang, M., Strehler, E., El-Danasouri, I., & Sterzik, K. (2002). Influence of acupuncture on the pregnancy rate in patients who undergo assisted reproduction therapy. Fertility and sterility, 77(4), 721-724.

13. Schwarze, J. E., Ceroni, J. P., Ortega-Hrepich, C., Villa, S., Crosby, J., & Pommer, R. (2018). Does acupuncture the day of embryo transfer affect the clinical pregnancy rate? Systematic review and meta-analysis. JBRA assisted reproduction, 22(4), 363. Manheimer, E., van der Windt, D., Cheng, K., Stafford, K., Liu, J., Tierney, J., ... & Bouter, L. M. (2013). The effects of acupuncture on rates of clinical pregnancy among women undergoing in vitro fertilization: a systematic review and meta-analysis. Human reproduction update, 19(6), 696-713. Shen, C., Wu, M., Shu, D., Zhao, X., & Gao, Y. (2015). The role of acupuncture in in vitro fertilization: a systematic review and meta-analysis. Gynecologic and obstetric investigation, 79(1), 1-12.

14. So, E. W. S., Ng, E. H. Y., Wong, Y. Y., Lau, E. Y. L., Yeung, W. S. B., & Ho, P. C. (2008). A randomized double blind comparison of real and placebo acupuncture in IVF treatment. Human Reproduction, 24(2), 341-348. So, E. W. S., Ng, E. H. Y., Wong, Y. Y., Yeung, W. S. B., & Ho, P. C. (2010). Acupuncture for frozen-thawed embryo transfer cycles: a double-blind randomized controlled trial. Reproductive biomedicine online, 20(6), 814-821.

15. Domar, A. D., Meshay, I., Kelliher, J., Alper, M., & Powers, R. D. (2009). The impact of acupuncture on in vitro fertilization outcome. Fertility and sterility, 91(3), 723-726.

16. Craig, L. B., Rubin, L. E., Peck, J. D., Anderson, M., Marshall, L. A., & Soules, M. R. (2014). Acupuncture performed before and after embryo transfer: a randomized controlled trial. The Journal of reproductive medicine, 59(5-6),

313-320.

17. Rubin, L. E. H., Anderson, B. J., & Craig, L. B. (2018). Acupuncture and in vitro fertilisation research: current and future directions. Acupuncture in Medicine, acupmed-2016. Magarelli, P. C., Cridennda, D. K., & Cohen, M. (2009). Changes in serum cortisol and prolactin associated with acupuncture during controlled ovarian hyperstimulation in women undergoing in vitro fertilization-embryo transfer treatment. Fertility and Sterility, 92(6), 1870-1879. di Villahermosa, D. I. M., dos Santos, L. G., Nogueira, M. B., Vilarino, F. L., & Barbosa, C. P. (2013). Influence of acupuncture on the outcomes of in vitro fertilisation when embryo implantation has failed: a prospective randomised controlled clinical trial. Acupuncture in Medicine, 31(2), 157-161.

18. Magarelli, P. C., Cridennda, D. K., & Cohen, M. (2009). Changes in serum cortisol and prolactin associated with acupuncture during controlled ovarian hyperstimulation in women undergoing in vitro fertilization-embryo transfer treatment. Fertility and Sterility, 92(6), 1870-1879.

제13장: 난자 품질 향상 식단

1. Hjollund NHI, Jensen TK, Bonde JPE, Henriksen NE, Andersson AM, Skakkebaek NE. Is glycosilated haemoglobin a marker of fertility? A follow-up study of first-pregnancy planners. Hum Reprod. 1999;14:1478-1482 ("Hjolland 1999").

2. Chavarro JE, Rich-Edwards JW, Rosner BA, Willett WC. A prospective study of dietary carbohydrate quantity and quality in relation to risk of ovulatory infertility. Eur J Clin Nutr. 2009 Jan;63(1):78-86 ("Chavarro 2009a").

3. Dumesic DA, Abbott DH. Implications of polycystic ovary syndrome on oocyte development. Semin Reprod Med. 2008 Jan;26(1):53-61.

4. Jinno 2011.

5. Jinno 2011.

6. Tatone C, Amicarelli F, Carbone MC, Monteleone P, Caserta D, Marci R, Artini PG, Piomboni P, Focarelli R. Cellular and molecular aspects of ovarian follicle ageing. Hum Reprod Update. 2008 Mar-Apr;14(2):131-42.

7. Wang Q, Moley KH. Maternal diabetes and oocyte quality. Mitochondrion. 2010 Aug;10(5):403-10 ("Wang 2010").

8. Craig LB, Ke RW, Kutteh WH. Increased prevalence of insulin resistance in women with a history of recurrent pregnancy loss. Fertil Steril. 2002 Sep;78(3):487-90.

9. Chakraborty P, Goswami SK, Rajani S, Sharma S, Kabir SN, Chakravarty B, Jana K. Recurrent pregnancy loss in polycystic ovary syndrome: role of hyperhomocysteinemia and insulin resistance. PLoS One. 2013 May 21;8(5):e64446; Tian L, Shen H, Lu Q, Norman RJ, Wang J. Insulin resistance increases the risk of spontaneous abortion after assisted reproduction technology treatment. J Clin Endocrinol Metab. 2007 Apr;92(4):1430-3.

10. Russell, J. B., Abboud, C., Williams, A., Gibbs, M., Pritchard, S., & Chalfant, D. (2012). Does changing a patient's dietary consumption of proteins and carbohydrates impact blastocyst development and clinical pregnancy rates from one cycle to the next?. Fertility and Sterility, 98(3), S47.

11. McGrice, M., & Porter, J. (2017). The effect of low carbohydrate diets on fertility hormones and outcomes in overweight and obese women: a systematic review. Nutrients, 9(3), 204.

12. Kose, E., Guzel, O., Demir, K., & Arslan, N. (2017). Changes of thyroid hormonal status in patients receiving ketogenic diet due to intractable epilepsy. Journal of Pediatric Endocrinology and Metabolism, 30(4), 411-416.

13. Machtinger, R., Gaskins, A. J., Mansur, A., Adir, M., Racowsky, C., Baccarelli, A. A., ... & Chavarro, J. E. (2017). Association between preconception maternal beverage intake and in vitro fertilization outcomes. Fertility and sterility, 108(6), 1026-1033.

14. Hatch, E. E., Wesselink, A. K., Hahn, K. A., Michiel, J. J., Mikkelsen, E. M., Sorensen, H. T., ... & Wise, L. A. (2018). Intake of Sugar-sweetened Beverages and Fecundability in a North American Preconception Cohort. Epidemiology, 29(3), 369-378.

15. Melanson KJ, Zukley L, Lowndes J, Nguyen V, Angelopoulos TJ, Rippe JM. Effects of high-fructose corn syrup and sucrose consumption on circulating glucose, insulin, leptin, and ghrelin and on appetite in normal-weight women. Nutrition. 2007;23:103-112. Stanhope KL, Griffen SC, Bair

BR, Swarbrick MM, Keim NL, Havel PJ. Twenty-four-hour endocrine and metabolic profiles following consumption of high-fructose corn syrup-, sucrose-, fructose-, and glucosesweetened beverages with meals. Am J Clin Nutr. 2008;87:1194-1203

16. Afeiche, M. C., Chiu, Y. H., Gaskins, A. J., Williams, P. L., Souter, I., Wright, D. L., ... & Chavarro, J. E. (2016). Dairy intake in relation to in vitro fertilization outcomes among women from a fertility clinic. Human Reproduction, 31(3), 563-571.

17. Estruch, R., Ros, E., Salas-Salvado, J., Covas, M. I., Corella, D., Aros, F., ... & Lamuela-Raventos, R. M. (2013). Primary prevention of cardiovascular disease with a Mediterranean diet. New England Journal of Medicine, 368(14), 1279-1290. Sofi, F., Abbate, R., Gensini, G. F., & Casini, A. (2010). Accruing evidence on benefits of adherence to the Mediterranean diet on health: an updated systematic review and meta-analysis. The American journal of clinical nutrition, 92(5), 1189-1196. Schwingshackl, L., & Hoffmann, G. (2014). Adherence to Mediterranean diet and risk of cancer: A systematic review and meta-analysis of observational studies. International journal of cancer, 135(8), 1884-1897. Tresserra-Rimbau, A., Rimm, E. B., Medina-Remon, A., Martinez-Gonzalez, M. A., Lopez-Sabater, M. C., Covas, M. I., ... & Aros, F. (2014). Polyphenol intake and mortality risk: a re-analysis of the PREDIMED trial. BMC medicine, 12(1), 77. Martinez-Gonzalez, M. A., De la Fuente-Arrillaga, C., Nunez-Cordoba, J. M., Basterra-Gortari, F. J., Beunza, J. J., Vazquez, Z., ... & Bes-Rastrollo, M. (2008). Adherence to Mediterranean diet and risk of developing diabetes: prospective cohort study. Bmj, 336(7657), 1348-1351.

18. Chrysohoou, C., Panagiotakos, D. B., Pitsavos, C., Das, U. N., & Stefanadis, C. (2004). Adherence to the Mediterranean diet attenuates inflammation and coagulation process in healthy adults: The ATTICA Study. Journal of the American College of Cardiology, 44(1), 152-158. Richard, C., Couture, P., Desroches, S., & Lamarche, B. (2013). Effect of the Mediterranean diet with and without weight loss on markers of inflammation in men with metabolic syndrome. Obesity, 21(1), 51-57. Skoldstam, L., Hagfors, L., & Johansson, G. (2003). An experimental study of a Mediterranean diet intervention for patients with rheumatoid arthritis. Annals of the rheumatic diseases, 62(3),

208-214.

19. Maxia, N., Uccella, S., Ersettigh, G., Fantuzzi, M., Manganini, M., Scozzesi, A., & Colognato, R. (2018). Can unexplained infertility be evaluated by a new immunological four-biomarkers panel? A pilot study. Minerva ginecologica, 70(2), 129-137. Xie, J., Yan, L., Cheng, Z., Qiang, L., Yan, J., Liu, Y., ... & Hao, C. (2018). Potential effect of inflammation on the failure risk of in vitro fertilization and embryo transfer among infertile women. Human Fertility, 1-9. Buyuk, E., Asemota, O. A., Merhi, Z., Charron, M. J., Berger, D. S., Zapantis, A., & Jindal, S. K. (2017). Serum and follicular fluid monocyte chemotactic protein-1 levels are elevated in obese women and are associated with poorer clinical pregnancy rate after in vitro fertilization: a pilot study. Fertility and sterility, 107(3), 632-640. Wagner, M. M., Jukema, J. W., Hermes, W., le Cessie, S., de Groot, C. J., Bakker, J. A., ... & Bloemenkamp, K. W. (2018). Assessment of novel cardiovascular biomarkers in women with a history of recurrent miscarriage. Pregnancy hypertension, 11, 129-135. See also: Ahmed, S. K., Mahmood, N., Malalla, Z. H., Alsobyani, F. M., Al-Kiyumi, I. S., & Almawi, W. Y. (2015). Creactive protein gene variants associated with recurrent pregnancy loss independent of CRP serum levels: a case-control study. Gene, 569(1), 136-140. Kushnir, V. A., Solouki, S., Sarig-Meth, T., Vega, M. G., Albertini, D. F., Darmon, S. K., ... & Gleicher, N. (2016). Systemic inflammation and autoimmunity in women with chronic endometritis. American Journal of Reproductive Immunology, 75(6), 672-677.

20. Karayiannis, D., Kontogianni, M. D., Mendorou, C., Mastrominas, M., & Yiannakouris, N. (2018). Adherence to the Mediterranean diet and IVF success rate among non-obese women attempting fertility. Human Reproduction, 33(3), 494-502.

21. Vujkovic M, de Vries JH, Lindemans J, Macklon NS, van der Spek PJ, Steegers EA, Steegers-Theunissen RP. The preconception Mediterranean dietary pattern in couples undergoing in vitro fertilization/intracytoplasmic sperm injection treatment increases the chance of pregnancy.Fertil Steril. 2010 Nov;94(6):2096-101 ("Vujkovic 2010").

22. Ebisch IM, Peters WH, Thomas CM, Wetzels AM, Peer PG, Steegers-Theunissen RP. Homocysteine, glutathione and related thiols affect fertility

parameters in the (sub)fertile couple.Hum Reprod. 2006 Jul;21(7):1725-33.

23. Chakrabarty P, Goswami SK, Rajani S, Sharma S, Kabir SN, Chakravarty B, Jana K. Recurrent pregnancy loss in polycystic ovary syndrome: role of hyperhomocysteinemia and insulin resistance. PLoS One. 2013 May 21;8(5):e64446; Wouters MG, Boers GH, Blom HJ, Trijbels FJ, Thomas CM, Borm GF, Steegers-Theunissen RP, Eskes TK. Hyperhomocysteinemia: a risk factor in women with unexplained recurrent early pregnancy loss. Fertil Steril. 1993 Nov;60(5):820-5.

24. Koloverou, E., Panagiotakos, D. B., Pitsavos, C., Chrysohoou, C., Georgousopoulou, E. N., Grekas, A., ... & Stefanadis, C. (2016). Adherence to Mediterranean diet and 10-year incidence (2002-2012) of diabetes: correlations with inflammatory and oxidative stress biomarkers in the ATTICA cohort study. Diabetes/metabolism research and reviews, 32(1), 73-81. Arouca, A., Michels, N., Moreno, L. A., Gonzalez-Gil, E. M., Marcos, A., Gomez, S., ... & Gottrand, F. (2018). Associations between a Mediterranean diet pattern and inflammatory biomarkers in European adolescents. European journal of nutrition, 57(5), 1747-1760.

25. Ronnenberg AG, Venners SA, Xu X, Chen C, Wang L, Guang W, Huang A, Wang X. Preconception B-vitamin and homocysteine status, conception, and early pregnancy loss.Am J Epidemiol. 2007 Aug 1;166(3):304-12.

26. Vujkovic 2010

27. Mirabi, P., Chaichi, M. J., Esmaeilzadeh, S., Jorsaraei, S. G. A., Bijani, A., Ehsani, M., & hashemi Karooee, S. F. (2017). The role of fatty acids on ICSI outcomes: a prospective cohort study. Lipids in health and disease, 16(1), 18 Moran, L. J., Tsagareli, V., Noakes, M., & Norman, R. (2016). Altered preconception fatty acid intake is associated with improved pregnancy rates in overweight and obese women undertaking in vitro fertilisation. Nutrients, 8(1), 10 Chiu, Y. H., Karmon, A. E., Gaskins, A. J., Arvizu, M., Williams, P. L., Souter, I., ... & EARTH Study Team. (2017). Serum omega-3 fatty acids and treatment outcomes among women undergoing assisted reproduction. Human Reproduction, 33(1), 156-165.) Hammiche F, Vujkovic M, Wijburg W, de Vries JH, Macklon NS, Laven JS, Steegers-Theunissen RP. Increased preconception omega-3 polyunsaturated fatty acid intake improves embryo morphology. Fertil Steril. 2011 Apr;95(5):1820-3.

28. Hammiche F, Vujkovic M, Wijburg W, de Vries JH, Macklon NS, Laven JS, Steegers-Theunissen RP. Increased preconception omega-3 polyunsaturated fatty acid intake improves embryo morphology. Fertil Steril. 2011 Apr;95(5):1820-3.

29. Chiu, Y. H., Karmon, A. E., Gaskins, A. J., Arvizu, M., Williams, P. L., Souter, I., ... & EARTH Study Team. (2017). Serum omega-3 fatty acids and treatment outcomes among women undergoing assisted reproduction. Human Reproduction, 33(1), 156-165.)

30. Gaskins, A. J., Sundaram, R., Louis, B., Germaine, M., & Chavarro, J. E. (2018). Seafood Intake, Sexual Activity, and Time to Pregnancy. The Journal of Clinical Endocrinology & Metabolism.

31. Wise, L. A., Wesselink, A. K., Tucker, K. L., Saklani, S., Mikkelsen, E. M., Cueto, H., ... & Rothman, K. J. (2017). Dietary Fat Intake and Fecundability in 2 Preconception Cohort Studies. American journal of epidemiology, 187(1), 60-74.

32. Karayiannis, D., Kontogianni, M. D., Mendorou, C., Mastrominas, M., & Yiannakouris, N. (2018). Adherence to the Mediterranean diet and IVF success rate among non-obese women attempting fertility. Human Reproduction, 33(3), 494-502.

33. Matorras, R., Ruiz, J. I., Mendoza, R., Ruiz, N., Sanjurjo, P., & Rodriguez-Escudero, F. J. (1998). Fatty acid composition of fertilization-failed human oocytes. Human reproduction (Oxford, England), 13(8), 2227-2230. Aardema, H., Vos, P. L., Lolicato, F., Roelen, B. A., Knijn, H. M., Vaandrager, A. B., ... & Gadella, B. M. (2011). Oleic acid prevents detrimental effects of saturated fatty acids on bovine oocyte developmental competence. Biology of reproduction, 85(1), 62-69.

34. Mirabi, P., Chaichi, M. J., Esmaeilzadeh, S., Jorsaraei, S. G. A., Bijani, A., Ehsani, M., & hashemi Karooee, S. F. (2017). The role of fatty acids on ICSI outcomes: a prospective cohort study. Lipids in health and disease, 16(1), 18.

35. Moran, L. J., Tsagareli, V., Noakes, M., & Norman, R. (2016). Altered preconception fatty acid intake is associated with improved pregnancy rates in overweight and obese women undertaking in vitro fertilisation. Nutrients, 8(1), 10.

36. Mirabi, P., Chaichi, M. J., Esmaeilzadeh, S., Jorsaraei, S. G. A., Bijani, A., Ehsani, M., & hashemi Karooee, S. F. (2017). The role of fatty acids on ICSI outcomes: a prospective cohort study. Lipids in health and disease, 16(1), 18.

37. Braga, D. P. A. F., Halpern, G., Setti, A. S., Figueira, R. C. S., Iaconelli Jr, A., & Borges Jr, E. (2015). The impact of food intake and social habits on embryo quality and the likelihood of blastocyst formation. Reproductive biomedicine online, 31(1), 30-38.

38. Parisi, F., Rousian, M., Huijgen, N. A., Koning, A. H. J., Willemsen, S. P., de Vries, J. H. M., ... & Steegers-Theunissen, R. P. M. (2017). Periconceptional maternal 'high fish and olive oil, low meat' dietary pattern is associated with increased embryonic growth: The Rotterdam Periconceptional Cohort (Predict) Study. Ultrasound in Obstetrics & Gynecology, 50(6), 709-716.

39. Arouca, A., Michels, N., Moreno, L. A., Gonzalez-Gil, E. M., Marcos, A., Gomez, S., ... & Gottrand, F. (2018). Associations between a Mediterranean diet pattern and inflammatory biomarkers in European adolescents. European journal of nutrition, 57(5), 1747-1760.

40. Wagner, M. M., Jukema, J. W., Hermes, W., le Cessie, S., de Groot, C. J., Bakker, J. A., ... & Bloemenkamp, K. W. (2018). Assessment of novel cardiovascular biomarkers in women with a history of recurrent miscarriage. Pregnancy hypertension, 11, 129-135. See also: Ahmed, S. K., Mahmood, N., Malalla, Z. H., Alsobyani, F. M., Al-Kiyumi, I. S., & Almawi, W. Y. (2015). Creactive protein gene variants associated with recurrent pregnancy loss independent of CRP serum levels: a case-control study. Gene, 569(1), 136-140. Kushnir, V. A., Solouki, S., Sarig-Meth, T., Vega, M. G., Albertini, D. F., Darmon, S. K., ... & Gleicher, N. (2016). Systemic inflammation and autoimmunity in women with chronic endometritis. American Journal of Reproductive Immunology, 75(6), 672-677.

41. Lahoz, C., Castillo, E., Mostaza, J. M., de Dios, O., Salinero-Fort, M. A., Gonzalez-Alegre, T., ... & Sabin, C. (2018). Relationship of the adherence to a mediterranean diet and its main components with CRP levels in the Spanish population. Nutrients, 10(3), 379. Arouca, A., Michels, N., Moreno, L. A., Gonzalez-Gil, E. M., Marcos, A., Gomez, S., ... & Gottrand, F. (2018). Associations between a Mediterranean diet pattern and inflammatory

biomarkers in European adolescents. European journal of nutrition, 57(5), 1747-1760.

42. Marziali, M., Venza, M., Lazzaro, S., Lazzaro, A., Micossi, C., & Stolfi, V. M. (2012). Gluten-free diet: a new strategy for management of painful endometriosis related symptoms?. Minerva chirurgica, 67(6), 499-504. Marziali, M., & Capozzolo, T. (2015). Role of Gluten-Free Diet in the Management of Chronic Pelvic Pain of Deep Infiltranting Endometriosis. Journal of minimally invasive gynecology, 22(6), S51-S52.

43. Jensen TK, Hjollund NH, Henriksen TB, Scheike T, Kolstad H, Giwercman A, Ernst E, Bonde JP, Skakkebaek NE, Olsen J. Does moderate alcohol consumption affect fertility? Follow up study among couples planning first pregnancy. BMJ. 1998 Aug 22;317(7157):505-10 ("Jensen 1998a");

44. Juhl M, Nyboe Andersen AM, Gronbaek M, Olsen J. Moderate alcohol consumption and waiting time to pregnancy. Hum Reprod. 2001 Dec;16(12):2705-9;

45. Mikkelsen, E. M., Riis, A. H., Wise, L. A., Hatch, E. E., Rothman, K. J., Cueto, H. T., & Sorensen, H. T. (2016). Alcohol consumption and fecundability: prospective Danish cohort study. bmj, 354, i4262.

46. Rossi BV, Berry KF, Hornstein MD, Cramer DW, Ehrlich S, Missmer SA. Effect of alcohol consumption on in vitro fertilization. Obstet Gynecol. 2011 Jan;117(1):136-42.

47. Nicolau, P., Miralpeix, E., Sola, I., Carreras, R., & Checa, M. A. (2014). Alcohol consumption and in vitro fertilization: a review of the literature. Gynecological Endocrinology, 30(11), 759-763.

48. Vittrup, I., Petersen, G. L., Kamper-Jorgensen, M., Pinborg, A., & Schmidt, L. (2017). Male and female alcohol consumption and live birth after assisted reproductive technology treatment: A nationwide register-based cohort study. Reproductive biomedicine online, 35(2), 152-160.

49. Abadia, L., Chiu, Y. H., Williams, P. L., Toth, T. L., Souter, I., Hauser, R., ... & EARTH Study Team. (2017). The association between pre-treatment maternal alcohol and caffeine intake and outcomes of assisted reproduction in a prospectively followed cohort. Human Reproduction, 32(9), 1846-1854.

50. Avalos, L. A., Roberts, S. C., Kaskutas, L. A., Block, G., & Li, D. K. (2014). Volume and type of alcohol during early pregnancy and the risk of

miscarriage. Substance use & misuse, 49(11), 1437-1445.

51. Gaskins, A. J., Rich-Edwards, J. W., Williams, P. L., Toth, T. L., Missmer, S. A., & Chavarro, J. E. (2015). Prepregnancy Low to Moderate Alcohol Intake Is Not Associated with Risk of Spontaneous Abortion or Stillbirth-3. The Journal of nutrition, 146(4), 799-805.

52. Ford, H. B., & Schust, D. J. (2009). Recurrent pregnancy loss: etiology, diagnosis, and therapy. Reviews in obstetrics and gynecology, 2(2), 76.

53. Gaskins, A. J., Rich-Edwards, J. W., Williams, P. L., Toth, T. L., Missmer, S. A., & Chavarro, J. E. (2018). Prepregnancy caffeine and caffeinated beverage intake and risk of spontaneous abortion. European journal of nutrition, 57(1), 107-117.

54. Chen, L. W., Wu, Y., Neelakantan, N., Chong, M. F. F., Pan, A., & van Dam, R. M. (2016). Maternal caffeine intake during pregnancy and risk of pregnancy loss: a categorical and dose-response meta-analysis of prospective studies. Public health nutrition, 19(7), 1233-1244.

55. Huang H, Hansen KR, Factor-Litvak P, Carson SA, Guzick DS, Santoro N, Diamond MP, Eisenberg E, Zhang H; National Institute of Child Health and Human Development Cooperative Reproductive Medicine Network. Predictors of pregnancy and live birth after insemination in couples with unexplained or male-factor infertility. Fertil Steril. 2012 Apr;97(4):959-67.

56. Al-Saleh I, El-Doush I, Grisellhi B, Coskun S. The effect of caffeine consumption on the success rate of pregnancy as well various performance parameters of in-vitro fertilization treatment. Med Sci Monit. 2010 Dec;16(12):CR598-605.

제14장: 방정식의 다른 반쪽—정자의 질

1. Esteves SC, Agarwal A. Novel concepts in male infertility. Int Braz J Urol. 2011 Jan-Feb;37(1):5-15.

2. Kumar K, Deka D, Singh A, Mitra DK, Vanitha BR, Dada R. Predictive value of DNA integrity analysis in idiopathic recurrent pregnancy loss following spontaneous conception. J Assist Reprod Genet. 2012 Sep;29(9):861-7.

3. Jayasena, C. N., Radia, U. K., Figueiredo, M., Revill, L. F., Dimakopoulou,

A., Osagie, M., ... & Dhillo, W. S. (2019). Reduced Testicular Steroidogenesis and Increased Semen Oxidative Stress in Male Partners as Novel Markers of Recurrent Miscarriage. Clinical Chemistry, 65(1), 161-169.

4. Simon, L., Zini, A., Dyachenko, A., Ciampi, A., & Carrell, D. T. (2017). A systematic review and meta-analysis to determine the effect of sperm DNA damage on in vitro fertilization and intracytoplasmic sperm injection outcome. Asian journal of andrology, 19(1), 80.

5. Siddighi S, Chan CA, Patton WC, Jacobson JD, Chan PJ: Male age and sperm necrosis in assisted reproductive technologies. Urol Int. 2007; 9: 231-4 ("Siddighi 2007").

6. Singh NP, Muller CH, Berger RE. Effects of age on DNA double-strand breaks and apoptosis in human sperm. Fertil Steril. 2003 Dec;80(6):1420-30; Wyrobek AJ, Eskenazi B, Young S, Arnheim N, Tiemann-Boege I, Jabs EW, Glaser RL, Pearson FS, Evenson D. Advancing age has differential effects on DNA damage, chromatin integrity, gene mutations, and aneuploidies in sperm. Proc Natl Acad Sci U S A. 2006 Jun 20;103(25):9601-6; Schmid TE, Eskenazi B, Baumgartner A, Marchetti F, Young S, Weldon R, Anderson D, Wyrobek AJ. The effects of male age on sperm DNA damage in healthy non-smokers. Hum Reprod. 2007 Jan;22(1):180-7.

7. Moskovtsev SI, Willis J, Mullen JB: Age-related decline in sperm deoxyribonucleic acid integrity in patients evaluated for male infertility. Fertil Steril. 2006; 85: 496-9.

8. Wyrobek AJ, Aardema M, Eichenlaub-Ritter U, Ferguson L, Marchetti F: Mechanisms and targets involved in maternal and paternal age effects on numerical aneuploidy. Environ Mol Mutagen. 1996; 28: 254-64.

9. Robinson L, Gallos ID, Conner SJ, Rajkhowa M, Miller D, Lewis S, Kirkman-Brown J, Coomarasamy A. The effect of sperm DNA fragmentation on miscarriage rates: a systematic review and meta-analysis. Hum Reprod. 2012 Oct;27(10):2908-17 ("Robinson 2012").

10. Johnson L, Petty CS, Porter JC, Neaves WB: Germ cell degeneration during postprophase of meiosis and serum concentrations of gonadotropins in young adult and older adult men. Biol Reprod. 1984; 31: 779-84.18; Plastira K, Msaouel P, Angelopoulou R, Zanioti K, Plastiras A, Pothos A, Bolaris S, Paparisteidis N, Mantas D: The effects of age on DNA fragmentation,

chromatin packaging and conventional semen parameters in spermatozoa of oligoasthenoteratozoospermic patients. J Assist Reprod Genet. 2007; 24: 437-43. Siddighi 2007

11. Misell LM, Holochwost D, Boban D, Santi N, Shefi N, Hellerstein MK, Turek PJ: A stable isotope-mass spectrometric method for measuring human spermatogenesis kinetics in vivo. J Urol. 2006; 175: 242-6

12. Auger J, Eustache F, Andersen AG, Irvine DS, Jorgensen N, Skakkebaek NE, Suominen J, Toppari J, Vierula M, Jouannet P: Sperm morphological defects related to environment, lifestyle and medical history of 1001 male partners of pregnant women from four European cities. Hum Reprod. 2001; 16: 2710-7.

13. Armstrong JS, Rajasekaran M, Chamulitrat W, Gatti P, Hellstrom WJ, Sikka SC. Characterization of reactive oxygen species induced effects on human spermatozoa movement and energy metabolism. Free Radic. Biol. Med. 1999; 26: 869-80. 12 Kodama H, Yamaguchi R, Fukuda J, Kasai H, Tanaka T. Increased oxidative deoxyribonucleic acid damage in the spermatozoa of infertile male patients. Fertil. Steril. 1997; 68: 519-24. 13 Barroso G, Morshedi M, Oehninger S. Analysis of DNA fragmentation, plasma membrane translocation of phosphatidylserine and oxidative stress in human spermatozoa. Hum. Reprod. 2000; 15: 1338-44.

14. Mahfouz R, Sharma R, Thiyagarajan A, Kale V, Gupta S, Sabanegh E, Agarwal A. Semen characteristics and sperm DNA fragmentation in infertile men with low and high levels of seminal reactive oxygen species. Fertil Steril. 2010 Nov;94(6):2141-6.

15. Wong EW, Cheng CY. Impacts of environmental toxicants on male reproductive dysfunction. Trends Pharmacol Sci. 2011 May;32(5):290-9.

16. Esteves 2012.

17. Meseguer M, Martinez-Conejero JA, O'Connor JE, Pellicer A, Remohi J, Garrido N. The significance of sperm DNA oxidation in embryo development and reproductive outcome in an oocyte donation program: a new model to study a male infertility prognostic factor. Fertil Steril. 2008 May;89(5):1191-9.

18. Ross C, Morriss A, Khairy M, Khalaf Y, Braude P, Coomarasamy A, El-Toukhy T. A systematic review of the effect of oral antioxidants on male

infertility. Reprod Biomed Online. 2010 Jun;20(6):711-23 ("Ross 2010"). Showell MG, Brown J, Yazdani A, Stankiewicz MT, Hart RJ. Antioxidants for male subfertility. Cochrane Database of Systematic Reviews (Online) 2011;11:CD007411 ("Showell 2011"); Robinson 2012.

19. Showell 2011.

20. Showell 2011.

21. Greco E, Romano S, Iacobelli M, Ferrero S, Baroni E, Minasi MG, Ubaldi F, Rienzi L, Tesarik J. ICSI in cases of sperm DNA damage: beneficial effect of oral antioxidant treatment. Hum Reprod. 2005 Sep;20(9):2590-4 ("Greco 2005b").

22. Ross C, Morriss A, Khairy M, Khalaf Y, Braude P, Coomarasamy A, El-Toukhy T. A systematic review of the effect of oral antioxidants on male infertility. Reprod Biomed Online. 2010 Jun;20(6):711-23.

23. Schmid TE, Eskenazi B, Marchetti F, Young S, Weldon RH, Baumgartner A, Anderson D, Wyrobek AJ. Micronutrients intake is associated with improved sperm DNA quality in older men. Fertil Steril. 2012 Nov;98(5):1130-7.e1

24. Kos, B. J., Leemaqz, S. Y., McCormack, C. D., Andraweera, P. H., Furness, D. L., Roberts, C. T., & Dekker, G. A. (2018). The association of parental methylenetetrahydrofolate reductase polymorphisms (MTHFR 677C> T and 1298A> C) and fetal loss: a case-control study in South Australia. The Journal of Maternal-Fetal & Neonatal Medicine, 1-6 Vanilla, S., Dayanand, C. D., Kotur, P. F., Kutty, M. A., & Vegi, P. K. (2015). Evidence of paternal N5, N10-methylenetetrahydrofolate reductase (MTHFR) C677T gene polymorphism in couples with recurrent spontaneous abortions (RSAs) in Kolar District-A South West of India. Journal of clinical and diagnostic research: JCDR, 9(2), BC15. Govindaiah, V., Naushad, S. M., Prabhakara, K., Krishna, P. C., & Devi, A. R. R. (2009). Association of parental hyperhomocysteinemia and C677T Methylene tetrahydrofolate reductase (MTHFR) polymorphism with recurrent pregnancy loss. Clinical biochemistry, 42(4-5), 380-386.

25. Govindaiah, V., Naushad, S. M., Prabhakara, K., Krishna, P. C., & Devi, A. R. R. (2009). Association of parental hyperhomocysteinemia and C677T Methylene tetrahydrofolate reductase (MTHFR) polymorphism with recurrent pregnancy loss. Clinical biochemistry, 42(4-5), 380-386.

26. Mancini A, De Marinis L, Oradei A, Hallgass ME, Conte G, Pozza D, Littarru

GP. Coenzyme Q10 concentrations in normal and pathological human seminal fluid. J Androl. 1994 Nov-Dec;15(6):591-4.

27. Lafuente R, Gonzalez-Comadran M, Sola I, Lopez G, Brassesco M, Carreras R, Checa MA. Coenzyme Q10 and male infertility: a meta-analysis. J Assist Reprod Genet. 2013 Sep;30(9):1147-56; Nadjarzadeh A, Shidfar F, Amirjannati N, Vafa MR, Motevalian SA, Gohari MR, Nazeri Kakhki SA, Akhondi MM, Sadeghi MR. Effect of Coenzyme Q10 supplementation on antioxidant enzymes activity and oxidative stress of seminal plasma: a double-blind randomised clinical trial. Andrologia. 2013 Jan 7 ("Nadjarzadeh 2013"). Balercia 2009, Safarinejad 12.

28. Abad C, Amengual MJ, Gosalvez J, Coward K, Hannaoui N, Benet J, Garcia-Peiro A, Prats J. Effects of oral antioxidant treatment upon the dynamics of human sperm DNA fragmentation and subpopulations of sperm with highly degraded DNA. Andrologia. 2013 Jun;45(3):211-6.

29. Nadjarzadeh 2013.

30. Tirabassi, G., Vignini, A., Tiano, L., Buldreghini, E., Bruge, F., Silvestri, S., ... & Balercia, G. (2015). Protective effects of coenzyme Q 10 and aspartic acid on oxidative stress and DNA damage in subjects affected by idiopathic asthenozoospermia. Endocrine, 49(2), 549-552.

31. Safarinejad MR, Safarinejad S, Shafiei N, Safarinejad S. Effects of the reduced form of coenzyme Q10 (ubiquinol) on semen parameters in men with idiopathic infertility: a double-blind, placebo controlled, randomized study. J Urol. 2012 Aug;188(2):526-31.

32. Haghighian, H. K., Haidari, F., Mohammadi-asl, J., & Dadfar, M. (2015). Randomized, triple-blind, placebocontrolled clinical trial examining the effects of alpha-lipoic acid supplement on the spermatogram and seminal oxidative stress in infertile men. Fertility and sterility, 104(2), 318-324.

33. Salas-Huetos, A., Rosique-Esteban, N., Becerra-Tomas, N., Vizmanos, B., Bullo, M., & Salas-Salvado, J. (2018). The Effect of Nutrients and Dietary Supplements on Sperm Quality Parameters: A Systematic Review and Meta-Analysis of Randomized Clinical Trials. Advances in Nutrition, 9(6), 833-848. Martinez-Soto, J. C., Domingo, J. C., Cordobilla, B., Nicolas, M., Fernandez, L., Albero, P., ... & Landeras, J. (2016). Dietary supplementation with docosahexaenoic acid (DHA) improves seminal antioxidant status

and decreases sperm DNA fragmentation. Systems biology in reproductive medicine, 62(6), 387-395.

34. Martinez-Soto, J. C., Domingo, J. C., Cordobilla, B., Nicolas, M., Fernandez, L., Albero, P., ... & Landeras, J. (2016). Dietary supplementation with docosahexaenoic acid (DHA) improves seminal antioxidant status and decreases sperm DNA fragmentation. Systems biology in reproductive medicine, 62(6), 387-395.

35. Salas-Huetos, A., Rosique-Esteban, N., Becerra-Tomas, N., Vizmanos, B., Bullo, M., & Salas-Salvado, J. (2018). The Effect of Nutrients and Dietary Supplements on Sperm Quality Parameters: A Systematic Review and Meta-Analysis of Randomized Clinical Trials. Advances in Nutrition, 9(6), 833-848.

36. Vessey, W., McDonald, C., Virmani, A., Almeida, P., Jayasena, C., & Ramsay, J. (2016, October). Levels of reactive oxygen species (ROS) in the seminal plasma predicts the effectiveness of L-carnitine to improve sperm function in men with infertility. In Society for Endocrinology BES 2016 (Vol. 44). BioScientifica.

37. Sofimajidpour, H., Ghaderi, E., & Ganji, O. (2016). Comparison of the effects of varicocelectomy and oral Lcarnitine on sperm parameters in infertile men with varicocele. Journal of clinical and diagnostic research: JCDR, 10(4), PC07.

38. Balercia, G., Regoli, F., Armeni, T., Koverech, A., Mantero, F., & Boscaro, M. (2005). Placebo-controlled double-blind randomized trial on the use of L-carnitine, L-acetylcarnitine, or combined L-carnitine and Lacetylcarnitine in men with idiopathic asthenozoospermia. Fertility and sterility, 84(3), 662-671. Zhou, X., Liu, F., & Zhai, S. D. (2007). Effect of L-carnitine and/ or L-acetyl-carnitine in nutrition treatment for male infertility: a systematic review. Asia Pacific journal of clinical nutrition, 16(S1), 383-390.

39. Young SS, Eskenazi B, Marchetti FM, Block G, Wyrobek AJ. The association of folate, zinc and antioxidant intake with sperm aneuploidy in healthy non-smoking men. Hum Reprod. 2008 May;23(5):1014-22 ("Young 2008"); Mendiola J, Torres-Cantero AM, Vioque J, Moreno-Grau JM, Ten J, Roca M, Moreno-Grau S, Bernabeu R. A low intake of antioxidant nutrients is associated with poor semen quality in patients attending fertility clinics. Fertil Steril. 2010;11:1128-1133. Silver EW, Eskenazi B, Evenson DP, Block

G, Young S, Wyrobek AJ. Effect of antioxidant intake on sperm chromatin stability in healthy nonsmoking men. J Androl. 2005 Jul-Aug;26(4):550-6.

40. Braga DP, Halpern G, Figueira Rde C, Setti AS, Iaconelli A Jr, Borges E Jr. Food intake and social habits in male patients and its relationship to intracytoplasmic sperm injection outcomes. Fertil Steril. 2012 Jan;97(1):53-9.

41. Young 2008.

42. Schmid TE, Eskenazi B, Marchetti F, Young S, Weldon RH, Baumgartner A, Anderson D, Wyrobek AJ. Micronutrients intake is associated with improved sperm DNA quality in older men. Fertil Steril. 2012 Nov;98(5):1130-7.e1.

43. Gupta NP, Kumar R (2002) Lycopene therapy in idiopathic male infertility—a preliminary report. Int Urol Nephrol 34(3):369-372.

44. Chiu, Y. H., Gaskins, A. J., Williams, P. L., Mendiola, J., Jorgensen, N., Levine, H., ... & Chavarro, J. E. (2016). Intake of Fruits and Vegetables with Low-to-Moderate Pesticide Residues Is Positively Associated with Semen-Quality Parameters among Young Healthy Men-3. The Journal of nutrition, 146(5), 1084-1092.

45. Salas-Huetos, A., Bullo, M., & Salas-Salvado, J. (2017). Dietary patterns, foods and nutrients in male fertility parameters and fecundability: a systematic review of observational studies. Human reproduction update, 23(4), 371-389.

46. Gaur DS, Talekar MS, Pathak VP. Alcohol intake and cigarette smoking: Impact of two major lifestyle factors on male fertility. Indian J Pathol Microbiol. 2010;11:35-40. Muthusami KR, Chinnaswamy P. Effect of chronic alcoholism on male fertility hormones and semen quality. Fertil Steril. 2005;11:919-924

47. Klonoff-Cohen H, Lam-Kruglick P, Gonzalez C. Effects of maternal and paternal alcohol consumption on the success rates of in vitro fertilization and gamete intrafallopian transfer. Fertil Steril. 2003;79:330-9.

48. Braga DP, Halpern G, Figueira Rde C, Setti AS, Iaconelli A Jr, Borges E Jr. Food intake and social habits in male patients and its relationship to intracytoplasmic sperm injection outcomes. Fertil Steril. 2012 Jan;97(1):53-9.

49. Koch OR, Pani G, Borrello S et al. Oxidative stress and antioxidant defenses in ethanol-induced cell injury. Mol Aspects Med. 2004; 25: 191-8.

50. Huang XF, Li Y, Gu YH, Liu M, Xu Y, Yuan Y, Sun F, Zhang HQ, Shi HJ.

The effects of Di-(2-ethylhexyl)-phthalate exposure on fertilization and embryonic development in vitro and testicular genomic mutation in vivo. PLoS One. 2012;7(11):e50465; Pant N, Pant A, Shukla M, Mathur N, Gupta Y, Saxena D. Environmental and experimental exposure of phthalate esters: the toxicological consequence on human sperm. Hum Exp Toxicol. 2011 Jun;30(6):507-14; Duty S. M., Singh N. P., Silva M. J., Barr D. B., Brock J. W., Ryan L., Herrick R. F., Christiani D. C., Hauser R. 2003b. The relationship between environmental exposures to phthalates and DNA damage in human sperm using the neutral comet assay. Environ. Health Perspect. 111, 1164-1169. ("In conclusion, this study represents the first human data to demonstrate that urinary MEP, at environmental levels, is associated with increased DNA damage in sperm.")

51. Mendiola J, Meeker JD, Jorgensen N, Andersson AM, Liu F, Calafat AM, Redmon JB, Drobnis EZ, Sparks AE, Wang C, Hauser R, Swan SH. Urinary concentrations of di(2-ethylhexyl) phthalate metabolites and serum reproductive hormones: pooled analysis of fertile and infertile men. J Androl. 2012 May-Jun;33(3):488-98. Meeker J. D., Calafat A.M., Hauser R. Urinary metabolites of di(2-ethylhexyl) phthalate are associated with decreased steroid hormone levels in adult men.. J Androl. 2009 May-Jun; 30(3): 287-297.

52. Ferguson KK, Loch-Caruso R, Meeker JD. Urinary phthalate metabolites in relation to biomarkers of inflammation and oxidative stress: NHANES 1999-2006. Environ Res. 2011 Jul;111(5):718-26.

53. Buck Louis G.M., Sundaram R., Sweeney A., Schisterman E.F., Kannan K. Bisphenol A, phthalates and couple fecundity, the life study. Fertil. Steril. 2013 Sep; 100(3): S1.

54. Meeker JD, Ehrlich S, Toth TL, Wright DL, Calafat AM, Trisini AT, Ye X, Hauser R. Semen quality and sperm DNA damage in relation to urinary bisphenol A among men from an infertility clinic. Reprod Toxicol. 2010 Dec;30(4):532-9.

55. Knez J, Kranvogl R, Breznik BP, Vončina E, Vlaisavljević V. Are urinary bisphenol A levels in men related to semen quality and embryo development after medically assisted reproduction? Fertil Steril. 2014 Jan;101(1):215-221. e5Li DK, Zhou Z, Miao M, He Y, Wang J, Ferber J, Herrinton LJ, Gao E, Yuan

W. Urine bisphenol-A (BPA) level in relation to semen quality. Fertil Steril. 2011 Feb;95(2):625-30.e1-4.

56. Liu C, Duan W, Zhang L, Xu S, Li R, Chen C, He M, Lu Y, Wu H, Yu Z, Zhou Z. Bisphenol A exposure at an environmentally relevant dose induces meiotic abnormalities in adult male rats. Cell Tissue Res. 2014 Jan;355(1):223-32.

57. Wu HM, Lin-Tan DT, Wang ML, Huang HY, Lee CL, Wang HS, Soong YK, Lin JL. Lead level in seminal plasma may affect semen quality for men without occupational exposure to lead. Reprod Biol Endocrinol. 2012 Nov 8;10:91. Telisman S, Colak B, Pizent A, Jurasović J, Cvitković P. Reproductive toxicity of low-level lead exposure in men. Environ Res. 2007 Oct;105(2):256-66. Hernandez-Ochoa I, Garcia-Vargas G, Lopez-Carrillo L, Rubio-Andrade M, Moran-Martinez J, Cebrian ME, Quintanilla-Vega B. Low lead environmental exposure alters semen quality and sperm chromatin condensation in northern Mexico. Reprod Toxicol. 2005 Jul-Aug; 20(2):221-8.

58. http://www.ewg.org/report/ewgs-water-filter-buying-guide

59. http://www.ewg.org/research/dirty-dozen-list-endocrine-disruptors

60. Sandhu RS, Wong TH, Kling CA, Chohan KR. In vitro effects of coital lubricants and synthetic and natural oils on sperm motility. Fertil Steril. 2014 Jan 23 [Epub ahead of print] ("Sandhu 2014"); Agarwal A, Deepinder F, Cocuzza M, Short RA, Evenson DP. Effect of vaginal lubricants on sperm motility and chromatin integrity: a prospective comparative study. Fertil Steril. 2008 Feb;89(2):375-9.

61. Mowat, A., Newton, C., Boothroyd, C., Demmers, K., & Fleming, S. (2014). The effects of vaginal lubricants on sperm function: an in vitro analysis. Journal of assisted reproduction and genetics, 31(3), 333-339.

62. Agarwal A, Deepinder F, Sharma RK, Ranga G, Li J. Effect of cell phone usage on semen analysis in men attending infertility clinic: An observational study. Fertil Steril. 2008;11:124-128

63. Agarwal A, Desai NR, Makker K, Varghese A, Mouradi R, Sabanegh E, Sharma R. Effects of radiofrequency electromagnetic waves (RF-EMW) from cellular phones on human ejaculated semen: An in vitro pilot study. Fertil Steril. 2009;11:1318-1325.

64. Agarwal A, Singh A, Hamada A, Kesari K. Cell phones and male infertility: A review of recent innovations in technology and consequences. Int Braz J

Urol. 2011;11:432-454.

65. Carlsen E, Andersson AM, Petersen JH, Skakkebaek NE. History of febrile illness and variation in semen quality. Hum. Reprod. 2003; 18: 2089-92.

66. Jung A, Leonhardt F, Schill W, Schuppe H. Influence of the type of undertrousers and physical activity on scrotal temperature. Hum Reprod. 2005;11:1022-1027

67. Tiemessen CH, Evers JL, Bots RS. Tight-fitting underwear and sperm quality. Lancet. 1996;11:1844-1845.

난임·불임의 벽을 허무는

엄마의 시간

초판 1쇄 인쇄	2022년 6월 8일
초판 1쇄 발행	2022년 6월 10일
지은이	레베카 페트
옮긴이	김선희
발행인	김창기
편집·교정	김제석, 김연수
디자인	페이퍼컷 장상호
펴낸곳	행복포럼
신고번호	제25100-2007-25호
주소	서울시 광진구 아차산로 452(구의동), 다성리버텔 504호
전화	02-2201-2350
팩스	02-2201-2326
이메일	somt2401@naver.com
인쇄	평화당인쇄(주)
ISBN	979-11-85004-04-4 13510

값은 뒤표지에 있습니다.
잘못된 책은 바꾸어 드립니다.